FISIOTERAPIA HOSPITALAR

Práticas assistenciais

Durante o processo de edição desta obra, foram tomados todos os cuidados para assegurar a publicação de informações técnicas, precisas e atualizadas conforme lei, normas e regras de órgãos de classe aplicáveis à matéria, incluindo códigos de ética, bem como sobre práticas geralmente aceitas pela comunidade acadêmica e/ou técnica, segundo a experiência do autor da obra, pesquisa científica e dados existentes até a data da publicação. As linhas de pesquisa ou de argumentação do autor, assim como suas opiniões, não são necessariamente as da Editora, de modo que esta não pode ser responsabilizada por quaisquer erros ou omissões desta obra que sirvam de apoio à prática profissional do leitor. Do mesmo modo, foram empregados todos os esforços para garantir a proteção dos direitos de autor envolvidos na obra, inclusive, quanto às obras de terceiros e imagens e ilustrações aqui reproduzidas. Caso algum autor se sinta prejudicado, favor entrar em contato com a Editora. Finalmente, cabe orientar o leitor que a citação de passagens da obra com o objetivo de debate ou exemplificação ou ainda a reprodução de pequenos trechos da obra para uso privado, sem intuito comercial e desde que não prejudique a normal exploração da obra, são, por um lado, permitidas pela Lei de Direitos Autorais, art. 46, incisos II e III. Por outro, a mesma Lei de Direitos Autorais, no art. 29, incisos I, VI e VII, proíbe a reprodução parcial ou integral desta obra, sem prévia autorização, para uso coletivo, bem como o compartilhamento indiscriminado de cópias não autorizadas, inclusive, em grupos de grande audiência em redes sociais e aplicativos de mensagens instantâneas. Essa prática prejudica a normal exploração da obra pelo seu autor, ameaçando a edição técnica e universitária de livros científicos e didáticos e a produção de novas obras de qualquer autor.

FISIOTERAPIA HOSPITALAR
Práticas assistenciais

Cristiano Gomes da Silva

Alexandre Rosa da Silva
Cássia Almeida de Souza
Sabrina Lafayette Pires Ferreira

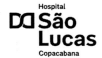

©2024 Editora Manole Ltda. por meio de contrato de coedição com o autor.

Editora de produção: Eliane Otani
Coordenação editorial e design gráfico: Otani Editorial
Diagramação de miolo: Luargraf
Capa: Plin Editorial
Imagens do miolo: gentilmente cedidas pelo autor e fontes citadas.

Dados Internacionais de Catalogação na Publicação (CIP)
(Sindicato Nacional dos Editores de Livros, RJ, Brasil)

F565
    Fisioterapia hospitalar : práticas assistenciais / Cristiano Gomes da Silva ... [et al.]. - 1. ed. - Santana de Parnaíba [SP] : Manole, 2024.
        432 p. ; 24 cm.

      Inclui bibliografia
      ISBN 978-65-5576-859-6

      1. Fisioterapia. 2. Pacientes hospitalizados - Cuidado e tratamento. 3. Assistência hospitalar. I. Silva, Cristiano Gomes da.

24-87729   CDD: 615.82
                      CDU: 615.8

Meri Gleice Rodrigues de Souza - Bibliotecária - CRB-7/6439

Todos os direitos reservados. Nenhuma parte deste livro poderá ser reproduzida, por qualquer processo, sem a permissão expressa dos editores. É proibida a reprodução por fotocópia. A Editora Manole é filiada à ABDR – Associação Brasileira de Direitos Reprográficos.

1ª edição – 2024

Editora Manole Ltda.
Alameda América, 876 – Polo Empresarial – Tamboré
Santana de Parnaíba – SP – Brasil – CEP: 06543-315
Tel.: (11) 4196-6000
www.manole.com.br | atendimento.manole.com.br

Impresso no Brasil | *Printed in Brazil*

São de responsabilidade do autor as informações contidas nesta obra.

A Deus, que permitiu a inspiração necessária para escolher essa maravilhosa profissão, que gera gratidão em todos que são tocados por ela, mesmo nos momentos mais difíceis.

Aos meus pais, José e Maria, irmãos e demais familiares.

À minha esposa, Diana, e filhos, Alice e Davi, por me apoiarem sempre e promoverem o melhor da vida.

À equipe de Fisioterapia do Hospital São Lucas Copacabana, que, nos últimos anos, mostrou o resultado que apenas o trabalho coletivo pode alcançar.

Aos alunos, que, em sua busca pelo conhecimento, elevam a qualificação profissional e a assistência prestada aos nossos pacientes e familiares.

Cristiano Gomes da Silva

Sobre o autor

CRISTIANO GOMES DA SILVA

Fisioterapeuta formado pela Universidade Estácio de Sá (UNESA).

Pós-graduado em Terapia Intensiva pela Faculdade Israelita Albert Einstein.

Especialista em Terapia Intensiva Adulto pela Associação Brasileira de Fisioterapia Cardiorrespiratória e Fisioterapia em Terapia Intensiva/Conselho Federal de Fisioterapia e Terapia Ocupacional (ASSOBRAFIR/COFFITO).

Especialista em Melhoria pelo Institute for Healthcare Improvement (IHI).

MBA em Gestão em Saúde pela Fundação Getulio Vargas (FGV).

Mestrado Profissional em Terapia Intensiva pela Sociedade Brasileira de Terapia Intensiva (SOBRATI).

Doutorando em Pesquisa Clínica em Doenças Infecciosas do Instituto Nacional de Infectologia Evandro Chagas (INI), da Fiocruz.

Coordenador do Serviço de Fisioterapia do Hospital São Lucas Copacabana e do Hospital Oncológico Marcos Moraes.

Coordenador e Professor do Curso de Pós-graduação em Fisioterapia Hospitalar do Hospital São Lucas Copacabana, em parceria com o Promovendo Conhecimento via Ensino, Pesquisa e Inovação (PROCEPi).

Professor do Curso de Pós-graduação em Terapia Intensiva da UNESA.

Membro da Câmara Técnica em Terapia Intensiva do Conselho Regional de Fisioterapia e Terapia Ocupacional da 2ª Região (CREFITO-2).

Membro do Comitê de Ética em Pesquisa (CEP) do PROCEPi.

Coautores

ADRIANA DA COSTA SILVA REIS
Fisioterapeuta formada pela Universidade Estácio de Sá (UNESA).
Pós-graduanda em Fisioterapia Hospitalar do Hospital São Lucas Copacabana – Gama e Souza.

ALAN DE ANDRADE DA SILVA
Fisioterapeuta pela Universidade Veiga de Almeida.
Pós-graduado em Terapia Intensiva pela Sociedade Brasileira de Terapia Intensiva (SOBRATI).
Pós-graduando em Fisioterapia Hospitalar do Hospital São Lucas Copacabana – Gama e Souza.

ALESSANDRA CASTILHO CAMARGO
Fisioterapeuta pela Universidade Estácio de Sá (UNESA).
Pós-graduada em Terapia Intensiva da UniRedentor.
Especialista em Terapia Intensiva pelo Conselho Federal de Fisioterapia e Terapia Ocupacional/Associação Brasileira de Fisioterapia Cardiorrespiratória e Fisioterapia em Terapia Intensiva (COFFITO/ASSOBRAFIR).

ALEXANDRE ROSA DA SILVA
Fisioterapeuta pelo Centro Universitário Augusto Motta (UNISUAM).
Especialista em Políticas e Práticas em Saúde no Ambiente Hospitalar pela Universidade Federal do Estado do Rio de Janeiro (UFRJ).
Fisioterapeuta Rotina da Unidade de Transplantes do Hospital São Lucas Copacabana – Gama e Souza.
Membro do Departamento de Fisioterapia da Sociedade de Terapia Intensiva do Estado do Rio de Janeiro (SOTIERJ) (biênio 2022-2023).

AMANDA DE OLIVEIRA AMORIM
Fisioterapeuta pela Universidade Veiga de Almeida.
Pós-graduada em Fisioterapia Dermatofuncional pela UniRedentor.
Pós-graduanda em Fisioterapia Hospitalar do Hospital São Lucas Copacabana – Gama e Souza.

ANTÔNIA EDNA VIANA MARTINS
Fisioterapeuta pelo Instituto Brasileiro de Medicina de Reabilitação (IBMR).
Pós-graduada em Saúde da Mulher pela Escola Superior de Ensino Pestalozzi, em Biomecânica pela Universidade Federal do Rio de Janeiro (UERJ), em Fisioterapia Hospitalar pelo Hospital São Lucas Copacabana – Gama e Souza e em Fisioterapia Cardiovascular pelo Instituto Nacional de Cardiologia (INC).
Fisioterapeuta Plantonista da UTI do Hospital Marcos Moraes.
Fisioterapeuta da Clínica de Transição e Reabilitação NIG-Geriatrics.

ARLINDA MARA ALVES LOUREIRO
Fisioterapeuta pela Universidade Vila Velha.
Pós-graduada em Fisioterapia Hospitalar pela Santa Casa de Misericórdia de Vitória e em Atenção Primária à Saúde pela Faculdade Católica Salesiana.
Fisioterapeuta Plantonista da Unidade Cardiointensiva do Hospital São Lucas Copacabana – Gama e Souza.

BEATRIZ HELENA VIEIRA VENTURA
Fisioterapeuta pelo Instituto Brasileiro de Medicina de Reabilitação (IBMR).
Pós-graduanda em Fisioterapia Hospitalar do Hospital São Lucas Copacabana – Gama e Souza.
Fisioterapeuta Plantonista do Hospital Tijutrauma.

BRUNA NERES DA SILVA
Fisioterapeuta pelo Instituto Brasileiro de Medicina de Reabilitação (IBMR).

BRUNO SIQUEIRA DE MOURA

Fisioterapeuta pela Universidade Unigranrio.

Especialista em Terapia Intensiva pelo Conselho Federal de Fisioterapia e Terapia Ocupacional/Associação Brasileira de Fisioterapia Cardiorrespiratória e Fisioterapia em Terapia Intensiva (COFFITO/ASSOBRAFIR).

Fisioterapeuta Plantonista do Hospital São Lucas Copacabana – Gama e Souza.

CAROLINA REGO

Fisioterapeuta pela Universidade Federal do Rio de Janeiro (UFRJ).

Pós-graduada em Fisioterapia Hospitalar do Hospital São Lucas Copacabana – Gama e Souza e em Reabilitação de Lesões e Doenças Musculoesqueléticas pela Universidade Estácio de Sá (UNESA).

Supervisora de Fisioterapia do CTI COVID do Hospital Municipal Ronaldo Gazolla.

CÁSSIA ALMEIDA DE SOUZA

Fisioterapeuta pelo Instituto Brasileiro de Medicina de Reabilitação (IBMR).

Fisioterapeuta Rotina da Unidade Cardiointensiva e do Ambulatório de Reabilitação Cardiopulmonar do Hospital São Lucas Copacabana – Gama e Souza.

Membro do Departamento de Fisioterapia da Sociedade de Terapia Intensiva do Estado do Rio de Janeiro (SOTIERJ) (biênio 2022-2023).

CINTIA CUSUMOTO

Fisioterapeuta pelo Instituto Brasileiro de Medicina de Reabilitação (IBMR).

Pós-graduada em Traumato-ortopedia pela Universidade Veiga de Almeida.

Fisioterapeuta Plantonista da Fundação Oswaldo Cruz (Fiocruz).

Fisioterapeuta Rotina do CTI do Hospital São Lucas Copacabana – Gama e Souza.

CLARA HARAZIM GASPARI
Fisioterapeuta pela New York University.
Especialista em Fisioterapia Neurológica pela American Board of Physical Therapy Specialties (ABPTS).
Coordenadora da Fisioterapia do Instituto Estadual do Cérebro Paulo Niemeyer.

CRISTIANNE RAFAEL CAMPOS
Fisioterapeuta e Especialista em Fisioterapia Respiratória em Terapia Intensiva pelo Centro Universitário Augusto Motta (UNISUAM).
Mestranda em Cardiologia do Instituto Nacional de Cardiologia (INC).

DÉBORAH NOVATO
Fisioterapeuta pela Universidade Católica de Petrópolis.
Pós-graduada em Neurofuncional pela UniRedentor.
Formação Internacional em Facilitação Neuromuscular Propioceptiva (PNF) nível III pela International PNF Association (IPNFA).
Fisioterapeuta Plantonista do Instituto Estadual do Cérebro Paulo Niemeyer.

DEBORA PEDROZA GUEDES DA SILVA
Fisioterapeuta, Pós-graduada em Fisioterapia Respiratória e Mestre em Ciências da Reabilitação pelo Centro Universitário Augusto Motta (UNISUAM).
Doutoranda em Fisioterapia da Universidade de Porto, Portugal.
Professora Auxiliar do Curso de Fisioterapia do UNISUAM e do instituto Promovendo Conhecimento com Ensino, Pesquisa e Inovação (PROCEPi).

ELAYNE DE MOURA TEIXEIRA
Fisioterapeuta e Pós-graduada em Terapia Intensiva pela Universidade Estácio de Sá (UNESA).
Mestranda em Fisiologia Respiratória da Universidade Estadual do Rio de Janeiro (UERJ).
Fisioterapeuta Rotina da Fisioterapia no Hospital Marcos Moraes.

FÁTIMA PALMIRA AZENHA

Fisioterapeuta pelo Centro Universitário Augusto Motta (UNISUAM).

Pós-graduada em Fisioterapia Hospitalar pelo Hospital São Lucas Copacabana – Gama e Souza.

Diretora da Clínica Fátima Azenha Fisioterapia.

FELIPE SILVEIRA MADEIRA

Fisioterapeuta pela Universidade Unigranrio.

Pós-graduação em Terapia Intensiva pela UniRedentor.

Fisioterapeuta Rotina da Fisioterapia do Hospital São Lucas Copacabana – Gama e Souza.

FERNANDA DE SOUZA BARRETO GOMES

Fisioterapeuta pela Universidade Federal do Rio de Janeiro (UFRJ).

Pós-graduada em Terapia Intensiva pela Sociedade Brasileira de Terapia Intensiva (SOBRATI).

Mestre em Ciências da Saúde pela Universidade Federal do Rio de Janeiro (UFRJ).

Fisioterapeuta Plantonista da Unidade de Transplantes do Hospital São Lucas Copacabana – Gama e Souza.

FERNANDA SALVADOR

Fisioterapeuta pela Universidade Unigranrio.

Pós-graduada em Fisioterapia Hospitalar pelo Hospital São Lucas Copacabana – Gama e Souza.

GISELE ANDRADE DE LIMA BUSCH

Fisioterapeuta pela Universidade Castelo Branco.

Pós-graduada em Terapia Intensiva pela Sociedade Brasileira de Terapia Intensiva (SOBRATI) e em Oncologia pela Unyleya.

Fisioterapeuta Plantonista do Hospital São Lucas Copacabana e do Hospital Marcos Moraes.

IANA PAES D'ASSUMPÇÃO VITAL
Fisioterapeuta pelo Instituto Brasileiro de Medicina de Reabilitação (IBMR).
Pós-graduada em Terapia Intensiva pela UniRedentor.
Mestre em Saúde e Tecnologia no Espaço pela Universidade Estadual do Rio de Janeiro (UERJ).
Fisioterapeuta Plantonista do Hospital São Lucas Copacabana – Gama e Souza.
Fisioterapeuta Rotina do Instituto Estadual do Cérebro Paulo Niemeyer.

ISABELA GAMA ROSA
Fisioterapeuta pelo Centro Universitário do Pará.
Pós-graduada em Fisioterapia Hospitalar pela Faculdade Israelita Albert Einstein.
Fisioterapeuta Plantonista do Hospital São Lucas Copacabana – Gama e Souza.

JORGE RICARDO SOARES DOS SANTOS
Fisioterapeuta pelo Instituto Brasileiro de Medicina de Reabilitação (IBMR).
Pós-graduado em Traumatologia e Ortopedia pela Universidade Estácio de Sá (UNESA).
Fisioterapeuta Rotina do CTI do Hospital São Lucas Copacabana – Gama e Souza.
Coordenador do Serviço de Fisioterapia do Hospital Quali Ipanema.
Professor do módulo teórico e prático de Fisioterapia aplicada à Ortopedia da Pós-graduação em Fisioterapia Hospitalar do instituto Promovendo Conhecimento com Ensino, Pesquisa e Inovação (PROCEPi).

JULIANA IVAN SOARES
Fisioterapeuta pela Universidade Veiga de Almeida.
Pós-graduada em Fisioterapia Intensiva pela Faculdade Idor de Ciências Médicas.
Fisioterapeuta do Hospital Evangélico de Londrina/PR.

JULIANNA MARTINS LUCCHESI

Fisioterapeuta pelo Instituto Brasileiro de Medicina de Reabilitação (IBMR).
Pós-graduada em Terapia Intensiva pela Sociedade Brasileira de Terapia Intensiva (SOBRATI) e em Reabilitação Cardiopulmonar pela Faculdade Univitória.
Fisioterapeuta Plantonista da Unidade Cardiointensiva do Hospital São Lucas Copacabana – Gama e Souza.

LARISSA LEMOS

Fisioterapeuta pela Universidade Estácio de Sá (UNESA).
Pós-graduada em Fisioterapia Hospitalar pelo Hospital São Lucas Copacabana – Gama e Souza.
Fisioterapeuta Plantonista do Hospital Marcos Moraes.

LEONARDO XAVIER DE ARAUJO

Fisioterapeuta pela Universidade Federal do Rio de Janeiro (UFRJ).
Pós-graduado em Terapia Intensiva pelo Centro Universitário Augusto Motta (UNISUAM).
Especialista em Políticas e Práticas em Saúde no Ambiente Hospitalar pela Universidade Federal do Estado do Rio de Janeiro (UNIRIO).
Fisioterapeuta Rotina do CTI do Hospital São Lucas Copacabana – Gama e Souza.

LÍVIA ALBUQUERQUE ALVES

Fisioterapeuta pela Universidade Federal do Rio de Janeiro (UFRJ).
Pós-graduada em Terapia Intensiva pela UniRedentor.
Fisioterapeuta Plantonista na Unidade de Transplantes do Hospital São Lucas Copacabana – Gama e Souza.

MARCELLE FALCÃO DA SILVA PESSOA

Fisioterapeuta pela Universidade Estácio de Sá (UNESA).

Pós-graduada em Oncologia pelo Centro Universitário Augusto Motta (UNISUAM).

Pós-graduada em Terapia Intensiva da Faculdade Vanguarda.

Fisioterapeuta Plantonista do Hospital São Lucas Copacabana – Gama e Souza.

MARCIA ELOY DA COSTA

Fisioterapeuta pelo Instituto Brasileiro de Medicina de Reabilitação (IBMR).

Pós-graduada em Terapia Intensiva pela Faculdade Vanguarda.

MBA em Gestão em Saúde pela Unise.

Fisioterapeuta Rotina do CTI do Hospital São Lucas Copacabana – Gama e Souza.

MERIELLEN DE CAMPOS

Fisioterapeuta pela Universidade Federal do Rio de Janeiro (UFRJ).

Fisioterapeuta Plantonista do Hospital São Lucas Copacabana e do Hospital Pró Cardíaco.

NATALIA CARDOSO NOGUEIRA

Fisioterapeuta pela Universidade Unigranrio.

Pós-graduada em Terapia Intensiva pela Universidade Castelo Branco e em Gestão Hospitalar pelo Instituto Brasileiro de Medicina e Reabilitação (IBMR).

NATÁLIA SARDINHA MARQUES

Fisioterapeuta pelo Instituto Brasileiro de Medicina de Reabilitação (IBMR).

Pós-graduada em Fisioterapia Respiratória pela Faculdade Frasce e em Fisioterapia Gerontológica pela UniRedentor.

Fisioterapeuta Plantonista do Hospital São Lucas Copacabana – Gama e Souza.

NATHÁLIA ALVES DE OLIVEIRA SARAIVA

Fisioterapeuta pelo Instituto Federal do Rio de Janeiro (IFRJ).

Pós-graduada em Fisioterapia Cardiorrespiratória e Terapia Intensiva, Mestre e Doutoranda em Ciências da Reabilitação do Centro Universitário Augusto Motta (UNISUAM).

Fisioterapeuta Plantonista no Hospital São Lucas Copacabana – Gama e Souza.

Professora no módulo de Metodologia Científica da Pós-graduação em Fisioterapia Hospitalar do instituto Promovendo Conhecimento com Ensino, Pesquisa e Inovação (PROCEPi).

PATRÍCIA AZEVEDO FERREIRA

Fisioterapeuta pela Universidade Estácio de Sá (UNESA).

Pós-graduada em Terapia Intensiva pela Sociedade Brasileira de Terapia Intensiva (SOBRATI).

MBA em Gestão em Saúde pela Fundação Getulio Vargas (FGV).

Coordenadora do Serviço de Fisioterapia do Hospital Pró Cardíaco.

RAFAELA AZEVEDO

Fisioterapeuta pelo Centro Universitário da Cidade.

Pós-graduada em Terapia Intensiva pela Universidade Estácio de Sá (UNESA) e em Anatomia e Patologia pela Unyleya.

Fisioterapeuta Plantonista do CTI do Hospital São Lucas Copacabana – Gama e Souza.

RAQUEL DE OLIVEIRA VIEIRA MAGALHÃES

Fisioterapeuta pelo Centro Universitário Augusto Motta (UNISUAM).

Pós-graduada em Fisioterapia Cardiopulmonar pela UniRedentor.

Mestre em Ciências da Reabilitação pelo Centro Universitário Augusto Motta (UNISUAM).

Fisioterapeuta Plantonista do Hospital Unimed Rio.

RAQUEL VIEIRA FAJARDO NEDER
Fisioterapeuta pela Universidade Federal de Juiz de Fora (UFJF).
Pós-graduada em Fisioterapia Cardiorrespiratória pelo Hospital Nossa Senhora de Lourdes e em Prevenção e Reabilitação Cardíaca pela Unyleya.
Fisioterapeuta Plantonista da Unidade Cardiointensiva do Hospital São Lucas Copacabana – Gama e Souza.
Fisioterapeuta do Ambulatório de Reabilitação Cardiopulmonar no Hospital São Lucas Copacabana – Gama e Souza.

RENATA FREIRE
Fisioterapeuta pela Universidade Federal do Rio de Janeiro (UFRJ).
Pós-graduada em Neuropediatria e em UTI Neonatal e Pediátrica pela Uni-Redentor.
Especialista em UTI Neonatal e Pediátrica pelo Conselho Federal de Fisioterapia e Terapia Ocupacional/Associação Brasileira de Fisioterapia Cardiorrespiratória e Fisioterapia em Terapia Intensiva (COFFITO/ASSOBRAFIR).

RODRIGO COSTA RIBEIRO
Fisioterapeuta pela Universidade Federal do Rio de Janeiro (UFRJ).
Pós-graduado em Terapia Intensiva pelo Centro Universitário Augusto Motta (UNISUAM).
Fisioterapeuta Plantonista do Hospital São Lucas Copacabana e do Hospital Marcos Moraes.

SABRINA LAFAYETTE PIRES FERREIRA
Fisioterapeuta pela Universidade Gama Filho (UGF).
Pós-graduada em Cuidados Paliativos com ênfase na Atenção Primária pela Escola Nacional de Saúde Pública Sérgio Arouca (ENSP/FIOCRUZ).
Fisioterapeuta Rotina do Hospital São Lucas Copacabana – Gama e Souza.

Docente na Pós-graduação em Fisioterapia Hospitalar do instituto Promovendo Conhecimento com Ensino, Pesquisa e Inovação (PROCEPi).

Membro da Câmara Técnica em Cuidados Paliativos do Conselho Regional de Fisioterapia e Terapia Ocupacional da 2ª Região (CREFITO-2).

Membro do Departamento de Fisioterapia da Sociedade de Terapia Intensiva do Estado do Rio de Janeiro (SOTIERJ).

SAMANTHA SABINO DE OLIVEIRA

Fisioterapeuta, Pós-graduada em Neurociências e Mestre em Atividade Física e Saúde pela Universidade Federal do Rio de Janeiro (UFRJ).

Fisioterapeuta Plantonista no Hospital São Lucas Copacabana – Gama e Souza.

Docente no Curso de Pós-graduação em Fisioterapia Hospitalar do instituto Promovendo Conhecimento com Ensino, Pesquisa e Inovação (PROCEPi).

SUYAN DA SILVA MAIA

Fisioterapeuta pela Universidade Estácio de Sá (UNESA).

Pós-graduada em Fisioterapia em UTI Neonatal e Pediátrica pela Faculdade Israelita de Ciências da Saúde.

Pós-graduada em Fisioterapia Hospitalar pelo Hospital São Lucas Copacabana – Gama e Souza.

Fisioterapeuta Plantonista do Hospital São Lucas Copacabana e do Hospital Marcos Moraes.

TAMARA ANTONYELLE MACHADO SEABRA

Fisioterapeuta pela Universidade Veiga de Almeida.

Pós-graduada em Fisioterapia Hospitalar pelo Hospital São Lucas Copacabana – Gama e Souza.

Fisioterapeuta Plantonista do Hospital São Lucas Copacabana e do Hospital Marcos Moraes.

THAINE COUTO TEDESCHI

Fisioterapeuta pela Universidade Veiga de Almeida.

Pós-graduada em Fisioterapia Hospitalar pelo Hospital São Lucas Copacabana – Gama e Souza.

Fisioterapeuta Plantonista do Hospital São Lucas Copacabana e do Hospital Marcos Moraes.

VANESSA ANDRADE RODRIGUES

Enfermeira e Pós-graduada em Assistência em Enfermagem no Paciente de Alta Complexidade pela Universidade Unigranrio.

Enfermeira da Desospitalização do Hospital São Lucas Copacabana – Gama e Souza.

Prefácio

As atribuições do fisioterapeuta na prática assistencial hospitalar começaram a ser formatadas em 1990, quando tive a honra de estabelecer o primeiro serviço de fisioterapia do centro de terapia intensiva (CTI) da Santa Casa de Misericórdia do Rio de Janeiro, que contava com atuação 24 horas por dia, sete dias da semana, durante todo o ano. Esse serviço, coordenado pelo fisioterapeuta Carlos Alberto Azevedo, produziu os primeiros protocolos de atuação dos fisioterapeutas em um CTI, além de incontáveis trabalhos científicos apresentados em reuniões regionais e nacionais, bem como formou inúmeros fisioterapeutas que ocuparam posições de destaque na gestão da fisioterapia do paciente criticamente enfermo em vários centros de importância no Rio de Janeiro e outros estados.

Desde então, nestes 33 anos, acompanhei a evolução dessa fundamental especialidade, a fisioterapia hospitalar, cujas atividades se tornaram absolutamente essenciais para um melhor resultado na evolução de pacientes clínicos ou cirúrgicos no que diz respeito à segurança durante sua internação.

Dessa forma, com grande satisfação, fui convidado a prefaciar este livro, coordenado pelo professor Cristiano Gomes, fisioterapeuta dos mais respeitáveis, com vasta experiência no tema, não apenas no aspecto de gestão de serviços de primeira grandeza, mas também no ensino e na produção científica.

O professor Cristiano Gomes liderou inúmeros colaboradores que efetivaram 25 capítulos sobre o tema com leitura fácil e agradável, além de evidente aplicabilidade prática.

Tenho certeza de que a leitura deste livro ajudará muito os profissionais a praticarem a melhor fisioterapia com os seus pacientes.

Boa leitura e grandes aprendizados!

Marcos Knibel
Coordenador do Centro de Ensino e Treinamento
do Hospital São Lucas Copacabana

Sumário

Sobre o autor *VI*

Coautores *VIII*

Prefácio *XXII*

Apresentação *XXX*

CAPÍTULO 1.   Fisiologia respiratória *2*

CAPÍTULO 2.   Fisiologia cardiovascular *14*

CAPÍTULO 3.   Fisiologia neurológica aplicada à fisioterapia *32*

CAPÍTULO 4.   Terapia de expansão pulmonar *48*

CAPÍTULO 5.   Terapia da desobstrução brônquica *60*

CAPÍTULO 6.   Prescrição de exercício no ambiente hospitalar *74*

CAPÍTULO 7.   Oxigenoterapia *88*

CAPÍTULO 8.   Ventilação não invasiva *102*

CAPÍTULO 9.   Ventilação mecânica básica *118*

CAPÍTULO 10. Monitoração ventilatória *136*

CAPÍTULO 11. Ventilação mecânica avançada *154*

CAPÍTULO 12. Desmame ventilatório *174*

CAPÍTULO 13. Mobilização precoce no paciente crítico *190*

CAPÍTULO 14. Reabilitação cardíaca – Fase I *214*

CAPÍTULO 15. Fisioterapia no pós-operatório de cirurgias ortopédicas *228*

CAPÍTULO 16. Fisioterapia no pós-operatório de grandes cirurgias *240*

CAPÍTULO 17. Fisioterapia nas cirurgias cardíacas *250*

CAPÍTULO 18. Fisioterapia no transplante hepático e renal *266*

CAPÍTULO 19. Fisioterapia aplicada à oncologia *290*

CAPÍTULO 20. Cuidados paliativos hospitalares: o papel do fisioterapeuta no cuidado *308*

CAPÍTULO 21. Suporte básico e avançado de vida *322*

CAPÍTULO 22. Exames complementares I: exames laboratoriais *336*

CAPÍTULO 23. Exames complementares II: exames de imagem *352*

CAPÍTULO 24. Ultrassonografia cinesiológica *378*

CAPÍTULO 25. Desospitalização e transição do cuidado *394*

Índice remissivo *401*

Apresentação

O livro *Fisioterapia hospitalar – práticas assistenciais* foi escrito por fisioterapeutas que vivenciam, em seu dia a dia, a rotina de um grande hospital na zona sul do Rio de Janeiro, rotina essa dividida em assistência, ensino e gestão hospitalar.

Cada colaborador foi escolhido pela experiência prévia no tema e por suas contribuições ao longo da carreira. Ainda fizeram parte de alguns capítulos nossos alunos da pós-graduação em Fisioterapia Hospitalar.

Dessa forma, o leitor poderá consultar e se atualizar sobre a complexa atuação do fisioterapeuta nas áreas de terapia intensiva, emergência e unidade de internação.

A obra também servirá de base para as próximas turmas de pós-graduação do hospital, futuros projetos de ensino e para os fisioterapeutas que buscam formação na área.

Desejo uma excelente leitura, bons estudos e que, dessa forma, nossa profissão evolua cada dia mais.

Cristiano Gomes da Silva

CAPÍTULO 1

Fisiologia respiratória

CINTIA CUSUMOTO
JULIANA IVAN SOARES
ALESSANDRA CASTILHO CAMARGO
RAFAELA AZEVEDO
LARISSA LEMOS
TAMARA ANTONYELLE MACHADO SEABRA

INTRODUÇÃO

O sistema respiratório tem como principal função realizar a troca gasosa de oxigênio (O_2) e gás carbônico (CO_2) no tecido pulmonar – processo denominado respiração. A finalidade da respiração é proporcionar o aporte de O_2 às células e delas remover o CO_2, a fim de manter a homeostase. A captação do gás atmosférico e o transporte até os tecidos dependem de diversos processos, que podem ser divididos fisiologicamente em quatro etapas:
- ventilação pulmonar;
- difusão dos gases;
- transporte dos gases;
- controle da ventilação.

VENTILAÇÃO PULMONAR

A ventilação pulmonar é o processo de movimentação do ar para dentro e para fora do sistema respiratório. É realizada por meio da contração muscular, mecanismo pelo qual os músculos atuam exercendo influência sobre os pulmões, aumentando seu tamanho no sentido craniocaudal e sobre a caixa torácica, ampliando seu diâmetro. O diafragma é o músculo responsável por 75% dos movimentos respiratórios. Os demais esforços são realizados pelos músculos torácicos, que deslocam as costelas.

A mecânica da ventilação acontece em dois momentos distintos: a inspiração e a expiração. Na inspiração, o diafragma e os músculos intercostais externos se contraem, fazendo a caixa torácica se expandir, o que diminui a pressão no espaço pleural e faz o ar se mover pela árvore brônquica em direção aos alvéolos, até que as pressões se igualem. Durante a expiração, o processo se inverte: as pressões pleural e alveolar aumentam e o gás se move para fora dos pulmões.

Pressão transpulmonar

A pressão transpulmonar (PT) representa a força de expansão dos pulmões. O aumento do volume dos pulmões depende do aumento da PT, quando a pressão interna aumenta em relação à pressão externa. Desse modo, quanto maior a PT, maior a quantidade de ar que entra nos pulmões.

A PT é calculada pela diferença entre a pressão alveolar (Palv) e a pressão pleural (Ppl), sendo a Palv a pressão encontrada dentro dos alvéolos e a Ppl, a pressão encontrada na cavidade pleural (Figura 1). Em razão da aderência entre as pleuras, a Ppl é negativa. Quando essa pressão se torna mais negativa, o pulmão tende a se expandir. Quando se torna menos negativa, o pulmão tende a se retrair. Essa diferença é expressa pela seguinte fórmula:

$$PT = Palv - Ppl$$

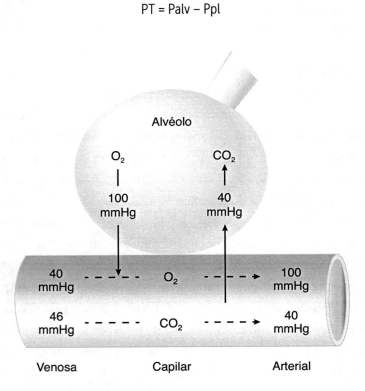

FIGURA 1 Pressão dos gases alveolares para o oxigênio e o gás carbônico.
Fonte: adaptada de Wilkins et al., 2009.

Gradiente de pressão transmural

A pressão transmural através da caixa torácica (Pct) é a diferença entre a pressão pleural (Ppl) e a pressão que circunda a caixa torácica (Pb), que, por sua vez, corresponde à pressão barométrica ou da superfície do corpo. Esse cálculo é expresso pela fórmula:

$$Pct = Ppl - Pb$$

Os alvéolos se expandem passivamente em resposta ao aumento da pressão de distensão através da parede pulmonar. A variação de volume dos pulmões é diretamente proporcional à intensidade da PT gerada pelos músculos inspiratórios.

Mecânica pulmonar

O entendimento da ventilação pulmonar compreende o conhecimento de conceitos das propriedades elásticas e resistivas do sistema respiratório. Essas propriedades, se alteradas, dificultam a entrada de ar nos pulmões e, por esse motivo, são chamadas de impedância respiratória.

Complacência é a propriedade elástica do sistema respiratório, sendo dividida em complacência de caixa torácica e complacência pulmonar. Já a propriedade resistiva corresponde à resistência tecidual e à resistência de vias aéreas, com a última representando cerca de 80% das propriedades resistivas do sistema respiratório.

Complacência

Elasticidade é a propriedade que permite ao corpo voltar à forma original após deformação. A relação entre elasticidade e complacência é inversa, de modo que, quando há maior elasticidade, maior será a retração elástica e menores serão a complacência e a distensão. Existem dois fatores responsáveis pela elasticidade dos pulmões: o componente elástico do tecido pulmonar (fibras elásticas e colágeno) e a tensão superficial do líquido de revestimento alveolar, que representa 2/3 das forças de retração elástica do sistema respiratório.

O surfactante pulmonar é composto por fosfolipídios, proteínas e íons, sendo secretado por células epiteliais alveolares chamadas pneumócitos granulares ou tipo II. O surfactante encontra-se nos alvéolos e tem as funções de prevenir atelectasia, aumentar a complacência e, consequentemente, diminuir o trabalho respiratório.

Resistência

A resistência das vias aéreas é o principal componente resistivo do sistema respiratório e depende de fatores como velocidade do fluxo aéreo, calibre e comprimento das vias aéreas, viscosidade do gás e volume pulmonar.

Quanto maior a velocidade do gás, maior o atrito que ele sofre na parede das vias aéreas, gerando maior resistência. O volume pulmonar tem a capacidade de promover tração radial à árvore traqueobrônquica; assim, quanto maior for o volume pulmonar, menor será a resistência.

DIFUSÃO PULMONAR

Difusão é o movimento de moléculas através das membranas. Nos pulmões, ocorre quando as moléculas de gás atravessam a parede alveolar e se direcionam ao sangue nos capilares, respeitando sempre um gradiente de pressão.

Difusão nos tecidos

Os gases inspirados precisam atravessar a membrana alvéolo-capilar (MAC) por difusão para chegarem aos tecidos pulmonares. Essa barreira é composta pelos seguintes componentes: líquido de revestimento alveolar, epitélio alveolar, membrana basal do epitélio, membrana basal do endotélio e endotélio capilar.

A difusão obedece a uma lei física conhecida como lei de Fick, que sofre influência de fatores como área de superfície da membrana, espessura da membrana, diferença de pressão parcial do gás, solubilidade e peso molecular do gás. Dessa maneira, quanto maior a espessura da MAC, menor a difusão, e quanto maiores a área de superfície e a diferença de pressão parcial do gás, maior a difusão. O organismo, quando exposto ao exercício físico, sofre aumento do débito cardíaco; consequentemente, o tempo destinado às trocas gasosas diminui. A difusão também pode ser prejudicada em função das alterações fisiopatológicas da MAC.

Relação ventilação-perfusão (V/Q)

A chave para entender o desequilíbrio entre ventilação e fluxo sanguíneo (Figura 2) em várias regiões do pulmão se encontra na relação ventilação-perfusão (V/Q). Em qualquer unidade pulmonar, a concentração de O_2 é determinada pela razão entre a ventilação e o fluxo de sangue. Isso ocorre tanto para o O_2 como para o CO_2, o N_2 e qualquer outro gás que esteja presente nas condições do estado de equilíbrio.

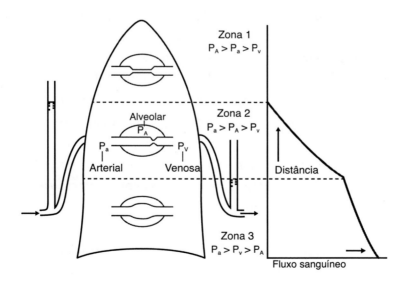

FIGURA 2 Distribuição do fluxo sanguíneo pulmonar (zonas de West).
Fonte: adaptada de West et al., 1963.

Esse é o motivo pelo qual a relação ventilação-perfusão desempenha papel tão importante na troca gasosa pulmonar.

- **Zona 1**: a zona 1 de West é uma região pulmonar onde a pressão alveolar é maior que a pressão capilar (arterial e venosa). Nessa região, a pressão hidrostática é menor pelo efeito da gravidade; logo, o fluxo sanguíneo também é menor. Trata-se de uma zona onde a ventilação é alta, porém a perfusão é baixa, e essa relação é expressa como: **pressão alveolar > pressão arterial > pressão venosa**. A zona 1 existe no ápice pulmonar ou em situações em que a pressão alveolar é elevada, como na pressão por pressão positiva ou quando a pressão arterial for baixa, como em casos de hipotensão e hemorragias.
- **Zona 2**: a zona 2 de West é uma região onde a pressão arterial capilar é maior que a pressão alveolar, que, por sua vez, é maior que a pressão capilar venosa. Essa relação pode ser expressa da seguinte maneira: **pressão arterial > pressão alveolar > pressão venosa**. A pressão arterial aumenta progressivamente à medida que se dirige para a base dos pulmões, em função dos efeitos gravitacionais sobre a pressão hidrostática. Sendo assim, o fluxo sanguíneo é impulsionado pela diferença entre a pressão arterial e a pressão alveolar.
- **Zona 3**: na zona 3 de West, o fluxo sanguíneo sofre maior influência dos efeitos gravitacionais sobre a ventilação e a perfusão. Dessa maneira, as pressões capilares arterial e venosa ultrapassam a pressão alveolar por causa da maior pressão hidrostática, e a pressão alveolar também é menor pela menor diferença de pressão transpulmonar. Essa relação pode ser expressa como: **pressão arterial > pressão venosa > pressão alveolar**.

A melhor compreensão fisiológica dos efeitos da posição corporal na função cardiopulmonar e na troca gasosa faz com que o posicionamento corporal e, principalmente, as posições verticalizadas sejam utilizadas não apenas para minimizar os efeitos deletérios do repouso prolongado, mas também para otimizar as estratégias de tratamento das doenças cardiopulmonares e os recursos terapêuticos, como técnicas de reexpansão e desobstrução pulmonar que sejam favorecidas pela ventilação regional.

> NOTA: o entendimento da relação ventilação-perfusão é importante na prática clínica e pode ser observado quando se adotam as posições prona, nos casos de síndrome da angústia respiratória aguda (SARA), ou decúbito lateral, nos casos de atelectasia. Esse posicionamento terapêutico faz as zonas mal ventiladas ou colapsadas passarem a ter maior pressão transpulmonar (zona 1 de West) e, com isso, há melhor aeração dessas áreas.

Circulação pulmonar

O sistema circulatório é dividido em sistêmico e pulmonar. A circulação sistêmica é também conhecida como grande ou periférica, e a pulmonar é denominada pequena circulação.

A circulação pulmonar tem início na artéria pulmonar, que recebe sangue venoso misto bombeado pelo ventrículo direito (VD). Essa artéria se ramifica, suprindo o leito capilar que reside nas paredes dos alvéolos, onde ocorre a hematose. Posteriormente, através das veias pulmonares, o sangue retorna para o coração pelo átrio esquerdo (AE), passando, então, para o ventrículo esquerdo (VE) e sendo distribuído para todo o organismo por meio da rede arterial. As artérias de maior calibre dividem-se em vasos de calibre cada vez menor até chegarem às arteríolas e aos capilares.

Nos capilares, o oxigênio e outros nutrientes são passados para os tecidos, e é nesse mesmo local que são recolhidos o gás carbônico e os metabólicos. O sangue continua fluindo dos capilares para as veias de pequeno calibre, conhecidas como vênulas, que se juntam às veias de calibre maior até chegarem às veias cavas superior e inferior, que desembocam no átrio direito (AD), carregando sangue com baixa taxa de oxigênio.

No sistema pulmonar, os capilares pulmonares formam uma densa rede na parede alveolar, constituindo uma disposição extremamente eficiente para a troca gasosa. O sangue oxigenado é, então, coletado do leito capilar pelas pequenas veias pulmonares que passam entre os lóbulos, as quais, por fim, se unem para formar as quatro grandes veias pulmonares que drenam para o AE.

TRANSPORTE DOS GASES

O transporte dos gases pelo sangue ocorre de três formas distintas:
- ligados à hemoglobina;
- dissolvidos no plasma;
- na forma de íons bicarbonato.

A maior parcela do O_2 é transportada no sangue acoplado à hemoglobina das hemácias, formando a oxiemoglobina, com a capacidade de associar quatro moléculas de O_2 por hemácia. Dessa maneira, o O_2 dissolvido no plasma se encontra em menor quantidade, o que acontece em função de sua baixa solubilidade, 20 vezes menor que a do CO_2. Este, sendo produto do metabolismo tecidual, dissocia-se em íons hidrogênio (H^+) e bicarbonato (HCO_3^-) após difusão com as hemácias, quando a interação com o H_2O resulta no ácido carbônico (H_2CO_3). A formação desses íons é fundamental para a manutenção do equilíbrio ácido-base.

CONTROLE NEURAL DA RESPIRAÇÃO

O controle da respiração é feito pelo sistema nervoso central por meio de estruturas que compõem o tronco cerebral. Os centros responsáveis por controlar a respiração estão localizados no bulbo e na ponte e são responsáveis por detectar, por intermédio de receptores (quimiorreceptores), alterações nos níveis de PaO_2 e $PaCO_2$ arteriais.

Merecem destaque dois principais grupos de neurônios responsáveis pela regulação da ventilação:

- centro respiratório bulbar, que é dividido funcionalmente em grupo dorsal e ventral;
- centro pneumotáxico.

Os receptores localizados na parte ventral do bulbo, quimiorreceptores centrais, de onde saem os nervos glossofaríngeo e vago, são basicamente responsáveis pelo controle minuto a minuto da ventilação, ou seja, pela frequência respiratória. Esses receptores são indiretamente sensíveis aos níveis de CO_2, já que íons hidrogênio e as moléculas de HCO_3^- não conseguem se difundir pela barreira hematoencefálica.

Os quimiorreceptores periféricos se encontram nas bifurcações das artérias carótidas comuns e nos corpos para-aórticos, localizados no arco da aorta, e são responsáveis por enviar impulsos para o centro respiratório, localizado no bulbo, por meio dos nervos glossofaríngeos e vagos, respectivamente. Os quimiorreceptores periféricos respondem diretamente às alterações de redução do pH e da PaO_2 arterial e, consequentemente, ao aumento da $PaCO_2$.

NOTA: é importante que se tenha cautela ao fornecer oxigênio a pacientes com doença pulmonar obstrutiva crônica (DPOC), pois eles apresentam menor estímulo ventilatório gerado pela redução do pH ou aumento do CO_2. Esses pacientes têm como principal estímulo ventilatório os baixos níveis de O_2 detectados pelos quimiorreceptores, e a correção da hipoxemia pode suprimir o estímulo ventilatório, levando o paciente a uma parada respiratória.

Referências

1. Aires MM. Fisiologia. 3.ed. Rio de Janeiro: Guanabara Koogan, 2008.
2. Alcoforado L, Pessôa Filho LC, Brandão DC, Galvão AM, Reinaux C, Andrade ADD. Influência da variação dos decúbitos laterais na deposição pulmonar de aerossol. Braz J Phys Ther. 2011;15(4):278-283.
3. Amaral RVG. Alterações do equilíbrio acidobásico em circulação extracorpórea. Circulação extracorpórea: temas básicos. São Paulo: Gráfica Corset, 1986.
4. Beachey W. Respiratory care anatomy and physiology – Foundations for clinical practice [e-book]. Elsevier Health Sciences, 2022.

5. Burton MD, Kazemi H. Neurotransmitters in central respiratory control. Respir Physiol. 2000;122(2-3):111-121.
6. Carvalho PRA, Cunha RD, Barreto SSM. Distribuição do fluxo sanguíneo pulmonar na bronquiolite viral aguda. J Pediatr. 2002;78(2):133-139.
7. Cingolani HE, Houssay AB (eds.). Fisiologia humana de Houssay. 7.ed. Porto Alegre: Artmed, 2004.
8. Constanzo LS. Fisiologia. 6.ed. Rio de Janeiro: Guanabara Koogan, 2015.
9. Curi R, Procopio J. Fisiologia básica. 2.ed. Rio de Janeiro: Guanabara Koogan, 2017.
10. Dangelo JG, Fattini CA. Anatomia humana sistêmica e segmentar. 3.ed. São Paulo: Atheneu, 2007.
11. Gomes MJM. Ambiente e pulmão. J Pneumol. 2002;28(5):261-269.
12. Guyenet PG, Bayliss DA. Neural control of breathing and CO_2 homeostasis. Neuron. 2015;87(5):946-961.
13. Hall JE, Hall ME. Guyton e Hall – Tratado de fisiologia médica. 13.ed. Rio de Janeiro: Elsevier, 2017.
14. Junqueira LC, Carneiro J. Histologia básica. Texto e Atlas. 13.ed. Rio de Janeiro: Guanabara Koogan, 2017.
15. Kaminsky AD. Sistema respiratório. 2.ed. Rio de Janeiro: Elsevier, 2014.
16. Lima FM, Souza MA, Marins NB, Sampaio VR. O efeito da técnica de Air Stacking em pacientes portadores de doenças neuromusculares. RESC. 2014;4(2):20-28.
17. Lippert LS. Cinesiologia clínica e anatomia. 5.ed. Rio de Janeiro: Guanabara Koogan, 2013.
18. Lopes AJ, Noronha AJ, Maftum TM. Mecanismo de defesa do aparelho respiratório. Revista HUPE. 2010;9(2).
19. Marieb EN, Hoehn K. Anatomia e fisiologia. 3.ed. Porto Alegre: Artmed, 2009.
20. Martini FH, Timmons MJ, Tallitsch RB. Anatomia humana. 6.ed. Porto Alegre: Artmed, 2009.
21. Menna Barreto SS. Volumes pulmonares. J Pneumol. 2002;28(Supl. 3):S83-S94.
22. Moore KL, Dalley AF, Agur AMR. Moore Anatomia orientada para a clínica. 7.ed. Rio de Janeiro: Guanabara Koogan, 2014.
23. Netter FH. Atlas de fisiologia humana. Porto Alegre: Artmed, 2003. p. 106-110.
24. Pearson DT. Blood gas control during cardiopulmonary bypass. Perfusion. 1988;3(2):113-133.
25. Petersson J, Glenny RW. Gas exchange and ventilation–perfusion relationships in the lung. Eur Respir J. 2014;44(4):1023.
26. Schabel RK, Berryessa RG, Justison GA, Tyndal CM, Schumann J. Ten common perfusion problems: prevention and treatment protocols. J Extracorp Technol. 1987;19(3):98.
27. Silverthorn DU. Fisiologia humana: uma abordagem integrada. 7.ed. Porto Alegre: Artmed, 2017.
28. Sobotta J. Sobotta: Atlas de anatomia humana. 22.ed. Rio de Janeiro: Guanabara Koogan, 2006.
29. Swain JA, White FN, Peters RM. The effect of pH on the hypothermic ventricular fibrillation threshold. J Thorac Cardiovasc Surg. 1984;87(3):445-451.

30. Tortora GJ, Derrickson B. Corpo humano – Fundamentos de anatomia e fisiologia. 10.ed. Porto Alegre: Artmed, 2017.
31. Tortora GJ, Derrickson B. Princípios de anatomia e fisiologia. 14.ed. Rio de Janeiro: Guanabara Koogan, 2016.
32. Valiatti JL, Amaral JLG, Falcão LFR. Ventilação mecânica: fundamentos e prática clínica. 1.ed. Rio de Janeiro: Roca, 2016.
33. Vanputte CL, Regan JK, Russo AF (eds.). Anatomia e Fisiologia de Seeley. 10.ed. Porto Alegre: AMGH, 2016.
34. Wagner PD. The physiological basis of pulmonary gas exchange: implications for clinical interpretation of arterial blood gases. Eur Respir J. 2015;45(1):227-243.
35. West JB, Dollery CT, Naimark A. Distribution of blood flow in isolated lung; relation to vascular and alveolar pressures. 1963. Disponível em: <https://journals.physiology.org/doi/pdf/10.1152/jappl.1964.19.4.713>. Acesso em: 19 jun. 2023.
36. West JB. Fisiopatologia pulmonar – Princípios básicos. 8.ed. Porto Alegre: Artmed, 2014.
37. West JB. Fisiologia Respiratória – Princípios Básicos. 9.ed. Porto Alegre: Artmed, 2013.
38. Wilkins RL, Stoller JK, Kacmarek RM. EGAN – Fundamentos da terapia respiratória. 9.ed. Rio de Janeiro: Elsevier, 2009.

CAPÍTULO 2

Fisiologia cardiovascular

CINTIA CUSUMOTO
JULIANNA MARTINS LUCCHESI
MARCELLE FALCÃO DA SILVA PESSOA
FÁTIMA PALMIRA AZENHA
CAROLINA REGO

ESTRUTURAS E FUNÇÕES DO SISTEMA CARDIOVASCULAR

O coração se localiza no mediastino médio no interior da cavidade torácica e é formado por quatro câmaras: dois átrios e dois ventrículos, que são separados por valvas (ou válvulas) denominadas atrioventriculares (Figura 1).

A parte direita do coração é responsável por receber o sangue pobre em oxigênio e por bombear o sangue aos pulmões, para que seja oxigenado. A parte esquerda do coração é responsável por receber o sangue rico em oxigênio e por bombear o sangue pelo ventrículo esquerdo para a artéria aorta, irrigando a parte sistêmica do corpo.

O coração é composto por três tipos principais de músculo: **o músculo atrial, o ventricular e as fibras especializadas excitatórias e condutoras**. Os tipos atrial e ventricular contraem-se quase como os músculos esqueléticos, mas com duração muito maior.

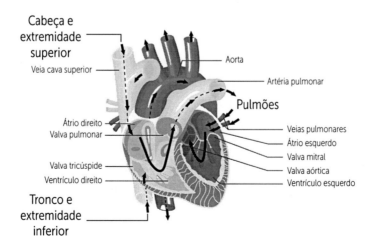

FIGURA 1 Estrutura do coração e fluxo do sangue pelas câmaras e valvas cardíacas.
Fonte: adaptada de Guyton; Hall, 2017.

O músculo cardíaco

A composição muscular do coração conhecida como miocárdio é formada por células musculares estriadas cardíacas, capazes de gerar uma contração involuntária, vigorosa e rítmica. Dessa forma, ele funciona como um sincício, isto é, um estímulo aplicado a uma parte do músculo cardíaco resulta na contração de todo o músculo. Uma onda de despolarização, seguida pela contração de todo o miocárdio, ocorre quando se aplica um estímulo acima do limiar em qualquer foco. As principais propriedades do músculo cardíaco são:

- **excitabilidade:** capacidade de gerar estímulo elétrico;
- **inotropismo**: força de contração do músculo cardíaco. Efeito inotrópico positivo é aquele que aumenta a contratilidade; negativo, o que diminui;
- **cronotropismo**: capacidade do coração de gerar seus próprios impulsos elétricos. As substâncias cronotrópicas são aquelas que promovem a abertura dos canais de cálcio e, assim, a rápida despolarização e um aumento da frequência cardíaca. Está relacionado com a frequência cardíaca: quando seu efeito é positivo, observa-se aumento da frequência cardíaca; quando é negativo, a frequência diminui;
- **dromotropismo**: capacidade de propagar os estímulos elétricos pelo músculo cardíaco. Está relacionado à condutibilidade do impulso elétrico. O efeito dromotrópico positivo é o que aumenta a capacidade de condução do impulso elétrico; o negativo, o que diminui;
- **batmotropismo**: capacidade de excitação miocárdica perante um estímulo. Pode ser tanto positivo quanto negativo, dependendo do aumento ou da redução da excitabilidade miocárdica.

Câmaras cardíacas

Os átrios são câmaras de paredes finas, de baixa pressão, que funcionam como grandes reservatórios condutores de sangue para os seus respectivos ventrículos.

Os ventrículos são compostos por um conjunto contínuo de fibras musculares que se originam do esqueleto fibroso, na base do coração. Essas fibras estendem-se na direção do ápice cardíaco, na superfície epicárdica. As fibras passam na direção do endocárdio e, gradualmente, mudam de direção, para correrem paralelamente às fibras epicárdicas e formarem o endocárdio e os músculos papilares.

Válvulas cardíacas

As válvulas cardíacas são constituídas por folhetos ou cúspides, que são membranas finas de tecido fibroso, flexível e robusto, cobertas de endotélio e firmemente presas na base aos anéis valvulares fibrosos. Existem dois tipos de válvulas no coração:

- **atrioventriculares:** separam os átrios dos ventrículos. Entre o átrio direito e o ventrículo direito, encontra-se a válvula tricúspide, que é composta de três cúspides. Entre o átrio esquerdo e o ventrículo esquerdo, encontra-se a válvula bicúspide (mitral), com duas cúspides;
- **semilunares:** estão localizadas entre os ventrículos e uma artéria adjacente. Entre o ventrículo direito e a artéria pulmonar, encontra-se a válvula pulmonar, e entre o ventrículo esquerdo e a artéria aorta, encontra-se a válvula aórtica. Essas válvulas consistem em três cúspides em forma de cunha, que são presas aos anéis valvulares.

Circulação coronariana

As artérias coronárias direita e esquerda emergem da raiz da aorta, atrás das cúspides direita e esquerda da válvula aórtica, respectivamente. Essas artérias fornecem todo o suprimento de sangue para o miocárdio. A artéria coronária direita perfunde, principalmente, o ventrículo e o átrio direitos. A artéria coronária esquerda, que se divide próximo à sua origem nos ramos descendente anterior e circunflexo, perfunde, principalmente, o ventrículo e o átrio esquerdos. Ocorre alguma sobreposição entre as regiões supridas pelas artérias esquerda e direita.

O sangue arterial coronário passa pelos leitos capilares e, depois, a maior parte retorna para o átrio direito por meio do seio coronário. Comunicações vasculares ligam diretamente os vasos do miocárdio às câmaras cardíacas – essas comunicações são os vasos artério-sinusoidais, artério-luminais e tebesianos. Todos os diminutos vasos do miocárdio se comunicam na forma de plexo extensivo de vasos subendocárdicos. Entretanto, o miocárdio não recebe fluxo sanguíneo nutricional significativo diretamente das câmaras cardíacas.

A maior parte do fluxo sanguíneo arterial coronário é extraída durante a passagem pelos capilares miocárdicos. Assim, o fornecimento de O_2 para as células do miocárdio é limitado pelo fluxo. Qualquer redução substancial do fluxo sanguíneo coronário reduzirá a liberação de O_2 para o miocárdio, porque a extração de O_2 é quase máxima, mesmo quando o fluxo sanguíneo é normal.

A oclusão abrupta de uma artéria coronária ou de um de seus ramos acarreta necrose isquêmica e eventual fibrose das áreas do miocárdio supridas pelo vaso ocluído. Entretanto, se a artéria coronária se estreita lenta e progressivamente, em um período de dias ou semanas, vasos colaterais se desenvolvem e podem fornecer sangue suficiente para o miocárdio isquêmico, impedindo ou reduzindo a extensão da necrose. Os vasos colaterais podem se desenvolver entre os ramos de artérias ocluídas e não ocluídas. Eles se originam de vasos pequenos preexistentes, que passam por alterações proliferativas do endotélio e do músculo liso. Essas alterações podem ocorrer em resposta ao estresse da parede e aos agentes químicos, incluindo o fator de crescimento vascular endotelial, liberado pelo tecido isquêmico.

Os conceitos de pré-carga e pós-carga cardíaca

A pré-carga é o conceito de tensão na parede do ventrículo exatamente no início da contração sistólica, ou seja, essa pressão tem relação direta com o volume de sangue que chega a essa cavidade. A chegada de pouco volume leva a uma pressão baixa e, portanto, a uma pré-carga baixa. Os fatores que interferem na pré-carga incluem aumento ou diminuição do retorno venoso, pressão de enchimento diastólico e capacidade de distensão da parede ventricular.

Na prática, um exemplo de pré-carga é a inspiração profunda. Nesse movimento, ocorre a formação de uma pressão negativa intratorácica para a entrada de ar nos pulmões, com redução do sistema venoso. Essa queda na pressão intratorácica faz o sangue entrar no tórax e, consequentemente, no ventrículo direito. Assim, diz-se que essa manobra eleva a pré-carga do ventrículo direito.

Em contrapartida, a pós-carga é toda a carga contra a qual o músculo ventricular exerce sua força, ou seja, é a força necessária para que o sangue seja ejetado do ventrículo. É a resistência contra a qual os músculos ventriculares direito e esquerdo exercem força contrátil. Os principais fatores que interferem na pós-carga são: resistência vascular periférica e pulmonar, comprometimento valvar aórtico e pulmonar e viscosidade do sangue. A resistência ao fluxo depende da velocidade de ejeção: quanto maior o fluxo sanguíneo, maior a resistência vascular e, portanto, maior a pós-carga.

O conhecimento dos conceitos de pré-carga e pós-carga auxilia o entendimento das manifestações adaptativas das disfunções valvares, vasculares e circulatórias, sejam elas pressóricas ou volumétricas, e também a compreensão do comportamento dos achados semiológicos diante de manobras que podem ser executadas à beira do leito, no dia a dia do exame físico.

O ciclo cardíaco

O conjunto dos eventos cardíacos que ocorrem entre o início de um batimento e o início do próximo é denominado ciclo cardíaco. Esse ciclo compreende as fases de contração ventricular (sístole) e de relaxamento ventricular (diástole).

O período de contração ventricular pode ser dividido em contração isovolumétrica, ejeção rápida e lenta, e o período de relaxamento ventricular, em relaxamento isovolumétrico, enchimento rápido, lento e contração atrial.

Contração ventricular

- **Contração isovolumétrica:** representa o período em que ocorre contração do músculo cardíaco, porém não há encurtamento das suas fibras. Essa contração leva ao aumento da pressão intracavitária, ao fechamento das válvulas atrioventriculares e à abertura das válvulas semilunares, dando início à fase de ejeção. A contração ventricular é caracterizada pelo complexo QRS no eletrocardiograma.
- **Ejeção:** o aumento da pressão intracavitária na fase de contração isovolumétrica leva as válvulas semilunares a se abrirem e darem início à fase de ejeção ventricular. Essa fase pode ser dividida em **ejeção rápida**, durante a qual cerca de 75% do sangue é ejetado, e **ejeção lenta**, em que os 25% de sangue adicionais fluem lentamente para fora dos ventrículos e para o interior das artérias aorta e pulmonar.

Relaxamento ventricular

- **Relaxamento isovolumétrico:** corresponde ao contrário da fase de contração isovolumétrica, sendo caracterizado por relaxamento ventricular e queda abrupta da pressão intracavitária, ocasionando o fechamento das válvulas semilunares e a abertura das válvulas AV, permitindo que o sangue passe dos átrios para os ventrículos. Essa fase pode ser observada pela presença da onda T no eletrocardiograma.
- **Fase de enchimento ventricular rápido:** nessa fase, a maior parte do enchimento ventricular (cerca de 75%) ocorre imediatamente após a abertura das válvulas AV. Nesse ponto, o sangue que retornou para os átrios durante a sístole ventricular prévia é abruptamente transferido para dentro dos ventrículos em relaxamento.

- **Fase de enchimento ventricular lento:** a fase de enchimento ventricular rápido é seguida por uma fase de enchimento ventricular lento, durante a qual o sangue flui lentamente dos átrios para os ventrículos em função da menor diferença de pressão entre os átrios e os ventrículos.
- **Contração atrial:** nessa fase, ocorre adição de cerca de 25% do sangue do átrio para o ventrículo, dada pela contração atrial, completando o período de enchimento ventricular. A sístole atrial é caracterizada pela onda P no eletrocardiograma.

ELETROFISIOLOGIA DO CORAÇÃO
Potencial de ação

Os potenciais de ação geram as contrações cardíacas e são classificados em dois tipos: potenciais lento e rápido (Tabelas 1 e 2), cada um ocorrendo em células diferentes do miocárdio. Enquanto o potencial lento ocorre nos nodos sinoatrial e atrioventricular, o rápido ocorre nos miócitos e nas fibras de Purkinje. Eles podem ser estudados a partir da observação de duas curvas: a do eletrocardiograma (ECG), que registra os potenciais do coração, e a do potencial da membrana do miocárdio.

TABELA 1 Potencial de ação rápido.

Fase 0	Abertura dos canais de Na^+ dependente de voltagem (influxo rápido), rápida despolarização e alta velocidade de condução.
Fase 1	Inativação dos canais de Na^+, abertura dos canais de K^+ e de Cl^-, rápida e transitória repolarização.
Fase 2	Fase de platô, queda lenta. Tende a despolarizar pela entrada lenta de Ca^{+2} e a repolarizar pelo efluxo de potássio, em função das tendências opostas. A carga se mantém.
Fase 3	Fase de repolarização. Os canais de Ca^{+2} se fecham e mantêm a saída de potássio.
Fase 4	Depende de onde está ocorrendo. Na contrátil, há manutenção de potencial de repouso. Na Purkinje, não há manutenção de repouso e a despolarização é lenta até o limiar de excitabilidade. Ativação espontânea de canais de Na^+ e Ca^{+2} lento, automatismo.

TABELA 2 Potencial de ação lento.

Fase 0	Despolarização lenta, influxo de Ca^{+2} pelos canais do tipo L.
Fase 1	Fase ausente: 1.
Fase 2	Fase de platô, menos estável e longa do que no potencial rápido.
Fase 3	Repolarização com a inativação dos canais de Ca^{+2} e ativação dos canais de Na^+, efluxo de K^+.
Fase 4	Automatismo, ativação dos canais de Na^+ e de Ca^{+2} tipo T. Desativação das correntes repolarizantes de K^+.

Ciclo elétrico do coração

O estímulo gerado no nodo sinoatrial/sinusal (considerado o marca-passo fisiológico cardíaco, localizado no átrio direito) é responsável por controlar o ritmo cardíaco, dando origem à contração atrial (despolarização). Após essa contração, o estímulo nervoso cursa em direção ao nodo atrioventricular, que passa a informação elétrica dos átrios para os ventrículos. O nó AV estimula o feixe de His, que leva o estímulo elétrico em direção às fibras de Purkinje, onde há a estimulação e a contração ventricular de todo o miocárdio (Figuras 2 e 3).

A atividade elétrica do coração pode ser registrada no exame de eletrocardiograma, com a utilização de um eletrocardiógrafo. A atividade é registrada por meio das impressões das oscilações de uma agulha térmica no papel, que corre a uma velocidade de 25 mm/s (Figura 4).

A atividade elétrica das câmaras cardíacas é representada por ondas, classificadas como P, Q, R, S e T; sua avaliação pode ser individual ou em conjunto, formando intervalos e segmentos (Tabela 3 e Figura 5).

NOTA: alterações eletrocardiográficas visualizadas no monitor precisam ser confirmadas no eletrocardiograma e avaliadas pelo médico. No infarto agudo do miocárdio, é observado se há ou não elevação do segmento ST.

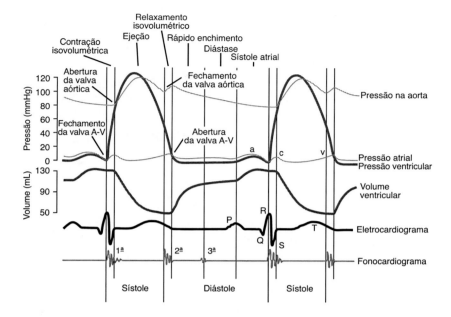

FIGURA 2 Gráfico do ciclo cardíaco.
Fonte: adaptada de Guyton; Hall, 2017.

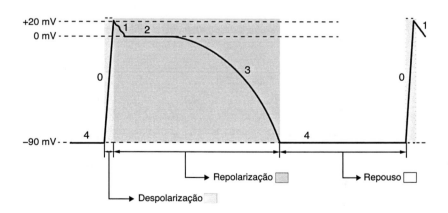

FIGURA 3 Fases do potencial de ação de resposta rápida da célula cardíaca.
Fonte: adaptada de <https://www.sanarmed.com/eletrocardiograma-ecg>.

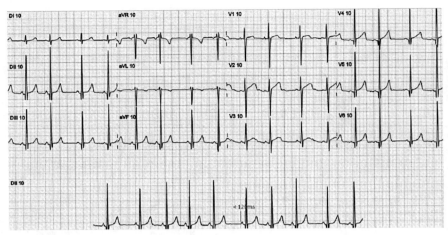

FIGURA 4 Exemplo de um eletrocardiograma.
Fonte: disponível em: <http://www.ecgnow.com.br/wp-content/uploads/2019/10/3-dicas-importantes-sobre-ECG-em-criancas.jpg>.

TABELA 3 Ciclo elétrico do coração.

Onda P	Com pequena magnitude, representa a despolarização (contração) dos átrios.
Onda Q	Representa a despolarização do septo interventricular.
Onda R	Representa a despolarização dos ventrículos direito e esquerdo, com maior magnitude do esquerdo.
Intervalo PR	É o intervalo que vai do início da ativação atrial até o início do complexo QRS, ou seja, é o tempo de condução pelo nó AV.
Complexo QRS	Representa a ativação ventricular.
Onda S	Representa a despolarização das porções próximas à base do coração (últimas a serem despolarizadas).
Onda T	Representa a repolarização dos ventrículos.
Segmento ST	Representa o intervalo entre o final da onda S e o início da onda T; em condições normais, repousa no segmento isoelétrico. Durante esse intervalo, os ventrículos estão despolarizados e um desnivelamento máximo de 1 mm é tolerado.
Intervalo QT	Medido do início do complexo QRS até o final da onda T. Varia inversamente com a frequência cardíaca, parcialmente em função do encurtamento da duração do potencial de ação das fibras miocárdicas durante o aumento da frequência cardíaca.
Ponto J	Ponto de junção do QRS com o segmento ST.
Intervalo TQ	Intervalo desde o final de T até o início do QRS (ciclo seguinte).
Linha isoelétrica	É a linha de base, o ponto de início das ondas do ECG.

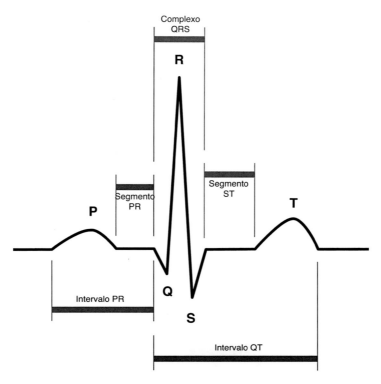

FIGURA 5 Elementos do eletrocardiograma. As siglas estão explicadas na Tabela 3.
Fonte: adaptada de <http://commons.wikimedia.org/wiki/File:SinusRhythmLabels-es.svg>.

CONTRATILIDADE MIOCÁRDICA

A fisiologia da contração cardíaca é complexa e extremamente delicada, possuindo diversos componentes que permitem o seu pleno desempenho. Para entender como funciona a contração do miocárdio, é preciso, antes, conhecer a importância dos mecanismos de ação dos íons cálcio e das proteínas actina e miosina.

Quando passa pela membrana do miocárdio, o potencial de ação (PA) se difunde para o interior da fibra muscular, passando ao longo das membranas dos túbulos transversos (T). O potencial dos túbulos T, por sua vez, atua nas membranas dos túbulos sarcoplasmáticos longitudinais, liberando os íons cálcio pelo retículo sarcoplasmático no sarcoplasma muscular. Após alguns milésimos de segundo, esses íons cálcio se dispersam para as miofibrilas, que promovem o deslizamento dos filamentos de miosina e actina, gerando a contração muscular (Figura 6).

Lei de Frank-Starling

Estabelece que o coração, dentro dos limites fisiológicos, é capaz de ejetar todo o volume de sangue que recebe proveniente do retorno venoso. É possível inferir que o coração pode regular sua atividade a cada momento, seja aumentando, seja reduzindo o débito cardíaco, de acordo com a necessidade.

Ao receberem maior volume de sangue, as fibras musculares cardíacas tornam-se mais distendidas. Essa distensão leva o miocárdio a

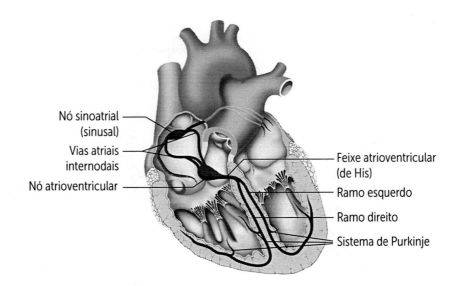

FIGURA 6 Sistema de condução elétrico, mostrando o nó sinoatrial (sinusal), o nó atrioventricular, as vias atriais internodais, o feixe atrioventricular (de His), os ramos ventriculares direito e esquerdo e o sistema de Purkinje,.
Fonte: adaptada de Guyton; Hall, 2017.

se contrair com mais força (maior inotropismo), ocasionando, consequentemente, aumento do volume de sangue ejetado em cada sístole (volume sistólico). No entanto, caso a distensão das fibras cardíacas seja excessiva em decorrência de grandes volumes de sangue (aumento da pré-carga), ocorre perda do acoplamento entre os filamentos de actina e miosina, resultando em uma contração muscular ineficaz.

> NOTA: os pacientes com insuficiência cardíaca que apresentam hipervolemia podem manifestar piora da função cardíaca (fração de ejeção) em razão da falha no mecanismo de Frank-Starling.

CIRCULAÇÕES SISTÊMICA E PULMONAR

A circulação do sangue através dos vasos sanguíneos em direção aos órgãos pode ser dividida em **sistêmica** e **pulmonar**.

A circulação sistêmica compreende a saída do sangue do ventrículo esquerdo através da artéria aorta em direção aos órgãos, carreando oxigênio e nutrientes aos tecidos e removendo metabólitos produzidos pelo metabolismo celular. Esses metabólitos são drenados por vênulas e veias, que irão desembocar no átrio direito pela veia cava superior, responsável pela drenagem sanguínea da cabeça e dos membros superiores, e pela veia cava inferior, responsável pela drenagem do sangue do tronco e dos membros inferiores.

Já a circulação pulmonar compreende o sangue com baixo conteúdo de oxigênio, que retornou ao coração pela circulação sistêmica e que será bombeado em direção aos pulmões para ser oxigenado. Esse sangue é bombeado pelo ventrículo direito, através da artéria pulmonar, e oxigenado por meio da troca gasosa (hematose) que ocorre na barreira alvéolo-capilar; em seguida, retorna ao coração em direção ao átrio esquerdo, pelas veias pulmonares, e pode seguir novamente levando oxigênio e nutrientes aos tecidos (Figura 7).

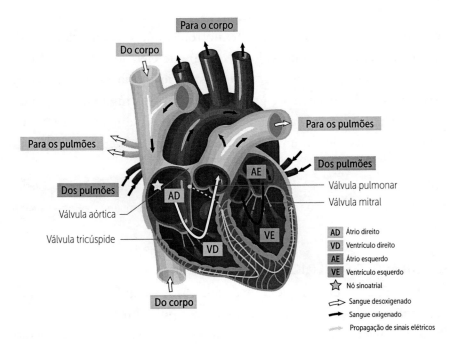

FIGURA 7 Circulação pulmonar e sistêmica.
Fonte: adaptada de Freepik.

DÉBITO CARDÍACO – RETORNO VENOSO E SUAS REGULAÇÕES

O débito cardíaco (DC) é a quantidade de sangue bombeado pela aorta a cada minuto, considerando também a quantidade de sangue que flui pela circulação. O DC depende da frequência cardíaca (FC) e do volume sistólico (VS), podendo ser expresso pela seguinte fórmula:

$$DC = FC \times VS$$

O retorno venoso é a quantidade de sangue que flui das veias para o átrio direito a cada minuto. O retorno venoso depende da ação da gravidade, da pressão intratorácica negativa e da contração muscular e, em condições normais, deve ser igual ao débito cardíaco.

MECANISMOS DE REGULAÇÃO DA PRESSÃO ARTERIAL

A pressão arterial (PA) é uma variável física que depende do volume sanguíneo contido no leito arterial. É condicionada por fatores funcionais que definem, momento a momento, a entrada de sangue no compartimento arterial – o DC –, bem como sua saída desse compartimento, que forma a resistência periférica (RP).

O baixo fluxo sanguíneo significa baixa oferta de nutrientes e baixa remoção de metabólitos do meio interno. Por outro lado, uma PA alta (p. ex., na hipertensão arterial) pode causar problemas cardíacos ou levar ao rompimento de algum vaso sanguíneo, ocasionando hemorragias internas, como no acidente vascular cerebral (AVC). Portanto, é fundamental que a PA seja mantida em valores relativamente constantes, com poucas oscilações.

O controle da PA pode ser feito em curto prazo (p. ex., em 1 ou 2 segundos) ou em longo prazo (meses, anos, décadas). O sistema nervoso é encarregado de realizar o controle da PA em curto prazo, enquanto os rins são encarregados de fazer o controle em longo prazo.

Mecanismos de regulação da pressão arterial em curto prazo

A regulação momento a momento da PA é efetuada por mecanismos neurais e hormonais, que corrigem prontamente os desvios dos níveis basais da PA para mais ou para menos. A resposta neural é imediata (em questão de segundos) na correção dos desvios da PA, mas seu efeito pode prolongar-se por minutos ou horas, em função da interveniência de mecanismos hormonais.

Alterações apropriadas do DC e da RP são possibilitadas pela mediação do sistema nervoso central (SNC), que, integrando as informações provenientes de diferentes sensores do sistema cardiovascular, modula as atividades cardíaca e vascular por nervos autonômicos periféricos e a liberação de diferentes hormônios. A regulação neuro-hormonal da PA funciona como um arco reflexo, envolvendo receptores, aferências, centros de integração, eferências e efetores cardiovasculares, além das alças hormonais.

Os barorreceptores são receptores de estiramento localizados nas paredes do seio carotídeo, próximo à bifurcação das artérias carótidas comuns. A partir dos barorreceptores, origina-se o axônio do neurônio sensorial, que se projeta para o tronco encefálico, mais especificamente para neurônios cujos corpos celulares localizam-se no núcleo do trato solitário (NTS), onde esses axônios estabelecem uma sinapse excitatória. Portanto, a ativação dos barorreceptores estimula os neurônios do NTS. Por sua vez, esses neurônios enviam axônios, que inibem o sistema nervoso simpático (SNS) ao mesmo tempo em que estimulam o sistema nervoso parassimpático (SNP).

Mecanismo de regulação da pressão arterial em longo prazo

Normalmente, o sistema cardiovascular de um indivíduo adulto é preenchido por um volume de sangue (chamado volemia) de aproximadamente 5 litros. Essa quantidade de sangue exerce certa pressão contra a parede das veias e das artérias. Assim, quanto maior a volemia, maior será a PA e vice-versa. A volemia – e, consequentemente, a PA – depende de um perfeito equilíbrio entre o que ingerimos de sal (p. ex., cloreto de sódio pela alimentação) e o que eliminamos de sal pelos rins (por meio da urina).

A excreção renal de sal depende muito da PA; essa relação é denominada natriurese de pressão, ou seja, aumento da eliminação renal de sal pela urina em resposta ao aumento da PA. Quanto maior a PA, maior a natriurese. Da mesma maneira, quanto menor a PA, menor a natriurese. Uma ingestão normal de sal associada a uma excreção normal de sal pelos rins determina um equilíbrio entre ingestão e excreção de sal no organismo.

O SN regula a pressão arterial em curto prazo por meio do controle do débito cardíaco e da resistência total periférica pelo SNS e o SNP.

Em longo prazo, os rins controlam a pressão arterial mantendo o equilíbrio entre a ingestão e a excreção de sal pela urina por natriurese de pressão, excretando mais sal quando a pressão arterial aumenta e menos sal quando a pressão arterial diminui.

Referências

1. Beevers DG. Epidemiological, pathophysiological and clinical significance of systolic, diastolic and pulse pressure. J Hum Hypertens. 2004;18(8):531-533.
2. Bruce MK, Stanton BA. Berne & Levy Fisiologia. 7.ed. Rio de Janeiro: Elsevier, 2018.
3. Constanzo LS. Fisiologia. 5.ed. Rio de Janeiro: Elsevier, 2014.
4. D'Angelo JG, Fattini CA. Anatomia humana sistêmica e segmentar: para o estudante de Medicina. 4.ed. São Paulo: Atheneu, 2007.
5. Domenech RJ, Parra VM. Contractilidad ventricular – Fisiología y proyección clínica. Rev Med Chil. 2016;144(6):767-771.
6. Fukuta H, Little WC. The cardiac cycle and the physiologic basis of left ventricular contraction, ejection, relaxation, and filling. Heart Fail Clin. 2008;4(1):1-11.
7. Gray DJ, O'Rahilly R. Anatomia – Estudo regional do corpo humano. 4.ed. Rio de Janeiro: Guanabara Koogan, 1988.
8. Guyton AC, Hall JE. Tratado de fisiologia médica. 11.ed. Rio de Janeiro: Elsevier, 2006.
9. Guyton AC, Hall JE. Tratado de fisiologia médica. 13.ed. Rio de Janeiro: Elsevier, 2017.
10. Junqueira LC, Carneiro J. Histologia básica. 12.ed. Rio de Janeiro: Guanabara Koogan, 2013.
11. Koepen BM, Staton BA. Berne & Levy Fisiologia. 6.ed. Rio de Janeiro: Guanabara Koogan, 2010.
12. Pereira GAMA, Pozzobon A, Oliveira VCBD, Vinagre AS, Marcolan CF. Fisiologia humana – Testes. 1.ed. Lajeado, RS: Univates, 2010.
13. Piccinato CE. Trombose venosa pós-operatória. Medicina (Ribeirão Preto). 2008;41(4):477-486.
14. Pollock JD, Makaryus AN. Physiology, cardiac cycle. StatPearls [Internet]. StatPearls Publishing, 2022.
15. Reis HJL, Guimarães HP, Zazula AD, Vasque RG, Lopes RD. ECG manual prático de eletrocardiograma. 1.ed. São Paulo: Atheneu, 2013.
16. Viviani AG, da Silva MPN, Gomes AO, Molina CA. Aplicabilidade da mobilização precoce na prevenção de trombose venosa profunda em ambiente hospitalar: Uma revisão sistemática. Rev Pesq Fisioter. 2019;9(3):421-428.
17. Wanderley AL. Sobre a dinâmica do sistema cardiovascular. [Dissertação de Mestrado]. Recife: Universidade Federal de Pernambuco, 2005.

CAPÍTULO 3

Fisiologia neurológica aplicada à fisioterapia

DÉBORAH NOVATO
SUYAN DA SILVA MAIA
SAMANTHA SABINO DE OLIVEIRA

INTRODUÇÃO

As patologias neurológicas podem gerar incapacidades graves e, por isso, a abordagem fisioterapêutica deve ser realizada de maneira precoce, ainda na fase aguda. Para que esse tipo de abordagem seja possível, são necessários conhecimento específico, técnicas diagnósticas e intervenções terapêuticas que auxiliem e proporcionem a melhora da capacidade funcional e o aperfeiçoamento das funções do paciente ainda no ambiente hospitalar.

O sistema nervoso é dividido em duas partes: sistema nervoso central (SNC) e sistema nervoso periférico (SNP). É no SNC que se encontra a maior quantidade de células nervosas e a maior complexidade de atividades. Já no SNP, observa-se um número significativo de prolongamentos (fibras nervosas), que, agrupados, são conhecidos como nervos.

Os nervos são prolongamentos de neurônios, sendo fundamental reconhecer sua classificação. São divididos em: espinais, quando conectados ao SNC pela coluna, e cranianos, quando se unem através de orifícios no crânio. Ambas as classes podem apresentar informações sensitivas ou motoras, somáticas ou viscerais, e, muitas vezes, possuem função mista. O SNC engloba todas as estruturas presentes dentro do crânio e da coluna vertebral, e nele se encontra a grande maioria dos neurônios.

O NEURÔNIO

O neurônio, considerado a unidade celular mais importante do sistema nervoso, conta com um sistema de proteção formado por células gliais ou gliócitos, que cumprem as funções de nutrição, sustentação, modulação de atividade elétrica e defesa para o neurônio. Com a capacidade de receber, processar e enviar informações, a fim de gerenciar o organismo e todas as suas funções, os neurônios não conseguem se regenerar, o que significa que as lesões neuronais são irreversíveis (Figura 1).

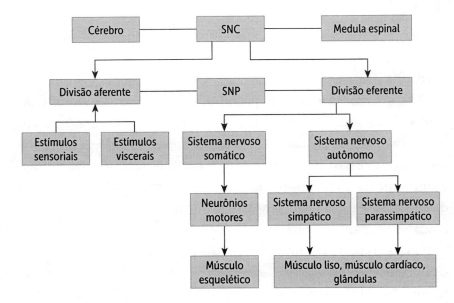

FIGURA 1 Órgãos efetores.
SNC: sistema nervoso central; SNP: sistema nervoso periférico.
Fonte: adaptada de <https://midia.atp.usp.br/>.

Tipos de neurônios

- **Neurônios aferentes (sensitivos):** têm a função de conduzir informações sobre as modificações ocorridas no meio externo ao sistema nervoso central.
- **Neurônios eferentes (motores):** têm a função de conduzir o impulso nervoso ao órgão efetuador, ou seja, um músculo ou uma glândula. Possuem, ainda, uma subclassificação: neurônios pós-ganglionares, responsáveis pelas contrações do sistema nervoso autônomo (músculos lisos, cardíaco ou glândulas), neurônios motores primários e neurônios motores inferiores, responsáveis pela inervação dos músculos estriados esqueléticos.
- **Neurônios de associação:** também conhecidos como interneurônios, são responsáveis por codificar a mensagem de neurônios sensitivos e transmitir a resposta para as células nervosas do circuito.

O SNC envia sinais de saída, via neurônios eferentes, até as células-alvo, que geralmente são músculos e glândulas. Os neurônios eferentes se subdividem em:

- **divisão motora somática:** sistema nervoso somático, voluntário, que controla os músculos esqueléticos;
- **divisão autônoma:** sistema nervoso autônomo, involuntário, que controla os músculos liso e cardíaco, as glândulas exócrinas, algumas glândulas endócrinas e alguns tipos de tecido adiposo.

O sistema nervoso autônomo (SNA) é subdividido em sistema nervoso simpático (SNS) e sistema nervoso parassimpático (SNP). As duas divisões autônomas normalmente atuam de modo antagônico no controle de um determinado tecido-alvo. Entretanto, às vezes, elas atuam de maneira cooperativa em diferentes tecidos para atingir um objetivo. Em repouso, o SNP está no comando, assumindo o controle de atividades rotineiras, como a digestão. Já o SNS tende a assumir o comando em situações estressantes, quando há alguma ameaça em potencial, o que promove uma descarga simpática maciça e simultânea em todo o corpo. Esse processo de ativação simpática é conhecido como uma resposta de "luta ou fuga" (Tabelas 1 e 2).

TABELA 1 Processamento das informações no sistema sensorial.

Estímulos com processamento consciente	
Sentidos especiais	Sentidos somáticos
Visão	Tato
Audição	Temperatura
Gustação	Dor
Olfação	Coceira (prurido)
Equilíbrio	Propriocepção

(continua)

TABELA 1 Processamento das informações no sistema sensorial. *(continuação)*

Estímulos com processamento inconsciente	
Estímulos somáticos	**Estímulos viscerais**
Comprimento e tensão musculares	Pressão sanguínea
Propriocepção	Distensão do trato gastrointestinal
	Concentração de glicose no sangue
	Temperatura corporal interna
	Osmolaridade dos líquidos corporais
	Insuflação do pulmão
	pH do líquido cerebrospinal
	Oxigênio e pH do sangue

Fonte: adaptada de Silverthorn, 2017.

TABELA 2 Respostas simpáticas e parassimpáticas dos órgãos efetores.

Órgão efetor	Resposta simpática	Receptor adrenérgico	Resposta parassimpática**
Pupila	Dilatação	α	Constrição
Glândulas salivares	Muco, enzimas	α e β_2	Secreção aquosa
Coração	Aumenta a frequência e a força de contração	β_1	Redução da frequência
Artéria e veias	Constrição, dilatação	α e β_2	---
Pulmões	Dilatação dos bronquíolos	β_2*	Constrição dos bronquíolos
Trato digestório	Diminui a motilidade e a secreção	α e β_2	Aumenta a motilidade e a secreção
Pâncreas exócrino	Diminui a secreção de enzimas	α	Aumenta a secreção de enzimas
Pâncreas endócrino	Inibe a secreção de insulina	α	Estimula a secreção de insulina
Medula da glândula suprarrenal	Secreta catecolaminas	—	---
Rim	Aumenta a secreção de renina	β_1	---
Bexiga urinária	Retenção da urina	α_1 e β_2	Liberação de urina
Tecido adiposo	Mobilização dos lipídios	β_3	---
Órgãos sexuais masculinos e femininos	Ejaculação (homem)	α	Ereção
Útero	Depende do estágio do ciclo	α_1 e β_2	Depende do estágio do ciclo
Tecido linfoide	Normalmente inibidora	α_1 e β_2	---

*Somente adrenalina hormonal
** Todas as respostas parassimpáticas são mediadas por receptores muscarínicos

Fonte: adaptada de Silverthorn, 2017.

PARES CRANIANOS (FIGURA 2 E TABELA 3)

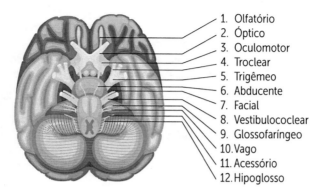

1. Olfatório
2. Óptico
3. Oculomotor
4. Troclear
5. Trigêmeo
6. Abducente
7. Facial
8. Vestibulococlear
9. Glossofaríngeo
10. Vago
11. Acessório
12. Hipoglosso

FIGURA 2 Pares cranianos.
Fonte: adaptada de WikimediaCommons.

TABELA 3 Pares cranianos.

Pares cranianos	Componente	Função
I Olfatório	Sensitivo	Captação de odores
II Óptico	Sensitivo	Condução de impulsos visuais
III Oculomotor	Motor	Coordenação de músculos do globo ocular pelo elevador da pálpebra superior
IV Troclear	Motor	Inervação dos músculos oblíquo superior e extrínseco do globo ocular
V Trigêmeo	Misto	A parte sensitiva é responsável pela face e pela articulação temporomandibular (ATM) A parte motora controla os músculos mastigatórios
VI Abducente	Motor	Controla o movimento lateral dos olhos (desvio temporal)
VII Facial	Misto	A parte sensitiva é responsável pela gustação e sensibilidade dos 2/3 anteriores da língua, além de inervar as glândulas lacrimais, nasais e salivares (exceção da parótida) A parte motora é responsável pelos músculos da mímica facial e pela motricidade do músculo estapédio
VIII Vestibulococlear	Sensitivo (2 ramos)	O vestibular é responsável pela transmissão de informações, como movimento e posição da cabeça no espaço; o coclear, pela função auditiva

(continua)

TABELA 3 Pares cranianos. (*continuação*)

Pares cranianos	Componente	Função
IX Glossofaríngeo	Misto	A parte sensorial é responsável pela função somatossensitiva e gustativa do 1/3 posterior da língua, do palato mole e da faringe e pela inervação da parótida. A parte motora realiza o controle motor do músculo estilofaríngeo
X Vago	Misto	As fibras parassimpáticas vagais realizam a inervação das vísceras, exceto intestino grosso inferior
XI Acessório	Misto	A parte motora inerva os músculos esternocleidomastóideo e trapézio. Em conjunto com o nervo vago, realiza a inervação dos órgãos da cavidade torácica
XII Hipoglosso	Motor	Responsável pela inervação dos músculos da língua, intrínsecos e extrínsecos

NERVOS ESPINAIS

Os nervos espinais são a fusão de duas raízes: uma via aferente (raiz posterior ou sensitiva) e uma eferente (raiz anterior ou motora). Em função dessas duas raízes, os nervos espinais são caracterizados como mistos. A coluna vertebral é dividida em segmentos, e seus nomes acompanham a divisão dos nervos: cervicais, torácicos, lombares, sacrais e coccígeos. Muitos desses nervos se ramificam e formam plexos nervosos, pelo fato de seus inúmeros ramos serem provenientes de uma mesma raiz. São os plexos que estimulam os músculos, pois os nervos, com exceção dos torácicos T2 e T12, não inervam diretamente as suas estruturas.

O controle e a coordenação dos músculos são realizados pela medula espinal (Figura 3), por meio de neurônios motores somáticos do SNP (Figura 4). Atualmente, acredita-se que a medula espinal possui programas motores estereotipados, que controlam os movimentos coordenados, e que esses sistemas são percebidos, executados e modificados pelo encéfalo.

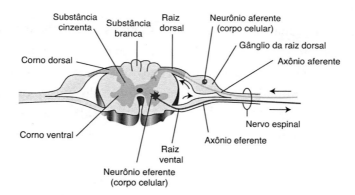

FIGURA 3 Medula espinal.
Fonte: ilustração de Paula Cortinovis, adaptada de Centro de Ensino e Pesquisa Aplicada da USP (CEPA).

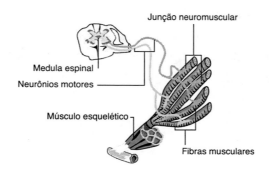

FIGURA 4 Inervação do músculo esquelético.
Fonte: ilustração de Paula Cortinovis, adaptada de Centro de Ensino e Pesquisa Aplicada da USP (CEPA).

SÍNDROMES NEUROLÓGICAS
Síndrome do neurônio motor (SNM)

A realização do movimento voluntário ocorre pela existência do sistema piramidal, que consiste em fibras do neurônio motor superior (1º neurônio), que descendem do córtex cerebral pela cápsula interna, atravessam a pirâmide medular e, em seguida, decussam em sua maioria, para descer ao trato corticospinal lateral, do lado oposto de sua origem, onde fazem sinapse com interneurônios e neurônios motores inferiores (2º neurônio) na medula espinal. Os nervos periféricos (cranianos e espinhais), originários dos neurônios motores inferiores, inervam os músculos estriados, que contraem e provocam os movimentos.

Dessa maneira, a lesão que ocorre no córtex cerebral ou nas vias motoras é denominada **SNM superior**. Acima do bulbo, os sinais e sintomas se apresentam contralaterais ao local da lesão. Etiologias comuns: traumatismo cranioencefálico (TCE), acidente vascular cerebral (AVC), traumatismo raquimedular (TRM), esclerose lateral amiotrófica (ELA).

A lesão que afeta neurônios motores da coluna anterior da medula ou dos núcleos motores dos nervos cranianos é denominada **SNM inferior**. Etiologias comuns: poliomielite, ELA, amiotrofia espinal progressiva.

A Figura 5 apresenta a base anatômica dos conceitos de neurônio motor superior e neurônio motor inferior. As manifestações clínicas apresentam correlação com tipo de lesão e localização estrutural, como representado na Tabela 4.

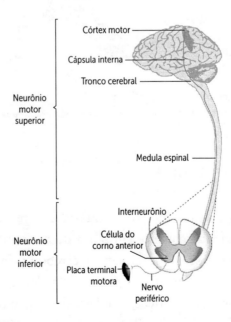

FIGURA 5 Base anatômica dos conceitos de neurônio motor superior e neurônio motor inferior.
Fonte: adaptada de WikimediaCommons.

TABELA 4 Manifestações clínicas da síndrome do neurônio motor (SNM) superior e inferior.

Manifestações clínicas	SNM superior	SNM inferior
Força	Paresia	Paresia/plegia
Tônus	Hipertonia elástica/espasticidade Presença de clônus	Hipotonia Presença de miofasciculações e cãibras
Reflexos superficiais	Hiporreflexia	Ausentes
Reflexos profundos	Hiper-reflexia	Hiporreflexia
Atrofia	Tardia e por desuso	Proeminente e precoce
Sinal de Babinski	Presente	Ausente

SNM: síndrome do neurônio motor.

Síndrome extrapiramidal

É aquela cuja lesão pode estar localizada no tálamo, no cerebelo ou nos núcleos da base. As etiologias mais comuns e suas respectivas manifestações clínicas são:
- doença de Parkinson: hipertonia plástica;
- doença de Alzheimer: hipertonia plástica;
- coreia de Sydenham: movimentos involuntários, perda do controle dos movimentos e hipotonia;
- doença de Huntington: movimentos involuntários, perda do controle dos movimentos e hipotonia.

Manifestações extras incluem tremor de repouso, bradicinesia, hipocinesia, perda de reflexos posturais e *freezing*.

Síndrome cortical

É aquela cuja lesão atinge as partes posteriores do cérebro. Etiologias comuns: doença de Alzheimer, TCE e AVC. Manifestações clínicas:
- afasia de broca ou de expressão (quando existe a compreensão, porém a expressão está comprometida) ou afasia de Wernicke ou

motora (quando há perda da compreensão e, por consequência, da capacidade de coesão na fala);
- apraxia;
- agnosia;
- perda de memória;
- alteração de comportamento.

Síndrome periférica

São todas aquelas lesões que afetam os nervos periféricos. Etiologias comuns: neuropatia, miastenia grave, miopatia. Manifestações clínicas:
- paresia;
- hiporreflexia;
- hipotonia;
- miofasciculação;
- cãibra;
- hipoestesia superficial e profunda;
- sinais autonômicos.

Síndrome sensitiva

É aquela que afeta os nervos sensitivos. Etiologias comuns: lesão talâmica e TRM. Manifestações clínicas:
- hipoestesia ou anestesia superficial e profunda;
- sensibilidade subjetiva presente.

Síndrome cerebelar

É aquela cuja lesão afeta o cerebelo, e sua principal manifestação está diretamente relacionada com o local da lesão. Etiologias comuns: AVC, TCE, esclerose múltipla, doença genética (como malformação de Chiari). Pode atingir:
- arquicerebelo (flóculo nodular → equilíbrio);
- paleocerebelo (verme/*vermis* → tônus muscular);
- neocerebelo (hemisférios cerebelares → coordenação).

Manifestações clínicas:
- hipotonia;
- ataxia cerebelar;
- assinergismo;
- incoordenação motora.

FISIOTERAPIA NEUROLÓGICA NO AMBIENTE HOSPITALAR

A Organização Mundial de Saúde (OMS) define reabilitação como um conjunto de medidas que ajudam pessoas com deficiências ou prestes a adquirir deficiências a terem e manterem uma funcionalidade ideal na interação com seu ambiente. No âmbito hospitalar, os acometimentos neurológicos normalmente necessitam de reabilitação motora e respiratória, a fim de tratar e prevenir futuros danos à independência e à funcionalidade do paciente.

Uma boa avaliação neurológica facilita o atendimento, pois direciona o tratamento adequado para a reabilitação do indivíduo. A mobilização precoce é um fator primordial para a alta precoce da UTI e para a redução das possíveis sequelas de uma internação prolongada. Muitas vezes, alterações neurológicas graves cursam com rebaixamento do nível de consciência e/ou insuficiência respiratória, evoluindo para suporte ventilatório artificial.

O manejo da ventilação varia de acordo com a especificidade da doença envolvida e com a avaliação clínica do paciente. Um recurso importante são as manobras realizadas na fisioterapia respiratória, incluindo: treinamento dos músculos respiratórios, gerenciamento da ventilação mecânica, higiene brônquica, tosse assistida (*cough-assist*), oxigenoterapia, ventilação mecânica não invasiva e outros recursos para a prevenção de complicações respiratórias.

Segundo as diretrizes de mobilização precoce em UTI, a mobilização precoce é segura, podendo existir eventos adversos relacionados principalmente a alterações hemodinâmicas e/ou respiratórias, de baixa frequência e reversíveis com a interrupção da intervenção.

As mobilizações no leito e fora dele são pilares na intervenção fisioterapêutica e potencializam os ganhos motores do paciente neurológico, em especial daqueles com respiração espontânea, cooperativos e sem hipertensão intracraniana. Os benefícios da mobilização precoce estão descritos no Capítulo 13.

> NOTA: as condutas fisioterapêuticas na UTI devem ser iniciadas com a estabilização respiratória e hemodinâmica. Os focos iniciais são: o treino do rolar no leito, o trabalho de controle de tronco sentado à beira do leito, a verticalização assistida com prancha ortostática (até 1 hora por dia, máximo de duas vezes por dia); sedestação em poltrona (até 90 minutos, máximo de duas vezes por dia). E, assim que possível, deve-se adotar a postura ortostática com assistência do terapeuta. Nessa posição, deve-se trabalhar o equilíbrio, com transferência de peso para ambos os lados, para a frente e para trás, além do ensaio dos primeiros passos. Pacientes que conseguirem permanecer na postura ortostática de forma estável devem ser encorajados a iniciar a deambulação (Figura 6).

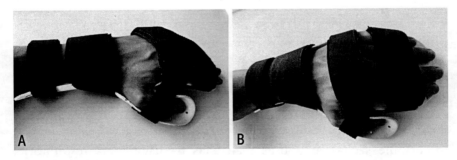

FIGURA 6 Órtese de membro superior para pacientes hemiplégicos.
Fonte: acervo do autor.

A prescrição de dispositivos, como órteses e próteses na neurorreabilitação, deve considerar os objetivos definidos após avaliação minuciosa, incluindo o tipo de patologia, a finalidade de uso da órtese, o tempo previsto e as condições de utilização, o estado cognitivo e a motivação do paciente, além da probabilidade de o paciente e seus familiares aderirem ao tratamento e seguirem as recomendações de uso, higiene e segurança. Essas recomendações podem ser iniciadas na UTI.

> NOTA: no AVC, os déficits motores são caracterizados por hemiplegia ou fraqueza (hemiparesia), normalmente do lado do corpo oposto ao da lesão. O ombro dolorido é muito comum na fase inicial e é decorrente da musculatura flácida da região, consequência da ausência de controle motor e da inatividade do membro, podendo provocar vários graus de lesões, como estiramento de suas estruturas e subluxação do ombro. A fisioterapia precisa intervir a fim de prevenir os danos previsíveis em função da instabilidade da articulação, orientando o posicionamento de travesseiros durante a estadia na UTI, a fim de evitar a tração do membro afetado, e prescrevendo a órtese adequada e o seu tempo de uso (Figura 7).

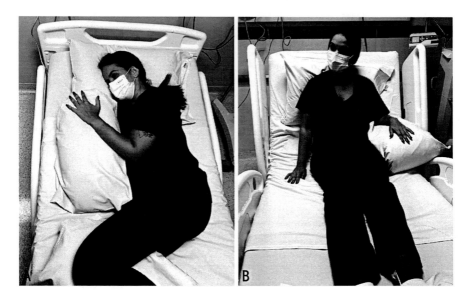

FIGURA 7 (A) Posicionamento em decúbito lateral contralateral à lesão, com membro apoiado, e (B) sedestação no leito com o membro plégico apoiado.
Fonte: acervo do autor.

Tendo em vista as especificidades da doença neurológica, a fisioterapia visa à manutenção da atividade física do paciente, de maneira que evite a atrofia por desuso, bem como o dano à fibra muscular por excesso de exercício. A melhora da capacidade funcional do paciente neurológico também reduz a taxa de mortalidade, minimiza o tempo de internação hospitalar (com consequente redução de custos e aumento da rotatividade de pacientes) e possui grande papel na reintegração do paciente à sociedade.

Referências

1. Aquim EE, Bernardo WM, Buzzini RF, Azeredo NS, Cunha LS, Damasceno MC et al. Diretrizes brasileiras de mobilização precoce em unidade de terapia intensiva. Rev Bras Ter Intensiva. 2020;31(4):434-443.
2. Cavenaghi S, Gama D, Valério NI, Marino LH, Ramirez C. Aplicabilidade intra-hospitalar da cinesioterapia no trauma raquimedular. Arq Ciênc Saúde. 2005;12(4):213-215.
3. Dangelo JG, Fattini CA. Anatomia humana sistêmica e segmentar: para o estudante de Medicina. 4.ed. São Paulo: Atheneu, 2007.
4. De Souza Matos LR, Martins ÍLS, Candeias DKL, Petzinger KNB, Lessa EA, Moreira MB. Perfil epidemiológico e clínico de pacientes neurológicos em um hospital universitário. Rev Neurociências. 2019;27:1-17.
5. Donohoe DJ, Brady B. Motor neuron disease: etiology, pathogenesis and treatment – A review. Ir J Med Sci. 1996;165(3):200-209.
6. Ferreira LL, Marino LHC. Atuação fisioterapêutica na lesão medular em unidade de terapia intensiva: atualização de literatura. Rev Neurociências. 2012;20(4):612-617.
7. Fisiologia – Sistema nervoso. Disponível em: <https://midia.atp.usp.br/impressos/redefor/EnsinoBiologia/Fisio_2011_2012/Fisiologia_v2_semana02.pdf>. Acesso em: 11 nov. de 2022.
8. França EÉTD, Ferrari F, Fernandes P, Cavalcanti R, Duarte A, Martinez BP et al. Fisioterapia em pacientes críticos adultos: recomendações do Departamento de Fisioterapia da Associação de Medicina Intensiva Brasileira. Rev Bras Ter Intensiva. 2012;24(1):6-22.
9. Gavim AEO, Oliveira IPL, Costa TV, Oliveira VR, Martins AL, Silva AM. A influência da avaliação fisioterapêutica na reabilitação neurológica. Saúde em Foco. 2013;(6):71-77.
10. Greenberg DA, Aminoff MJ, Simon RP. Neurologia clínica. 8.ed. Porto Alegre: AMGH, 2014.
11. Jantzen JP. Prevention and treatment of intracranial hypertension. Best Pract Res Clin Anaesthesiol. 2007;21(4):517-538.

12. Kopczynski MC (org.), Waksman RD, Farah OG (ed.). Fisioterapia em neurologia. (Coleção Manuais De Especialização Albert Einstein). 1.ed. Barueri: Manole, 2012.
13. Lent R. Cem bilhões de neurônios. Conceitos fundamentais de neurociência. 2.ed. São Paulo: Atheneu, 2010.
14. Louis DN, Perry A, Reifenberger G, Von Deimling A, Figarella-Branger D, Cavenee WK et al. The 2016 World Health Organization classification of tumors of the central nervous system: a summary. Acta Neuropathol. 2016;131(6):803-820.
15. Machado ABM, Haertel LM. Neuroanatomia funcional. 2.ed. São Paulo: Atheneu, 2006.
16. Maturana MJ. Fisioterapia neurofuncional em ambiente hospitalar. In: Associação Brasileira de Fisioterapia Neurofuncional; Faria CDCM, Leite HR (orgs.). Profisio-NEF Programa De Atualização em Fisioterapia Neurofuncional – Ciclo 7. Porto Alegre: Artmed Panamericana, 2020. p. 9-54.
17. Partridge C. Fisioterapia neurológica. 1.ed. São Paulo: Santos, 2006.
18. Pillai S, Prahraj SS, Rao GS, Kolluri VRC. Cerebral perfusion pressure management of severe diffuse head injury: effect on brain compliance and intracranial pressure. Neurol India. 2004;52(1):67.
19. Radanovic M. Neurologia básica para profissionais de saúde. 1.ed. Atheneu: São Paulo, 2015.
20. Sauron FN. Órteses para membros superiores. In: Teixeira E, Sauron FN, Santos LSB, Oliveira MC. Terapia ocupacional na reabilitação física. São Paulo: Roca, 2003. p. 265-296.
21. Silverthorn DU. Fisiologia humana: uma abordagem integrada. 7.ed. São Paulo: Artmed, 2017.
22. Stokes M. Neurologia para fisioterapeutas. 1.ed. São Paulo: Premier, 2000.
23. Umphred DA. Reabilitação neurológica. 4.ed. Barueri: Manole, 2004.
24. Winstein CJ, Stein J, Arena R, Bates B, Cherney LR, Cramer SC et al. Guidelines for adult stroke rehabilitation and recovery: a guideline for healthcare professionals from the American Heart Association/American Stroke Association. Stroke. 2016;47(6):e98-e169.
25. World Health Organization. World report on disability. 2011. Disponível em: <https://apps.who.int/iris/handle/10665/44575>. Acesso em: 19 jun. 2023.

CAPÍTULO 4

Terapia de expansão pulmonar

NATHÁLIA ALVES DE OLIVEIRA SARAIVA

INTRODUÇÃO

A terapia de expansão pulmonar é utilizada no tratamento de pacientes com redução da complacência pulmonar causada por condições reversíveis, como redução do volume pulmonar e retenção de secreção das vias aéreas ou atelectasias. O aumento da reexpansão pulmonar está fisiologicamente relacionado ao aumento do volume inspiratório e/ou da capacidade residual funcional (CRF).

TÉCNICAS REEXPANSIVAS PULMONARES

A terapia de expansão pulmonar tem como objetivo principal aumentar o volume pulmonar pelo aumento do gradiente de pressão transpulmonar, mais especificamente pela redução da pressão pleural ou por aumento da pressão intra-alveolar.

A partir disso, pacientes em ventilação espontânea (VE), por ação dos músculos respiratórios, ou sob ventilação mecânica (VM), utilizando dispositivos ou instrumentos que utilizam pressões positivas intra-alveolares, podem se beneficiar dos efeitos positivos da expansão pulmonar (Figura 1).

A seguir, serão abordadas as técnicas de expansão pulmonar que promovem aumento do gradiente de pressão transpulmonar a partir da negativação da pressão intrapleural.

Exercícios diafragmáticos

Essa técnica é realizada por meio do movimento da parede abdominal durante a inspiração e a expiração, tendo como objetivos otimizar a ventilação nas bases pulmonares e aumentar a capacidade residual funcional e o volume de reserva inspiratório. Após orientar o paciente a permanecer na posição sentada, o fisioterapeuta apoia uma de suas mãos na região abdominal do indivíduo e explica que, ao inspirar e expirar, o abdômen se movimenta para fora e se desloca para dentro,

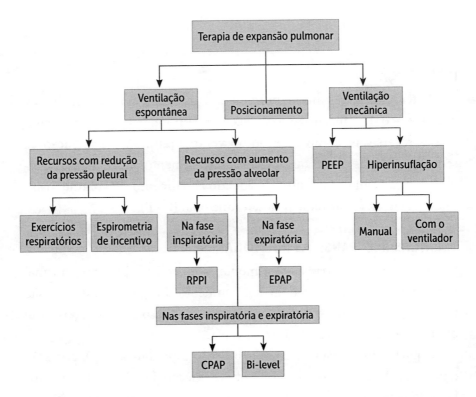

FIGURA 1 Algoritmo para terapia de expansão pulmonar no paciente na unidade de terapia intensiva em ventilação espontânea e em ventilação mecânica.
CPAP: pressão positiva contínua nas vias aéreas; EPAP: pressão positiva expiratória nas vias aéreas; PEEP: pressão positiva expiratória final; RPPI: respiração por pressão positiva intermitente.
Fonte: adaptada de França et al., 2012.

respectivamente. A expiração oral pode ser associada pela técnica de freno labial, que consiste em lábios franzidos ou dentes semifechados.

Inspiração profunda

É uma técnica que se realiza durante a inspiração; inicia-se com a capacidade residual funcional, englobando a inspiração máxima e chegando até a capacidade pulmonar total. Também se pode associar a sustentação da inspiração por no mínimo 3 segundos, seguida da expiração.

Inspiração em tempos, com ou sem pausa inspiratória

Nessa técnica, são realizadas inspirações nasais curtas e sucessivas. Essas inspirações podem ser em dois, três, quatro ou até seis tempos repetitivos, os quais podem ser ou não intercalados por períodos de pausa inspiratória. Com a pausa inspiratória, a técnica pode alcançar a capacidade inspiratória, podendo ser associada a movimentos dos membros superiores.

Espirometria de incentivo

Amplamente utilizada e recomendada no ambiente hospitalar, principalmente em pacientes submetidos a cirurgias toracoabdominais altas, é realizada por meio de aparelhos com *feedback* visual para o paciente, tanto de fluxo quanto de volume. Ao realizar essa técnica respiratória, o paciente precisa estar acordado, lúcido e orientado, a fim de compreender o tratamento proposto. A conduta tem apresentado resultados significativos na profilaxia eficiente e eficaz contra atelectasia pós-operatória em pacientes de alto risco.

Os dispositivos de espirometria de incentivo podem fornecer *feedback* visual em termos de fluxo ou volume. Os dispositivos orientados por volume parecem viabilizar uma melhor atividade diafragmática e uma diminuição do trabalho respiratório em comparação aos dispositivos orientados por fluxo. Já os dispositivos orientados a fluxo exigem que o paciente alcance o marcador até um determinado ponto por um período máximo de tempo. A prescrição sobre a quantidade de séries e de repetições do aparelho deve ser avaliada e orientada pelo fisioterapeuta (Figura 2).

Indicações para a terapia de expansão pulmonar

As indicações e contraindicações para a terapia de expansão pulmonar estão listadas na Tabela 1.

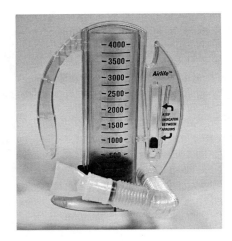

FIGURA 2 Incentivador respiratório (marca: Air Life®).

TABELA 1 Indicações e contraindicações da terapia de expansão pulmonar.

Indicações	Contraindicações	Riscos e complicações
Presença de atelectasia	Pneumotórax não drenado	Hiperventilação e alcalose respiratória
Presença de condições predispondo à atelectasia (cirurgia abdominal superior, cirurgia torácica, cirurgia em pacientes com doença pulmonar obstrutiva crônica [DPOC])	Pacientes inconscientes ou incapazes de cooperar	Desconforto secundário a inadequado controle da dor
	Pacientes que não conseguem usar o aparelho	
	Pacientes incapazes de realizar adequada inspiração (volume corrente [VC] < 10 mL/kg ou capacidade inspiratória [CI] < 33% do valor predito normal)	Barotrauma pulmonar Exacerbação do broncoespasmo Fadiga
Presença de distúrbio pulmonar restritivo associado à quadriplegia e/ou à disfunção diafragmática		

Efeitos terapêuticos da terapia de expansão pulmonar

- Ausência ou melhora dos sinais de atelectasia;
- diminuição da frequência respiratória;
- frequência de pulso normal;
- radiografia do tórax normal ou com melhora;
- melhoria da PaO_2 e diminuição da $PaCO_2$;

- aumento de SpO_2;
- aumento da capacidade vital (CV) e do pico de fluxo expiratório;
- restauração da capacidade residual funcional (CRF) ou CV pré-operatórias;
- melhora do desempenho da musculatura inspiratória e da tosse;
- obtenção dos níveis de fluxo e volume pré-operatórios;
- aumento da capacidade vital forçada (CVF).

RESPIRAÇÃO COM PRESSÃO POSITIVA INTERMITENTE (RPPI)

Essa técnica consiste na aplicação de pressão positiva nas vias aéreas durante a fase inspiratória, podendo ser utilizada tanto em pacientes em ventilação espontânea quanto em intubados. Pode ser realizada com ventiladores ciclados a volume, pressão, tempo e fluxo ou, então, com hiperinsuflador manual (ambu). O fisioterapeuta deve posicionar o paciente confortavelmente, e o dispositivo do bocal precisa estar inserido corretamente. Em seguida, o paciente deve ser instruído a selar os lábios de forma compressiva, a fim de prevenir vazamentos.

A Tabela 2 lista as contraindicações e os riscos da terapia com RPPI.

TABELA 2 Contraindicações, riscos e complicações da terapia com RPPI.

Contraindicações	Riscos e complicações
Pneumotórax hipertensivo	Resistência maior da via aérea
PIC > 15 mmHg	Barotrauma pulmonar
Instabilidade hemodinâmica	Infecção nosocomial
Hemoptise ativa	Alcalose respiratória
Fístula traqueoesofágica	Hiperóxia (com O_2 como fonte de gás)
Cirurgia esofágica recente	Distensão gástrica
Tuberculose ativa, não tratada	Aprisionamento de ar, auto-PEEP, hiperinsuflação
Evidência radiográfica de bolhas	Dependência psicológica
Cirurgia facial, oral ou cranial recente	
Soluços	
Aerofagia	
Náuseas	

PIC: pressão intracraniana; PEEP: pressão posotiva expiratória final.

PRESSÃO POSITIVA NA VIA AÉREA

Pressão positiva expiratória nas vias aéreas (EPAP, do inglês *expiratory positive airway pressure*)

Consiste na aplicação de pressão positiva somente durante a fase expiratória do ciclo respiratório. Essa pressão positiva é produzida por dispositivos que geram resistência ao fluxo expiratório, como válvulas *spring-loaded*, que podem estar conectadas a máscaras, bocais ou diretamente à via aérea artificial (VAA) dos pacientes. A técnica de EPAP promove aumento dos volumes pulmonares e recrutamento alveolar.

Pressão positiva contínua nas vias aéreas (CPAP, do inglês *continuous positive airway pressure*)

Essa técnica utiliza um sistema de fluxo contínuo conectado a uma interface, havendo pressurização das vias aéreas. Pode ser realizada por meio de um gerador de fluxo conectado a uma rede de gás e com uma interface conectada ao paciente ou, então, por aparelhos portáteis e ventiladores mecânicos no modo ventilatório CPAP ou no modo PSV, em que a pressão de suporte é ajustada em zero e apenas o parâmetro ventilatório PEEP é aplicado.

Pressão positiva nas vias aéreas com dois níveis (BIPAP, do inglês *bilevel positive airway pressure*)

É um modo ventilatório limitado à pressão com fluxo livre. Nessa técnica, são aplicadas duas pressões nas vias aéreas: uma pressão inspiratória, denominada *inspiratory positive airway pressure* (IPAP), e uma pressão expiratória, denominada *expiratory positive airway pressure* (EPAP).

HIPERINSUFLAÇÃO PULMONAR

A terapia de hiperinsuflação pulmonar pode ser aplicada de maneira manual ou mecânica, podendo ser utilizada profilaticamente ou como tratamento para atelectasias, em ambos os casos com o objetivo de promover aumento do volume corrente e melhora da oxigenação.

Hiperinsuflação pulmonar manual

Essa manobra, também conhecida como *bagging* ou *bag squeezing*, foi descrita pela primeira vez por Clement e Hubsch, em 1968. É utilizada em pacientes em via aérea artificial mediante insuflação manual com reanimador. Durante a manobra, realizam-se inspirações lentas e profundas consecutivas, seguidas de pausa inspiratória e rápida liberação da pressão.

A técnica consiste na utilização de um aparelho de ressuscitação manual (ambu) de diferentes modelos e fluxo de 15 L/min de oxigênio, com FR = 8 irpm, 2 segundos de pausa inspiratória, seguida de 1 segundo de expiração, com duração total de 3 minutos. De acordo com o III Consenso Brasileiro de Ventilação Mecânica, a hiperinsuflação pulmonar manual está indicada para pacientes que apresentam acúmulo de secreção traqueobrônquica, com grau de recomendação B.

Hiperinsuflação pulmonar mecânica

A hiperinsuflação mecânica, descrita por Berney e Denehy, consiste em aumentar o volume corrente inspirado por meio dos ajustes ventilatórios. Inicialmente, foi descrita utilizando-se o modo ventilação com volume controlado (VCV), mas recentemente já existe descrição da técnica no modo ventilação com pressão controlada (PCV).

Manobra em modo VCV

A hiperinsuflação mecânica no modo VCV consiste em aumentar progressivamente o volume corrente até que a pressão de pico atinja 40 cmH$_2$O, realizando incrementos de 200 mL de forma progressiva, observando-se o efeito sobre a pressão de pico, ou aumentando o volume corrente em 50% do volume corrente basal fornecido pelo ventilador. A aplicação da manobra pode ter duração de até 20 minutos.

Manobra em modo PCV com ajuste do tempo inspiratório

A manobra de hiperinsuflação mecânica com ajuste de tempo realizada no modo PCV foi descrita inicialmente pelo fisioterapeuta brasileiro Luciano Chicayban, em 2018. Essa técnica consiste em realizar o aumento da pressão inspiratória em 5 cmH$_2$O até que seja atingida uma pressão máxima nas vias aéreas (pressão de pico) de 35 cmH$_2$O. Após a pressão de pico estabelecida ser atingida, o fisioterapeuta realiza o ajuste do tempo inspiratório (aumentando, se necessário) até que o ponto correspondente à ciclagem por tempo na curva de fluxo inspiratório atinja a linha de base. Em seguida, ajusta-se a frequência respiratória (reduzindo, se necessário) até que o fluxo expiratório também atinja a linha de base. O ajuste da frequência respiratória (FR) tem por objetivo evitar ou eliminar a presença de auto-PEEP.

TÉCNICAS REEXPANSIVAS NA UNIDADE DE INTERNAÇÃO

As manobras expansivas têm como objetivos aumentar a ventilação alveolar, reduzir o trabalho ventilatório e evitar a hipoventilação. Por meio de manobras manuais ou equipamentos, o fisioterapeuta orienta e realiza as técnicas. As manobras podem ser utilizadas na unidade de internação.

Nesse cenário, é importante realizar exame físico adequado, tanto para a identificação de quadro de hipoventilação pulmonar e atelectasia quanto para a avaliação de sua reversão após a utilização das terapias de expansão pulmonar.

Referências
1. Agostini P, Singh S. Incentive spirometry following thoracic surgery: what should we be doing? Physiotherapy. 2009;95(2):76-82.
2. Ahmed F, Shafeeq AM, Moiz JA, Geelani MA. Comparison of effects of manual versus ventilator hyperinflation on respiratory compliance and arterial blood gases in patients undergoing mitral valve replacement. Heart Lung. 2010;39(5):437-443.
3. Aires MM. Fisiologia. 4.ed. Rio de Janeiro: Guanabara Koogan, 2012.
4. Barbas CSV, Ísola AM, Farias AMC, Cavalcanti AB, Gama AMC, Duarte ACM et al. Recomendações brasileiras de ventilação mecânica 2013. Rev Bras Ter Intensiva. 2014;26(2).

5. Bartlett RH, Gazzaniga AB, Geraghty TR. Respiratory maneuvers to prevent postoperative pulmonary complications: a critical review. JAMA. 1973;224(7):1017-1021.
6. Berney S, Denehy L. A comparison of the effects of manual and ventilator hyperinflation on static lung compliance and sputum production in intubated and ventilated intensive care patients. Physiother Res Int. 2002;7(2):100-108.
7. Brinkman JE, Sharma S. Physiology, pulmonary. StatPearls Publishing, 2020. Disponível em: <https://www.ncbi.nlm.nih.gov/books/NBK482426/>. Acesso em: 19 jun. 2023.
8. Chicayban LM. Efeitos agudos da hiperinsuflação com o ventilador com aumento do tempo inspiratório sobre a mecânica respiratória: ensaio clínico cruzado randomizado. Rev Bras Ter Intensiva. 2019;31(3):289-295.
9. Dennis D, Jacob W, Budgeon C. Ventilator versus manual hyperinflation in clearing sputum in ventilated intensive care unit patients. Anaesth Intensive Care. 2012;40(1):142-149.
10. Diniz GDCLM. Efeitos da utilização do espirômetro de incentivo com três diferentes interfaces em pacientes submetidos a cirurgias torácicas e abdominais altas. ASSOBRAFIR Ciência. 2011;2(1):39-48.
11. França EÉT, Ferrari F, Fernandes P, Cavalcanti R, Duarte A, Martinez BP et al. Fisioterapia em pacientes críticos adultos: recomendações do Departamento de Fisioterapia da Associação de Medicina Intensiva Brasileira. Rev Bras Ter Intensiva. 2012;24(1):6-22.
12. Gonçalves CTR, Silva SB, Ribeiro W, Cogo JC, Martins RABL. Análise da capacidade vital lenta após as manobras de inspirações fracionadas realizadas pela boca e nariz. Fisioterapia Brasil. 2003;4(6):409-416.
13. Gosselink R, Bott J, Johnson M, Dean E, Nava S, Norrenberg M et al. Physiotherapy for adult patients with critical illness: recommendations of the European Respiratory Society and European Society of Intensive Care Medicine task force on physiotherapy for critically ill patients. Intensive Care Med. 2008;34(7):1188-1199.
14. Guyton AC, Hall JE. Tratado de fisiologia médica. 13.ed. Rio de Janeiro: Elsevier, 2017.
15. Lemes DA, Zin WA, Guimarães FS. Hyperinflation using pressure support ventilation improves secretion clearance and respiratory mechanics in ventilated patients with pulmonary infection: a randomised crossover trial. Aust J Physiother. 2009;55(4):249-254.
16. Machado MGR. Bases da fisioterapia respiratória – Terapia intensiva e reabilitação. 1.ed. Rio de Janeiro: Guanabara Koogan, 2012.
17. Mantovani NDC, Zuliani LMM, Sano DT, Waisberg DR, Silva IFD, Waisberg J. Avaliação da aplicação do índice de Tobin no desmame da ventilação mecânica após anestesia geral. Rev Bras Anestesiol. 2007;57(6):592-605.
18. Motley HL, Werko L. Observations on the clinical use of intermittent positive pressure. J Aviat Med. 1947;18(5):417-435.
19. Pereira CADC. Espirometria. J Bras Pneumol. 2002;28(Suppl 3):45-51.

20. Pereira CADC, Moreira MÂF. Pletismografia – Resistência das vias aéreas. J Bras Pneumol. 2002;28(Suppl 3):139-150.
21. Presto B, Presto LDN. Fisioterapia respiratória – Uma nova visão. 3.ed. Rio de Janeiro: BP, 2007.
22. Regenga MM. Fisioterapia em cardiologia – Da unidade de terapia intensiva à reabilitação. 2.ed. São Paulo: Roca, 2017.
23. Ribeiro DC, Shiguemoto TS (eds.). O ABC da fisioterapia respiratória. 2.ed. Barueri: Manole, 2015.
24. Santos TV, Ruas G, Sande LAPDS, Volpe MS. Influence of forward leaning and incentive spirometry on inspired volumes and inspiratory electromyographic activity during breathing exercises in healthy subjects. J Electromyogr Kinesiol. 2012;22(6):961-967.
25. Sarmento GJV. Fisioterapia respiratória no paciente crítico: rotinas clínicas. 3.ed. Barueri: Manole, 2010.
26. Savian C, Paratz J, Davies A. Comparison of the effectiveness of manual and ventilator hyperinflation at different levels of positive end-expiratory pressure in artificially ventilated and intubated intensive care patients. Heart Lung. 2006;35(5):334-341.
27. Tobin MJ, Jenouri G, Birch S, Lind B, Gonzalez H, Ahmed T et al. Effect of positive end-expiratory pressure on breathing patterns of normal subjects and intubated patients with respiratory failure. Crit Care Med. 1983;11(11):859-867.
28. West JB. Fisiologia respiratória – Princípios básicos. 9.ed. Porto Alegre: Artmed, 2013.
29. West JB. Fisiopatologia pulmonar – Princípios básicos. 8.ed. Porto Alegre: Artmed, 2014.
30. Wilkins RL, Stoller JK, Kacmarek RM. Fundamentos da terapia respiratória. 9.ed. Rio de Janeiro: Elsevier, 2009.

CAPÍTULO 5

Terapia da desobstrução brônquica

MERIELLEN DE CAMPOS

INTRODUÇÃO

As técnicas da terapia de remoção de secreção brônquica previnem complicações em pacientes clínicos e cirúrgicos que apresentam algum grau de obstrução de vias aéreas, interrupção do sistema mucociliar, fraqueza muscular ou tosse ineficaz e atelectasia. O acúmulo de secreções nas vias aéreas pode resultar no aumento do trabalho respiratório e, se extenso, causar um quadro de hipoxemia e pneumonia.

A fim de estabelecer e indicar qualquer técnica de remoção de secreção brônquica, é necessário realizar avaliação e diagnóstico fisioterapêuticos, verificando o nível de cooperação e compreensão dos pacientes.

Os objetivos da terapia de remoção de secreção brônquica consistem em melhorar a oxigenação e a mobilização de secreções do trato respiratório, principalmente em pacientes em ventilação mecânica, pois, por meio do aumento do volume pulmonar, é possível potencializar as forças de recolhimento elástico do pulmão e, assim, promover aumento do fluxo expiratório e desobstrução (Figura 1).

A terapia de remoção de secreção brônquica pode ser classificada em relação a:
- aumento do volume inspiratório;
- aumento do fluxo expiratório;
- oscilação;
- aumento da capacidade residual funcional.

TÉCNICAS QUE PROMOVEM AUMENTO DO VOLUME INSPIRATÓRIO

As intervenções para aumentar o volume inspiratório em pacientes em ventilação espontânea devem ser postas em prática se o volume inspiratório estiver contribuindo para uma expiração forçada ineficaz.

A hiperinsuflação pulmonar, já descrita no Capítulo 4, sugere a promoção da expansão das unidades alveolares colapsadas pelo aumento do fluxo aéreo para as regiões atelectasiadas, seja por meio dos canais

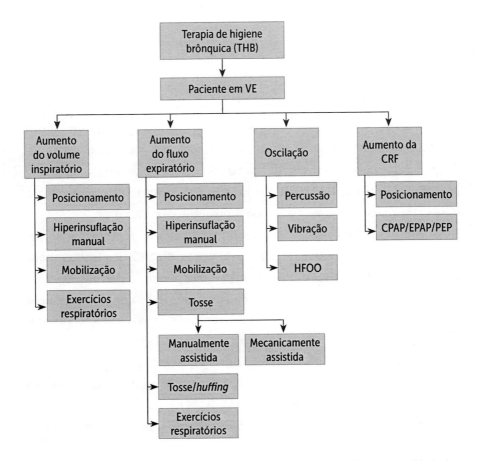

FIGURA 1 Algoritmo para terapia de desobstrução brônquica de pacientes em unidade de terapia intensiva em ventilação espontânea.

CPAP: *continuous positive airway pressure*; CRF: capacidade residual funcional; EPAP: *expiratory positive airway pressure*; HFOO: *high frequency oral oscillation*; PEP: *positive expiratory pressure*; VE: ventilação espontânea.

Fonte: adaptada de França et al., 2012.

colaterais, do mecanismo de interdependência alveolar ou da renovação de surfactante nos alvéolos. A ventilação colateral favorece o deslocamento das secreções pulmonares das vias aéreas periféricas para regiões mais centrais, promovendo a expansão das unidades alveolares atelectasiadas.

Hiperinsuflação pulmonar manual (HM)

Consiste em utilizar um ressuscitador manual simulando uma série de inspirações profundas, com uma pausa inspiratória de 1 a 2 segundos, seguida de uma fase expulsiva, resultando no deslocamento de secreções da periferia para as vias aéreas superiores. Embora os efeitos da HM sejam a desobstrução das secreções e a reexpansão das áreas colapsadas, com melhora do volume pulmonar, algumas complicações podem ocorrer, como barotrauma, volutrauma e instabilidade hemodinâmica.

Hiperinsuflação pulmonar mecânica (HVM)

Consiste em utilizar o ventilador mecânico como recurso para promover o aumento do volume pulmonar. Podem ser utilizados tanto os modos volumétricos como os pressóricos. Nos modos volumétricos, o fisioterapeuta aumenta o volume corrente até que a pressão de pico atinja valores entre 35 e 40 cmH_2O. O aumento do volume corrente resultará em maior interação entre o fluxo aéreo e o muco, promovendo a mobilização de secreções, além de aumentar o recuo elástico pulmonar, que pode ser observado, no gráfico do ventilador, pelo maior pico de fluxo expiratório.

Em pacientes ventilando em modo pressórico, o fisioterapeuta realiza o aumento progressivo da pressão inspiratória até que a pressão de pico atinja 35 cmH_2O. Posteriormente, ajusta o tempo inspiratório e a frequência respiratória com base nas curvas de fluxo-tempo dos ramos inspiratório e expiratório do gráfico de fluxo. O objetivo é regular o tempo inspiratório a fim de manter o fluxo inspiratório compatível com o tempo neural do paciente. A redução da frequência respiratória é baseada na completa eliminação do volume de gás, observado pela ausência de auto-PEEP.

A hiperinsuflação com ventilador tem vantagens potenciais sobre a hiperinsuflação manual. Como não há desconexão do ventilador, a hiperinsuflação com o ventilador permite manter a PEEP, monitorar o paciente e fornecer FIO_2 (Figura 2).

NOTA: as técnicas de hiperinsuflação, por utilizarem pressão positiva, apresentam efeitos sobre o sistema cardiovascular, como aumento da pressão intratorácica e redução do retorno venoso, sendo importante monitorar as condições hemodinâmicas dos pacientes antes e durante a aplicação da técnica.

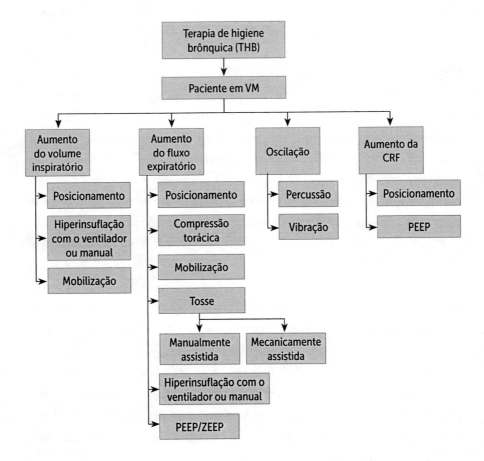

FIGURA 2 Algoritmo para terapia de desobstrução brônquica de pacientes em unidade de terapia intensiva submetidos à ventilação mecânica.

CRF: capacidade residual funcional; PEEP: *positive end-expiratory pressure*; VM: ventilação mecânica; ZEEP: *zero end-expiratory pressure*.

Fonte: adaptada de França et al., 2012.

Posicionamento terapêutico

O posicionamento terapêutico oferece segurança e baixo custo operacional e pode otimizar a depuração das secreções das vias aéreas e a oxigenação. O terapeuta deve posicionar o paciente com as áreas pulmonares hipoventiladas, identificadas por meio de ausculta pulmonar, inspeção do padrão ventilatório e/ou radiografia de tórax, na posição não dependente (para cima). Essa posição faz a pressão transpulmonar ser maior nas zonas não dependentes. Como consequência, ocorre a expansão das áreas pulmonares pobremente ventiladas e uma maior interação entre o gás e as secreções.

Pode ser associado a técnicas de pressão positiva, sobretudo ventilação não invasiva, promovendo a abertura das áreas pulmonares colapsadas e o deslocamento das secreções traqueobrônquicas.

Mobilização

A mobilização como recurso terapêutico na terapia de remoção de secreção brônquica não está relacionada diretamente à remoção da secreção, mas, sim, aos efeitos do posicionamento terapêutico e à mobilização de maiores volumes pulmonares durante a sedestação à beira leito, o ortostatismo e a deambulação, com consequente aumento dos volumes pulmonares, maior recolhimento elástico dos pulmões e maior fluxo expiratório, proporcionando a mobilização das secreções traqueobrônquicas. Não existe padronização quanto às técnicas de mobilização que devem ser utilizadas, mas é importante ter em mente que manter o paciente sentado no leito com a cabeceira elevada (Fowler > 45°) apresenta benefícios na melhora da ventilação, maior nível de alerta e interação do paciente e maior proteção das vias aéreas.

TÉCNICAS QUE PROMOVEM AUMENTO DO VOLUME EXPIRATÓRIO
Tosse

A tosse é um mecanismo reflexo protetor das vias aéreas e uma reação de defesa do organismo, cuja finalidade é remover partículas inaladas e eliminar secreções aderidas no interior da árvore traqueobrônquica. O reflexo da tosse é composto por quatro fases:

- **fase nervosa:** os mecanorreceptores das vias aéreas são estimulados pelo muco ou partículas, promovendo estimulação e inspiração reflexa;
- **fase inspiratória:** ocorre uma inspiração rápida e profunda;
- **fase compressiva:** ocorre o fechamento da glote, resultando em aumento da pressão intrapleural pela contração dos músculos expiratórios contra a glote fechada;
- **fase expulsiva:** após 0,2 segundo, a glote é aberta, provocando um fluxo intenso de ar, que promove a expectoração das secreções contidas no trato respiratório, gerando o som da tosse.

Tosse dirigida

O paciente deve estar preferencialmente sentado, pois facilita a expiração e a compressão torácica, sendo orientado pelo fisioterapeuta a realizar uma inspiração profunda, seguida de fechamento da glote, contração dos músculos abdominais e, por fim, um esforço expiratório.

Tosse manualmente assistida (TMA)

Técnica indicada no manejo de pacientes não intubados, com retenção de secreção secundária à fraqueza muscular respiratória. O paciente deve permanecer preferencialmente sentado e ser orientado pelo fisioterapeuta a inspirar profundamente. Ao final da inspiração profunda, o fisioterapeuta orienta o paciente a tossir e, ao mesmo tempo, aplica uma rápida compressão manual sobre o tórax do paciente no início da expiração (Figura 3).

Tosse mecanicamente assistida (insuflação-exsuflação mecânica)

Essa técnica utiliza um dispositivo mecânico capaz de mimetizar a tosse. O terapeuta pode ajustar os parâmetros e aplicá-los de forma automática ou manual.

O fisioterapeuta deve configurar o nível de pressão inspiratória (pressão positiva), pressão expiratória (pressão negativa) e o tempo de duração da insuflação e da desinsuflação (Figura 4), podendo também associar a oscilação como recurso para maior mobilização das secreções.

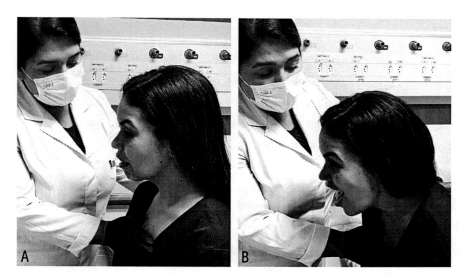

FIGURA 3 Tosse manualmente assistida (TMA). (A) Fase de preparação e (B) fase expulsiva.
Fonte: acervo do autor.

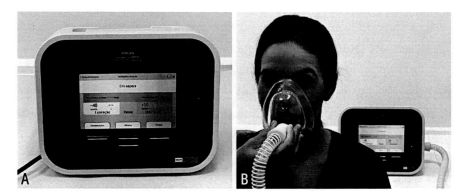

FIGURA 4 (A) Aparelho de *cough assist* (marca: Philips®) e (B) técnica de tosse mecanicamente assistida no *cough assist*, com auxílio da máscara oronasal.
Fonte: acervo do autor.

A aplicação pode ser feita em pacientes ventilando espontaneamente, por meio de máscaras oronasais, ou em pacientes traqueostomizados. Esse dispositivo é amplamente utilizado em pacientes com comprometimento neuromuscular e naqueles pouco colaborativos e com tosse ineficaz.

Técnica de expiração forçada (TEF)

Considerada uma variação da tosse dirigida, os pacientes são orientados a realizar uma inspiração profunda seguida de uma expiração forçada com a glote aberta (*huffing*). Essa técnica produz menor pressão intratorácica e pode ser menos desconfortável do que a tosse dirigida em pacientes em pós-operatório imediato.

O *huffing* é realizado com a boca e a glote abertas, partindo da capacidade inspiratória máxima até a capacidade residual funcional, acompanhada de períodos de descanso.

> NOTA: pacientes com doença pulmonar obstrutiva crônica (DPOC) e retenção de secreção devem ser orientados a respeito das técnicas apropriadas para remover secreções adequadamente. O *huffing* pode ser considerado em pacientes com fraqueza muscular expiratória e utilizado de modo independente pelos pacientes.

Técnica de oscilação oral de alta-frequência (OOAF)

As técnicas de oscilação oral de alta frequência combinam produção de fluxos expiratórios com pressão positiva oscilatória nas vias aéreas. A pressão positiva oscilatória atua promovendo a dilatação dos brônquios até a periferia, facilitando a remoção de secreções. A frequência de oscilações se dá pelo movimento vibratório rápido de pequenos volumes de ar para a frente e para trás na árvore traqueobrônquica, desempenhando um papel "mucolítico" físico, por meio da propriedade de tixotropismo.

Para a execução da técnica, o paciente, que deve estar preferencialmente sentado, é orientado pelo fisioterapeuta a realizar uma inspiração profunda e uma expiração oral pelo bucal do aparelho, produzindo, assim, uma pressão expiratória (Figura 5).

TÉCNICAS QUE PROMOVEM AUMENTO DA CAPACIDADE RESIDUAL FUNCIONAL (CRF)
Pressão positiva expiratória nas vias aéreas (EPAP)

Caracterizada pela aplicação de uma pressão positiva durante a fase expiratória, essa técnica contribui para o aumento da CRF, a mobilização de secreções brônquicas, a redução do aprisionamento aéreo no DPOC e a prevenção e o tratamento de atelectasias. A conexão entre o paciente e o componente resistor é feita por uma máscara facial com uma válvula unidirecional, que é acoplada à válvula de PEEP (*spring load*), podendo ser regulada para oferecer uma resistência expiratória de 5 a 20 cmH_2O.

Com o paciente preferencialmente sentado, o fisioterapeuta o instrui a realizar uma inspiração profunda e expirar tranquilamente. Essa técnica pode ser associada ao posicionamento terapêutico, em que o fisioterapeuta coloca o paciente com o pulmão menos ventilado na posição não dependente (Figura 6).

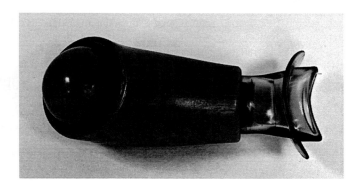

FIGURA 5 Aparelho New Shaker (marca: NCS®).
Fonte: acervo do autor.

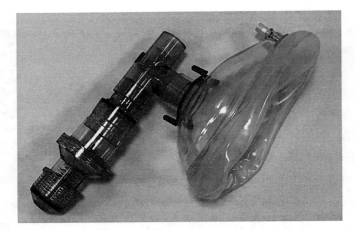

FIGURA 6 EPAP.
Fonte: acervo do autor.

Pressão positiva contínua nas vias aéreas (CPAP)

O CPAP funciona na expansão pulmonar por meio de um fluxo de ar pressurizado contra uma resistência com pressão mantida entre 5 e 20 cmH_2O durante todo o ciclo respiratório, o que garante um ritmo respiratório e aumento da ventilação alveolar.

Manobra PEEP-ZEEP

A manobra de pressão expiratória final positiva-pressão expiratória final zero (PEEP-ZEEP) é uma técnica desobstrutiva que tem por objetivo realizar a insuflação pulmonar por meio do incremento de PEEP e, posteriormente, uma desinsuflação pulmonar abrupta pela redução brusca da PEEP até zero.

Segundo Santos (2008), a técnica consiste em aumentar a PEEP até 15 cmH_2O e, após 5 ciclos respiratórios, reduzir a PEEP abruptamente até 0 cmH_2O. O aumento da PEEP promove maior ventilação colateral, favorecendo a ventilação de unidades alveolares colapsadas e promovendo o deslocamento e a mobilização da secreção das vias aéreas de pequenos calibres para vias aéreas de maiores calibres. Ao realizar a redução abrupta da PEEP, o recolhimento elástico dos pulmões favorece a aceleração do fluxo expiratório e a mobilização das secreções. Nessa técnica, é importante atentar para que a pressão de pico não ultrapasse 40 cmH$_2$O, pois esse valor pode ser prejudicial ao parênquima pulmonar.

Referências

1. Assmann CB, Vieira PJC, Kutchak F, Rieder MDM, Forgiarini SG, Forgiarini Junior LA. Hiperinsuflação pulmonar com ventilador mecânico *versus* aspiração traqueal isolada na higiene brônquica de pacientes submetidos à ventilação mecânica. Rev Bras Ter Intensiva. 2016;28(1):27-32.
2. Berney S, Denehy L. A comparison of the effects of manual and ventilator hyperinflation on static lung compliance and sputum production in intubated and ventilated intensive care patients. Physiother Res Int. 2002;7(2):100-108.
3. Branson RD. Secretion management in the mechanically ventilated patient. Respir Care. 2007;52(10):1328-1347.
4. Chicayban LM, Zin WA, Guimaraes FS. Can the flutter valve improve respiratory mechanics and sputum production in mechanically ventilated patients? A randomized crossover trial. Heart Lung. 2011;40(6):545-553.
5. de Rodrigues MS, Galvão IM. Aspectos fisiopatológicos do reflexo da tosse: uma revisão de literatura. Rev Med. 2017;96(3):172-176.
6. Deshpande VM, Pilbeam SP, Dixon RJ. A comprehensive review in respiratory care. New York: Appleton & Lange, 1988.
7. Fink JB, Mahlmeister MJ. High-frequency oscillation of the airway and chest wall. Respir Care. 2002;47(7):797-807.
8. França EÉT, Ferrari F, Fernandes P, Cavalcanti R, Duarte A, Martinez BP et al. Physical therapy in critically ill adult patients: recommendations from the Brazilian Association of Intensive Care Medicine Department of Physical Therapy. Rev Bras Ter Intensiva. 2012;24(1):6-22.
9. Franco AM, Torres FCC, Simon ISL, Morales D, Rodrigues AJ. Assessment of noninvasive ventilation with two levels of positive airway pressure in patients after cardiac surgery. Rev Bras Cir Cardiovasc. 2011;26(4):582-590.
10. Godoy VCWP, Zanetti NM, Johnston C. Manual hyperinflation in airway clearance in pediatric patients: a systematic review. Rev Bras Ter Intensiva. 2013;25(3):258-262.
11. Gosselink R, Bott J, Johnson M, Dean E, Nava S, Norrenberg M et al. Physiotherapy for adult patients with critical illness: recommendations of the European Respiratory Society and European Society of Intensive Care Medicine Task Force on physiotherapy for critically ill patients. Intensive Care Med. 2008;34(7):1188-1199.

12. Lemes DA, Guimarães FS. O uso da hiperinsuflação como recurso fisioterapêutico em unidade de terapia intensiva. Rev Bras Ter Intensiva. 2007;19(2):221-225.
13. Machado MGR. Bases da fisioterapia respiratória – Terapia intensiva e reabilitação. 1.ed. Rio de Janeiro: Guanabara Koogan, 2012.
14. Paiva DN, Barreto SSM. Pressão positiva contínua nas vias aéreas (CPAP) e permeabilidade epitelial pulmonar avaliada pela depuração do 99mTc-DTPA. Rev Bras Clín Med. 2004;13(2):103-110.
15. Paulus F, Binnendade JM, Vroom MB, Schultz MJ. Benefits and risks of manual hyperinflation in intubated and mechanically ventilated intensive care unit patients: a systematic review. Crit Care. 2012;16(4):1-11.
16. Rokadia HK, Adams JR, McCarthy K, Aboussouan LS, Mireles-Cabodevila E. Cough augmentation in a patient with neuromuscular disease. Ann Am Thorac Soc. 2015;12(12):1888-1891.
17. Santos FRAD, Schneider Júnior LC, Forgiarini Junior LA, Veronezi J. Efeitos da compressão torácica manual versus a manobra de PEEP-ZEEP na complacência do sistema respiratório e na oxigenação de pacientes submetidos à ventilação mecânica invasiva. Rev Bras Ter Intensiva. 2009;21(2):155-161.
18. Tucci MR, Nakamura MA, Carvalho NC, Volpe MS. Manual hyperinflation: is it effective? Respir Care. 2019;64(7):870-873.

CAPÍTULO 6

Prescrição de exercício no ambiente hospitalar

SAMANTHA SABINO DE OLIVEIRA
ISABELA GAMA ROSA

INTRODUÇÃO

A imobilidade prolongada no leito é o fator mais recorrente para complicações em pacientes internados, ventilados mecanicamente ou não. A relevância da discussão acerca da síndrome do imobilismo decorre de sua repercussão em múltiplos sistemas orgânicos, como: hemodinâmico, cardiorrespiratório, locomotor, gastrointestinal e urinário. Dessa forma, o aumento das morbidades adquiridas pela internação prolongada impacta diretamente a independência funcional e a qualidade de vida desses pacientes após a alta hospitalar.

Um maior nível de atividade durante a internação está relacionado a uma menor perda funcional, e a mobilização precoce é a principal intervenção já descrita na literatura para a prevenção dos declínios relacionados ao período intra-hospitalar. Assim, avaliar e tratar o sistema musculoesquelético é primordial para minimizar os agravos relacionados à fraqueza muscular adquirida na UTI (FAUTI), que está diretamente relacionada à restrição ao leito, assim como também a agentes metabólicos e farmacológicos.

PRESCRIÇÃO DE EXERCÍCIOS

A prescrição de exercícios realizada pelo fisioterapeuta engloba três pontos primordiais:
- intensidade do exercício: custo metabólico da sessão;
- frequência: número de sessões por dia/semanas;
- duração: quantidade de tempo acumulado em uma sessão.

As intervenções fisioterapêuticas mais comuns no ambiente hospitalar incluem cinesioterapia (passiva, assistida, ativa livre e resistida), alongamento muscular, eletroestimulação neuromuscular (EENM), treino de sedestação e controle de tronco, treino de mobilidade para transferências no leito, cicloergometria em membros superiores (MMSS) e inferiores (MMII) (Figura 1), ortostatismo em prancha ortostática ou assistida e treino marcha.

Segundo a Associação Brasileira de Fisioterapia Respiratória, Fisioterapia Cardiovascular e Fisioterapia em Terapia Intensiva (Assobrafir), a prescrição de um protocolo sistemático de mobilização e/ou exercícios terapêuticos precoces deve seguir critérios, quando disponíveis, diante do quadro clínico atual do paciente, como:

- nível de mobilidade prévio e atual;
- reserva cardiovascular (pressão arterial [PA], frequência cardíaca [FC], saturação periférica de oxigênio [SpO_2], índice de percepção de esforço [IPE] mensurado na escala de Borg);
- reserva respiratória (SpO_2, relação entre pressão parcial de oxigênio no sangue arterial e fração inspirada de oxigênio [PaO_2/FiO_2], dispneia ao repouso ou aos esforços, frequência respiratória [FR] e outros parâmetros, quando necessários);

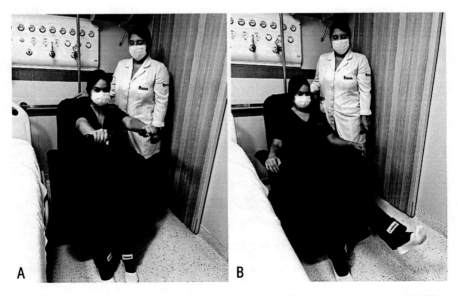

FIGURA 1 Exercícios na poltrona com peso adicional em (A) membros superiores (MMSS) e (B) membros inferiores (MMII).
Fonte: acervo do autor.

- presença de restrição clínica;
- grau de força muscular (FM).

Dessa maneira, os protocolos da mobilização podem variar de acordo com a patologia de base, com as indicações e as condições clínicas do paciente, verificadas por meio de avaliação fisioterapêutica detalhada (escalas funcionais), e com os critérios de segurança estabelecidos. A partir disso, as metas e os objetivos diários, assim como a intensidade, a frequência e a duração dos exercícios, são definidos.

A prescrição deve levar em consideração a relação entre intensidade/duração do exercício e as vias bioenergéticas mais importantes na produção de adenosina trifosfato (ATP). Na transição do repouso ao exercício leve ou moderado, a captação de O_2 aumenta imediatamente, geralmente alcançando um estado estável dentro de 1 a 4 minutos. Após atingir esse estado, a necessidade de ATP do organismo é satisfeita por meio do metabolismo aeróbio. No entanto, se a intensidade do exercício aumentar até um ponto em que o corpo já não tem tempo para usar o oxigênio na produção de energia, o sistema de geração de energia prioritário passará a ser o metabolismo anaeróbio. Os metabolismos aeróbio e anaeróbio não ocorrem separadamente: eles se sobrepõem e trabalham em conjunto, permitindo que o indivíduo realize seus objetivos de exercício.

Segundo as diretrizes brasileiras de mobilização precoce, a dose adequada de exercícios deve ser baseada na eficácia clínica e na tolerância individual de cada paciente. Assim, a recomendação é que a mobilização passiva ocorra entre 20 e 30 repetições por articulação, por até 2 vezes ao dia, e que exercícios ativos sejam realizados por 1 hora ao dia, podendo ser divididos em duas etapas de 30 minutos. As progressões e verticalizações utilizando a prancha ortostática devem durar até 1 hora por dia, e a sedestação na poltrona, até 90 minutos, em até 2 vezes ao dia. A cicloergometria de forma passiva deve atingir 20 minutos com 20 ciclos por minuto; de forma ativa, devem ser realizadas até duas sessões diárias de 10 minutos, podendo progredir até 40 minutos (Figura 2).

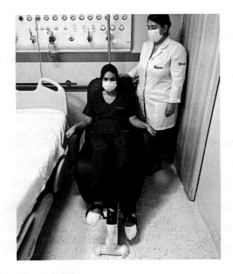

FIGURA 2 Cicloergômetro em MMII.
MMII: membros inferiores.
Fonte: acervo do autor.

VIAS METABÓLICAS

Os sinais nervosos enviados pelo córtex para os músculos cardíaco-respiratórios e a modificação da relação adenosina trifosfato/adenosina difosfato (ATP/ADP) no músculo ativo são estímulos desencadeadores do sistema oxidativo na musculatura esquelética no decorrer do exercício. Durante a prática do exercício ou mesmo em repouso, o consumo de oxigênio depende da taxa do fluxo sanguíneo e da quantidade de oxigênio que pode ser extraída do tecido por litro de sangue. A equação de Fick expressa esse fenômeno:

$$VO_2 = Q \times (CaO_2 - CvO_2)$$

Em que: VO_2 = taxa de consumo de oxigênio em L/min^{-1}, Q = FC × VS (volume sistólico), CaO_2 = conteúdo de oxigênio no sangue arterial (em mL de O_2/L de sangue) e CvO_2 = conteúdo de oxigênio no sangue venoso drenado do tecido fino (mesmas unidades que o CaO_2).

A adaptação do VO_2 à intensidade do trabalho requer um funcionamento otimizado dos sistemas cardiovascular, respiratório e metabólico periférico. O efeito mais precoce da atividade física sobre o sistema cardiovascular, por exemplo, é o aumento da FC. Esse aumento ocorre de forma linear e proporcional ao aumento da intensidade do exercício, assim como o débito cardíaco, a fim de elevar o suprimento sanguíneo para a musculatura ativa.

A intensidade de um exercício pode ser baseada no gasto energético, no VO_2, na FC máxima ou, até mesmo, na escala de Borg modificada. O VO_2 em repouso é representado pelo termo MET (equivalência metabólica de trabalho), que corresponde a 3,5 mL/kg/min. Dessa maneira, em repouso, o consumo de 3,5 mL/kg/min equivale a 1 MET. Assim, é possível estimar o gasto energético do exercício utilizando o valor de consumo de oxigênio associado ao MET e ao tempo de esforço. Os exercícios podem ser divididos em categorias, como mostra a Tabela 1.

TABELA 1 Classificação dos exercícios físicos e os seus respectivos gastos energéticos.

Classificação	MET	VO_2 máximo
Leve	2 MET	30% do VO_2 máximo
Moderado	3 a 6 MET	45 a 65% do VO_2 máximo
Intenso	6 a 8 MET	65 a 85% do VO_2 máximo
Máximo	Acima de 8 MET	Acima de 85% do VO_2 máximo

PRINCIPAIS INTERVENÇÕES FISIOTERAPÊUTICAS INTRA-HOSPITALARES

- Cinesioterapia: compreende os movimentos realizados nos MMSS e MMII, os quais podem ser passivos, assistidos, ativos e resistidos, conforme colaboração e estado clínico-funcional do paciente;
- eletroestimulação neuromuscular (EENM): estimulação elétrica de músculos periféricos para evitar a perda de massa muscular,

preservar a FM de pacientes sedados e potencializar a contração muscular para a realização de alguma atividade nos pacientes colaborativos. Para que haja indicação, é necessário que o indivíduo não esteja fazendo uso de drogas vasoativas e que não haja desequilíbrio entre oferta e consumo de oxigênio, podendo ser associada ao uso de dispositivos como o MOTOMed®;
- treino de sedestação e controle de tronco: posicionamento do indivíduo na posição sentada para estímulo do estresse gravitacional, manutenção do corpo na linha média e contração dos músculos abdominais e extensores de tronco;
- treino de mobilidade para transferência no leito: corresponde ao treinamento de movimentos como rolar no leito e mudar de posição (p. ex., de deitado para sentado), que são essenciais para atividades do dia a dia;
- ortostatismo: consiste na colocação do paciente na posição em pé, que pode ser efetuada de forma passiva, com uso da mesa ou prancha ortostática, ou de forma assistida, com auxílio profissional ou de dispositivos específicos. Para que a forma assistida seja considerada, recomenda-se que o indivíduo tenha FM de quadríceps maior que 3 na escala de avaliação manual de força;
- marcha: corresponde ao treino de realização da marcha com ou sem auxílio;
- cicloergometria em MMSS e MMII: mobilização passiva ou assistida dos membros superiores e inferiores com o uso de cicloergômetro eletrônico.

PRESCRIÇÃO DE EXERCÍCIO: UNIDADE DE TERAPIA INTENSIVA (UTI) *VERSUS* UNIDADE DE INTERNAÇÃO

Em virtude do alto risco de desenvolvimento de fraqueza muscular e da síndrome do imobilismo na UTI, situação em que o paciente acamado se encontra, muitas vezes, descondicionado e com capacidade reduzida de realizar exercícios aeróbios, a mobilização precoce é de extrema importância para que o declínio funcional desse paciente seja evitado. Na UTI, a prescrição do exercício deve ser feita com mais cautela, visto que há maiores chances de instabilidade hemodinâmica. Além disso, os pacientes normalmente estão conectados a um maior número de dispositivos, e o possível uso de aminas em doses altas pode, por vezes, limitar a mobilização.

Inicialmente, por meio da escala MRC (Medical Research Council) e da escala de estado funcional (*functional status score*), é realizada a avaliação da força muscular, que será fundamental para determinar o tipo de prescrição para cada caso específico. Os exercícios mais utilizados nesse período de internação na UTI são a cinesioterapia passiva, assistida, ativa assistida, ativa e resistida, dependendo do estado geral e do nível de colaboração do paciente. Esses exercícios podem ser realizados manualmente pelo fisioterapeuta ou com o uso de alguns dispositivos, como o cicloergômetro e o Motomed, também associados à eletroestimulação.

Entre as modalidades de mobilização, as trocas posturais assistidas são de fundamental importância para prevenir a redução de funcionalidade do paciente, como sedestação à beira e fora do leito, treino de controle de tronco, ortostase e treino de marcha. Para a estimulação da posição vertical em situações em que os pacientes não são capazes de manter essa postura sozinhos, como em algumas desordens neurológicas, pode ser utilizada a prancha ortostática, sempre atentando ao estado hemodinâmico e ao nível de consciência do paciente, assim como aos dispositivos (sondas, drenos, cateteres etc.) a ele conectados, para que a mobilização seja realizada com segurança e sem intercorrências ou eventos adversos.

Já na unidade de internação, em quartos e enfermarias hospitalares, os pacientes seguem com acompanhamento fisioterapêutico, sendo prescritos os exercícios conforme o grau de funcionalidade individual. Em geral, esses pacientes encontram-se mais estáveis hemodinamicamente e menos dependentes de dispositivos clínicos. Dessa maneira, é de suma importância a maior estimulação fora do leito, assim como a prévia avaliação do quadro neurológico e dos riscos envolvidos na mobilização.

A prescrição de exercícios visa ao ganho de mobilidade e independência, além de manutenção e ganho musculares por meio da cinesioterapia, nos modos ativo livre e resistida, do treino de marcha e equilíbrio e do treino de subir e descer degraus. A utilização de cicloergômetro é ampliada, melhorando a resistência ao exercício, e pode ser empregada como mais uma estratégia para acelerar o desmame do oxigênio. O incentivo e a constância dessas condutas visam a acelerar as condições para a alta. Vale ressaltar que cada caso deve ser avaliado individualmente, respeitando os limites funcionais, metabólicos e neurológicos de cada paciente, evitando a fadiga muscular excessiva com a dosagem certa de duração, frequência e intensidade dos exercícios, sendo sempre válida a discussão com a equipe multidisciplinar.

TREINAMENTO MUSCULAR INSPIRATÓRIO (TMI)

A utilização de suporte ventilatório invasivo durante a internação hospitalar pode ser necessária para promover estabilidade respiratória em diversos quadros clínicos críticos. Como já mencionado anteriormente, os efeitos deletérios associados a esse recurso atingem variados sistemas do corpo e podem surgir já nas primeiras 12 horas do suporte ventilatório. A hipotrofia dos músculos respiratórios, assim como a redução da força e da resistência do aparelho respiratório, pode gerar diminuição da função do músculo diafragma, acarretando inatividade muscular no curso da terapia. Assim, além do manejo com a ventilação mecânica, também cabe ao fisioterapeuta responsável a avaliação e o tratamento da musculatura respiratória.

O treinamento muscular inspiratório é uma intervenção fisioterapêutica descrita na literatura como um dos preditores de sucesso do desmame ventilatório e da diminuição do tempo de internação, reduzindo, assim, as morbidades e a mortalidade. O TMI se baseia em três pilares:
- sobrecarga imposta ao músculo;
- especificidade do treino;
- reversibilidade da atrofia muscular.

Ele também pode ser utilizado em níveis menos complexos de internação. O treinamento consiste em recrutar as fibras musculares e fortalecer os músculos inspiratórios por meio de dispositivos que empregam carga alinear ou linear de pressão durante a inspiração, sendo utilizado para aumentar a força muscular e a resistência à fadiga dos músculos inspiratórios, melhorando a capacidade vital e reduzindo a dispneia.

Existem diferentes protocolos de TMI, a depender do grau de comprometimento muscular e da doença de base. Os protocolos são baseados em estudos já publicados, como os de Martin et al. (2002) e Dall'Ago et al. (2006), que norteiam os treinamentos com carga linear por dispositivo específico (Threshold® ou Powerbreathe®), havendo diferenças mediante o público-alvo. A carga inicial varia de 30 a 50% da pressão inspiratória máxima (PImáx), e o treino pode ser realizado de 2 a 3 vezes ao dia, por 3 a 5 minutos. A suplementação de O_2 ocorre em casos de SpO_2 menor que 90% durante o treinamento, que pode ser interrompido caso a frequência cardíaca esteja 20% maior que a inicial. A PImáx deve ser reavaliada e, em caso de insucesso com a carga proposta, ou seja, quando não há melhora da PImáx, a carga pode ser aumentada em 1 cmH_2O por dia, até o máximo de 60% da PImáx.

A estratégia de TMI (Figuras 3 e 4) associada à fisioterapia convencional, descrita em alguns estudos, como o de Nafae et al. (2018), apresentou melhora da PImáx e da capacidade funcional, queda do índice de respiração rápida e superficial (IRRS) e redução da permanência na UTI.

ORIENTAÇÕES NA PRÉ-ALTA

A etapa do planejamento da alta deve ser iniciada no momento da admissão hospitalar, e seu objetivo maior será a continuidade do cuidado, garantindo uma maior qualidade de vida ao paciente. O fisioterapeuta é responsável por identificar problemas ou dificuldades quanto à mobilidade, à acessibilidade e à realização de atividades de autocuidado. Mediante as necessidades individuais, o profissional deve

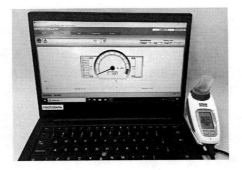

FIGURA 3 Dispositivo para treinamento muscular inspiratório (TMI) com *feedback* visual.
Fonte: acervo do autor.

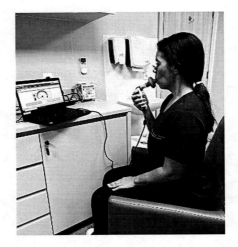

FIGURA 4 Treinamento muscular inspiratório (TMI) com *feedback* visual.
Fonte: acervo do autor.

orientar quanto às modificações que precisam ser feitas nas residências dos pacientes, como instalação de barras de apoio e retirada de tapetes, por exemplo, além de uso de órteses que facilitem o acesso e a independência nas atividades cotidianas, visando sempre à redução do risco de quedas.

A continuidade dos exercícios realizados durante a internação hospitalar deve ser reforçada de forma verbal e demonstrativa, caso necessário, e o paciente e seus familiares devem ser informados a respeito da necessidade de supervisão de um profissional quando houver estado funcional reduzido.

Orientações específicas que podem ser estimuladas:
- realizar exercícios físicos de esforço leve a moderado pelo menos 3 vezes na semana, determinando um horário confortável e estabelecendo dias da semana fixos, a fim de criar uma rotina;
- as caminhadas no corredor ou ao ar livre, assim como o uso do cicloergômetro (bicicleta), devem evoluir progressivamente, respeitando o limiar de cansaço e permitindo pausas para recuperação que sejam suficientes para a manutenção de 20 a 40 minutos de trabalhos aeróbicos;
- o fortalecimento muscular deve ser realizado com peso adicional de halteres e caneleiras, e os exercícios funcionais com o peso do corpo são importantes em todas as fases da recuperação pós-alta;
- os exercícios respiratórios orientados podem ser realizados, incluindo inspirações profundas com elevação dos braços, inspirações fracionadas e inspirações sustentadas, por exemplo.

NOTAS FINAIS DE CAPÍTULO

1. A capacidade funcional de pacientes com insuficiência cardíaca (IC) impacta direto na qualidade de vida. A classificação da New York Heart Association (NYHA) é amplamente utilizada nessa população e pode ser um indicador prognóstico. Ela se baseia na gravidade dos sintomas e na limitação à atividade física, sendo indicada para guiar a prescrição de exercícios nessa população.
2. As pneumopatias restritivas e obstrutivas apresentam redução da tolerância ao exercício em função das múltiplas complicações sistêmicas, sendo os principais sintomas a dispneia e o aumento do trabalho respiratório ao esforço, podendo ocasionar alterações da mecânica e da função ventilatória. A intervenção da fisioterapia pode se dar por meio de diferentes abordagens, visto que os exercícios respiratórios proporcionam a reexpansão pulmonar, auxiliam

a desobstrução brônquica e promovem a melhora da *performance* e do condicionamento desses pacientes frente às suas limitações físicas. A cinesioterapia respiratória e o treinamento muscular respiratório (TMR) – que podem ser realizados com alguns tipos de dispositivos, por meio da resistência de molas, como o TMI, com cargas impostas à espirometria de incentivo a volume e a fluxo ou com técnicas de respiração –, associados à cinesioterapia motora e, ainda, com a indicação efetiva da ventilação não invasiva, objetivam a melhora da função ventilatória e do ganho funcional. O quadro clínico, o objetivo e o prognóstico do paciente, assim como a percepção subjetiva de esforço, verificada pela escala de Borg modificada (Tabela 2), e o acompanhamento da oxigenação periférica, devem guiar o tratamento nessa população.

TABELA 2 Escala de percepção de esforço de Borg modificada.

Intensidade	Percepção de esforço para a atividade
0	Nenhuma
0,5	Muito, muito leve
1	Muito leve
2	Leve
3	Moderada
4	Pouco intensa
5	Intensa
6	
7	Muito intensa
8	
9	Muito, muito intensa
10	Máxima

Fonte: adaptada de Cavalcante et al., 2008.

Referências

1. Aquim EE, Bernardo WM, Buzzini RF, Azeredo NSG, Cunha LSD, Damasceno MCP et al. Diretrizes brasileiras de mobilização precoce em unidade de terapia intensiva. Rev Bras Ter Intensiva. 2020;31(4):434-443.
2. Cavalcante TMC, Diccini S, Barbosa DA, Bittencourt ARC. Uso da escala modificada de Borg na crise asmática. ACTA Paul Enferm. 2008;21(3):466-473.
3. Dall'Ago P, Chiappa GR, Guths H, Stein R, Ribeiro JP. Inspiratory muscle training in patients with heart failure and inspiratory muscle weakness: a randomized trial. J Am Coll Cardiol. 2006;47(4):757-763.
4. Martin AD, Davenport PD, Franceschi AC, Harman E. Use of inspiratory muscle strength training to facilitate ventilator weaning: a serie of 10 consecutive patients. Chest. 2002;122(1):192-196.
5. Martinez BP, Andrade FMD. Estratégias de mobilização e exercícios terapêuticos precoces para pacientes em ventilação mecânica por insuficiência respiratória aguda secundária à covid-19. ASSOBRAFIR Ciência. 2020;11(Supl 1):121-131.
6. Maughan R, Gleeson M, Greenhaff PL. Bioquímica do exercício e do treinamento. Barueri: Manole, 2000.
7. Moraes RS, Nóbrega ACL, Castro RRT, Negrão CE, Stein R, Serra SM et al. Diretriz de reabilitação cardíaca. Arq Bras Cardiol. 2005;84(5):431-440.
8. Murphy RM, Watt MJ, Febbraio MA. Metabolic communication during exercise. Nat Metab. 2020;2(9):805-816.
9. Nafae RM, El-Shahat HM, Shehata SM, Zali LG. Effect of multimodal physiotherapy on outcome of mechanically ventilated patients at Zagazig University respiratory intensive care unit in (2014-2015). Zagazig Univ Med J. 2018;24(3):178-191.
10. Nydahl P, Sricharoenchai T, Chandra S, Kundt FS, Huang M, Fischill M et al. Safety of patient mobilization and rehabilitation in the intensive care unit. Systematic review with meta-analysis. Ann Am Thorac Soc. 2017;14(5):766-777.
11. Paton M, Lane R, Hodgson CL. Early mobilization in the intensive care unit to improve long-term recovery. Crit Care Clin. 2018;34(4):557-571.
12. Santos DG, Lago MGS. Treinamento muscular inspiratório no desmame ventilatório. Rev Eletrôn Atualiza Saúde. 2021;9(9):42-50.
13. Vilaró J, Resqueti VR, Fregonezi GAF. Avaliação clínica da capacidade do exercício em pacientes com doença pulmonar obstrutiva crônica. Rev Bras Fisioter. 2008;12(4):249-259.
14. Wilmore JH, Costill DL, Kenney WL. Fisiologia do exercício e do esporte. 2.ed. Barueri: Manole, 2001.

CAPÍTULO 7

Oxigenoterapia

LEONARDO XAVIER DE ARAUJO
SAMANTHA SABINO DE OLIVEIRA
THAINE COUTO TEDESCHI
MERIELLEN DE CAMPOS

INTRODUÇÃO

A utilização do oxigênio (O_2) em ambiente hospitalar é uma medida de cuidado frequente e que tem por objetivo melhorar os sintomas respiratórios dos pacientes e fornecer suporte à vida. O recurso terapêutico denominado oxigenoterapia é descrito como a administração de O_2 em uma concentração de pressão parcial superior à encontrada na atmosfera (21%), com o objetivo de corrigir e atenuar a deficiência de O_2 ou hipóxia. É utilizada tanto em situações clínicas agudas quanto crônicas.

O O_2 passou a ser empregado como terapia no ambiente hospitalar em 1920, e, desde então, o objetivo dessa técnica é manter os níveis de oxigenação adequados para evitar a hipoxemia aguda, cujo dano é rápido e severo.

A suplementação do O_2 depende de fatores diversos, como: tipo de dispositivo, concentração e fluxo ofertado, grau de desconforto respiratório do paciente, gravidade da hipoxemia, necessidade ou não de umidificação e, principalmente, tolerância do paciente e conforto diante da interface. Devem-se considerar também as comorbidades associadas, que podem definir alvos superiores ou inferiores da saturação de O_2 esperada diante do quadro.

Na Tabela 1, estão listadas as indicações e as contraindicações desse recurso terapêutico.

TABELA 1 Indicações e contraindicações da oxigenoterapia.

Indicações	Contraindicações
PaO_2 < 60 mmHg SpO_2 < 90% para não pneumopatas e < 88% para pneumopatas	Na literatura, não existem contraindicações absolutas, porém a oxigenoterapia deve ser administrada com cautela em pacientes previamente retentores (pneumopatas e portadores de doenças neuromusculares) e naqueles com dispneia, sem confirmação de hipoxemia

Os principais efeitos deletérios da oxigenoterapia são:
- depressão respiratória em pacientes retentores crônicos;
- atelectasia de reabsorção;
- ressecamento das mucosas;
- deficiência de surfactante pelos pneumócitos tipo II;
- dano funcional ao mecanismo mucociliar;
- lesões decorrentes da liberação de radicais livres.

> NOTA: atenção aos efeitos deletérios do uso de O_2 por tempo elevado e em altas concentrações.

SISTEMAS DE OXIGENOTERAPIA

Durante a inspiração, o oxigênio inalado atinge a superfície alveolar, atravessando a membrana alvéolo-capilar por difusão e ligando-se, na maior parte, à hemoglobina e, em menor porção, dissolvendo-se no plasma.

A oxigenoterapia é quantificada pela fração de gás inspirado (FiO_2) e pelo fluxo da oferta de oxigênio em litros por minuto (L/min). Quando o fluxo de oxigênio é ajustado em valores que variam de 1 a 4 L/min, não há, na maioria das vezes, necessidade de umidificação suplementar, pois tanto a nasofaringe quanto a orofaringe podem prover umidificação adequada. Entretanto, durante a utilização de fluxos superiores aos citados, o oxigênio deve ser umidificado, a fim de evitar o ressecamento das vias aéreas e das secreções traqueobrônquicas.

Nesse contexto, os sistemas que oferecem oxigênio podem ser classificados em: sistemas de baixo fluxo, sistemas com reservatório e sistemas de alto fluxo.

Sistemas de baixo fluxo

Nesse tipo de sistema, o fluxo de gás oferecido pelo dispositivo de liberação é inferior ao fluxo inspiratório do paciente, ou seja, a quantidade de ar inspirado pelo paciente é maior do que a capacidade do dispositivo, ocorrendo, então, a mistura do oxigênio com o ar ambiente, resultando em uma variação da FiO_2 do dispositivo. Logo, a FiO_2 é variável e depende do fluxo inspiratório do paciente. Nos dispositivos de baixo fluxo, para cada litro de oxigênio administrado, há um aumento de, aproximadamente, 4% de FiO_2.

Cânula nasal (cateter tipo óculos) (Figura 1)

As cânulas nasais são dispositivos confortáveis que permitem fornecer uma FiO_2 de 24 a 44%, com fluxos de 1 a 6 L/min. A cada L/min de O_2 administrado, estima-se um aumento de 4% na FiO_2 (Tabela 2). Nesse sistema, a utilização de fluxos superiores não é indicada, pelo risco de irritação local, ressecamento e sangramento.

Sistemas com reservatório

Os sistemas com reservatório utilizam dispositivos capazes de armazenar oxigênio entre os ciclos respiratórios, possibilitando o fornecimento maior de FiO_2 aos pacientes em comparação aos sistemas de baixo fluxo, em razão da menor diluição do ar inspirado.

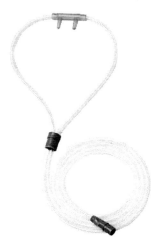

FIGURA 1 Cânula nasal (cateter nasal tipo óculos).
Fonte: Google.

TABELA 2 Oferta de FiO_2 pelos sistemas de baixo fluxo.

Fluxo (L/min)	FiO_2 (%)
1,0	24%
2,0	28%
3,0	32%
4,0	36%
5,0	40%
6,0	44%

Fonte: adaptada de Machado, 2018.

Máscara facial simples

As máscaras simples (Figura 2) aumentam o reservatório artificial de oxigênio, permitindo maior inalação do gás na inspiração. Essas máscaras apresentam um reservatório de 100 a 200 mL de oxigênio, que permite obter uma FiO_2 de 40 a 60%, com fluxos de 5 a 8 L/min, além de pequenos orifícios, que possibilitam a entrada e a saída de gases. Fluxos inferiores a 5 L/min aumentam o risco de reinalação de CO_2 e devem ser evitados.

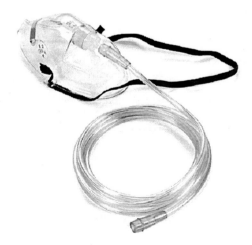

FIGURA 2 Máscara facial simples.
Fonte: Google.

Macronebulização (tenda facial)

Os nebulizadores de incorporação de ar, conhecidos popularmente como macronebulizadores, permitem alcançar uma FiO_2 de 21 a 40% (dependendo do tipo de nebulizador), com fluxos que podem variar de 6 a 15 L/min. Assim como na máscara facial simples, fluxos inferiores a 5 L/min aumentam o risco de reinalação de CO_2 e devem ser evitados. A tenda facial, também conhecida como máscara de Hudson (Figura 3), é indicada principalmente para pacientes com trauma facial ou para aqueles que não toleram a máscara facial.

Máscaras com reservatório (com reinalação parcial *versus* sem reinalação parcial)

As máscaras com reservatório são acopladas a uma bolsa inflável que armazena oxigênio a 100%. Na inspiração, o oxigênio é inalado do reservatório. Essas máscaras podem apresentar sistemas de reinalação parcial ou sem reinalação, devendo ser bem ajustadas à face do paciente.

As máscaras com reinalação parcial permitem alcançar uma FiO_2 de 60 a 80%, com fluxo de 7 a 10 L/min. O fluxo deve ser adequado para garantir que a bolsa seja esvaziada em somente 1/3 do seu conteúdo durante a inspiração, a fim de prevenir acúmulo de CO_2 no sistema.

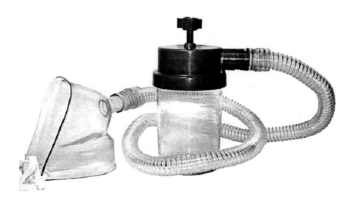

FIGURA 3 Macronebulização e máscara de Hudson.
Fonte: Google.

As máscaras sem reinalação utilizam uma válvula unidirecional e devem receber fluxo suficiente para evitar o colapso da bolsa durante a inspiração, podendo atingir uma FiO_2 de 60 a 100%, a depender das necessidades ventilatórias do paciente. A principal vantagem da máscara sem reinalação em comparação à máscara com reinalação parcial é a possibilidade de alcançar maiores níveis de FiO_2. Entretanto, ela possui uma grande desvantagem: o grande escape de ar quando se atingem altos fluxos ou altos volumes inspiratórios. Esse escape de ar ocorre em torno do corpo da máscara e também através da porta de expiração aberta (não valvulada) da máscara (Figura 4).

Máscara ou tenda de traqueostomia

O sistema de fornecimento de oxigênio também inclui os nebulizadores (macronebulizadores) destinados a pacientes traqueostomizados, que devem ser posicionados diretamente sobre a cânula de traqueostomia (Figura 5). Isso permite que se alcance uma FiO_2 de 35 a 60% (dependendo do tipo de nebulizador), com fluxos de 6 a 15 L/min.

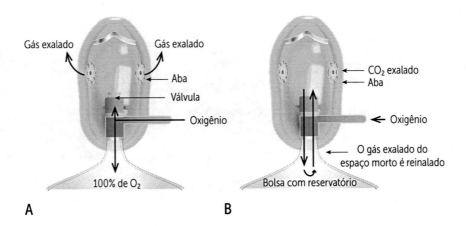

FIGURA 4 Sistema de não reinalação (A) e de reinalação parcial (B).
Fonte: Guimarães et al., 2018.

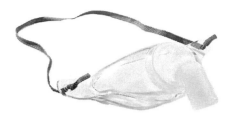

FIGURA 5 Máscara ou tenda de traqueostomia.
Fonte: Google.

Sistemas de alto fluxo

Nesses dispositivos, o fluxo do gás ou a presença de um reservatório de oxigênio são suficientes para vencer o espaço morto anatômico e fornecer um fluxo inspiratório superior ao do paciente, sendo, por isso, denominados de alto fluxo, resultando em uma FiO_2 fixa. Em função dessa característica, esses sistemas estão indicados para pacientes com desconforto respiratório ou quando o uso de dispositivos de baixo fluxo é insuficiente para corrigir a hipoxemia.

Máscara de Venturi

A máscara de Venturi (Figura 6) permite fornecer concentrações controladas de oxigênio (FiO_2 que varia de 24 a 50%). A entrega do fluxo deve ser maior ou igual à demanda ventilatória do paciente. Permite uma entrega de fluxo de O_2 que varia de 40 a 78 L/min. A reinalação de CO_2

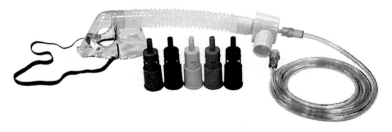

FIGURA 6 Máscara de Venturi.
Fonte: Google.

não é um problema, pois a máscara possui orifícios de saída de ar. Além disso, esse dispositivo requer umidificação, em decorrência da entrega de altos fluxos de O_2 diretamente nas vias aéreas do paciente, que podem sofrer com os efeitos do resfriamento.

Nesse dispositivo, há diversas válvulas coloridas que possuem diferentes diâmetros de abertura no seu corpo, possibilitando a oferta de variadas concentrações de oxigênio. Assim, o fisioterapeuta deve escolher a válvula correspondente à FiO_2 que deseja alcançar e adaptá-la ao sistema e à máscara.

Cateter nasal de alto fluxo (CNAF)

O dispositivo fornece ao paciente uma mistura aquecida e umidificada e um fluxo contínuo, podendo atingir um fluxo de gás de até 60 L/min e uma FiO_2 de até 100% (Figura 7). Os níveis de fluxo são altos o suficiente para gerar uma pequena pressão positiva nas vias aéreas, e o aquecimento e a umidificação da mistura gasosa melhoram a condutividade do gás por essas vias.

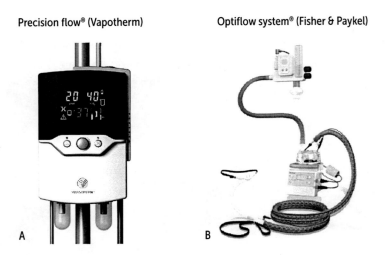

FIGURA 7 Sistema de alto fluxo: (A) Precision flow®, da Vapotherm, e (B) Optiflow system®, da Fisher & Paykel.
Fontes: (A) Vapotherm.com.br e (B) Pilar; Fernandez, 2016.

O benefício da terapia é promover a lavagem (*washout*) do volume de ar inalado e que não participa das trocas gasosas, o chamado espaço morto anatômico. Isso facilita a eliminação de CO_2 e melhora a oxigenação, podendo reduzir a resistência inspiratória, diminuindo o esforço respiratório e melhorando a complacência pulmonar. Além disso, evitam-se o ressecamento e a irritação das mucosas e mantém-se a atividade mucociliar, garantindo a limpeza das vias aéreas e permitindo o conforto necessário para o paciente.

> NOTA: a terapia com cânula nasal de alto fluxo é utilizada no tratamento de pacientes com insuficiência respiratória tipo I (hipoxêmica). Durante a pandemia de covid-19, houve, inicialmente, receio na utilização dessa terapia em função da produção de aerossóis causada pelo alto fluxo gerado pelo dispositivo. No decorrer da pandemia, alguns centros voltaram a utilizá-la, observando um bom resultado clínico. Posteriormente, algumas associações orientaram o seu uso, sugerindo medidas de segurança para minimizar a dispersão de aerossóis.

NORMOXIA

A administração de oxigênio deve ser feita com cautela e baseada em critérios clínicos, laboratoriais e gasométricos, já que, além dos efeitos benéficos, o oxigênio também possui efeitos deletérios, promovendo toxicidade.

A administração de O_2 em altas concentrações é responsável por causar danos teciduais e cascatas inflamatórias, que, por sua vez, promovem lesões na membrana celular (peroxidação lipídica) e em diversos tecidos expostos ao oxigênio. Nesse sentido, o tecido pulmonar e os alvéolos são alvos importantes de lesão por oxigênio, pois nesses locais ocorrem deficiência na produção e na secreção de surfactante pelos pneumócitos tipo II e inflamação e fibrose pulmonar em função das lesões nos pneumócitos tipo I.

Outra complicação comum é a atelectasia por absorção, causada pela eliminação de nitrogênio no gás alveolar, pois o nitrogênio se comporta como um gás inerte, exercendo papel de estabilidade na estrutura alveolar. Dessa forma, a toxicidade do O_2 pode ser induzida sem patologia subjacente, sendo o pulmão o órgão predominantemente lesado.

A monitoração do oxigênio por meio de oximetria de pulso (Figura 8) e/ou gasometria arterial é necessária para o controle e a prescrição individual, considerando-se que a dose deverá ser a mínima necessária para atingir uma saturação periférica de oxigênio entre 92 e 96% (Tabela 3), atender à demanda metabólica do organismo e prevenir os efeitos deletérios da hipóxia tecidual.

TABELA 3 Valores-alvo de SpO_2.

Valores de referência

Hipoxemia	Normoxia	Hiperóxia
< 90%	92-96%	> 97%

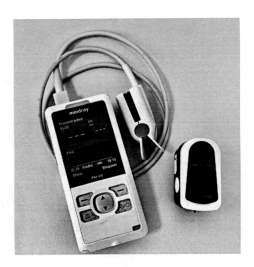

FIGURA 8 Oximetria de pulso.
Fonte: acervo do autor.

NOTA: a hipoxemia em pacientes com doença pulmonar obstrutiva crônica (DPOC) acarreta uma série de complicações sistêmicas, como disfunção do ventrículo direito (VD) e redução da energia celular (ATP), com repercussão direta no rendimento físico e no bem-estar. No entanto, a hipoxemia próxima ao limiar de corte deve ser permitida nessa população para preservar o estímulo do grupo respiratório dorsal (GRD) em pacientes com retenção crônica de CO_2. Valores de SpO_2 entre 88 e 92% e PaO_2 limiar de 55 mmHg são ideais, representando o equilíbrio entre os efeitos cardiorrespiratórios e centrais. A hiperóxia deve ser evitada, pois a redução do estímulo do GRD desencadeia hipoventilação, narcose e até parada respiratória em pacientes descompensados.

Referências

1. Barach AL. The therapeutic use of oxygen. JAMA. 1922;79(9):693-699.
2. Barrot L, Asfar P, Mauny F, Winiszewski H, Montini F, Badie J et al. Liberal or conservative oxygen therapy for acute respiratory distress syndrome. N Engl J Med. 2020;382(11):999-1008.
3. Chu DK, Kim LH, Young PJ, Zamiri N, Almenawer SA, Jaeschke R et al. Mortality and morbidity in acutely ill adults treated with liberal versus conservative oxygen therapy (IOTA): a systematic review and meta-analysis. Lancet. 2018;391(10131):1693-1705.
4. Cousins JL, Wark PA, McDonald VM. Acute oxygen therapy: a review of prescribing and delivery practices. Int J Chron Obstruct Pulmon Dis. 2016;11:1067-1075.
5. Da Silva VZM, Neves LMT, Junior LAF. Recomendações para a utilização de oxigênio suplementar (oxigenoterapia) em pacientes com covid-19. ASSOBRAFIR Ciência. 2020;11(Suplemento 1):87-91.
6. Guimarães HP, Scordamaglio PR, Manto RD, Cunha KA (eds.). Manual para abordagem das vias aéreas. 1.ed. São Paulo: Editores, 2018.
7. Jerre G, Silva TJ, Beraldo MA III. III Consenso Brasileiro de Ventilação Mecânica. Fisioterapia no paciente sob ventilação mecânica. J Bras Pneumol. 2007;33(2):142-150.
8. Kallstrom TJ; American Association for Respiratory Care (AARC). AARC Clinical Practice Guideline: oxygen therapy for adults in the acute care facility – 2002 revision & update. Respir Care. 2002;47(6):717-720.
9. Machado MGR, Orlandi LC. Bases da fisioterapia respiratória – Terapia intensiva e reabilitação. 2.ed. Rio de Janeiro: Guanabara Koogan, 2018.
10. Marisco A, Sampaio LMM, Martins JA, Karsten M, Dal CS. Oxigenoterapia. PROFISIO – Programa de Atualização em Fisioterapia Cardiovascular e Respiratória. Ciclo 3. Porto Alegre: Artmed Panamericana, 2017. p. 11-132.

11. Mayoralas-Alises S, Carratalá JM, Díaz-Lobato S. New perspectives in oxygen therapy titration: is automatic titration the future? Arch Bronconeumol (Engl Ed). 2019;55(6):319-327.
12. Pilar JF, Fernandez YML. High-flow nasal cannula oxygen in acute respiratory post-extubation failure in pediatric patients: key practical topics and clinical implications. In: Esquinas A (ed). Noninvasive mechanical ventilation and difficult weaning in critical care. New York: Springer, Cham, 2016. p. 423-432.
13. Rengasamy S, Nassef B, Bilotta F, Pugliese F, Nozari A, Ortega R. Administration of supplemental oxygen. N Engl J Med. 2021;385(3):e9.
14. Sarmento GJVF. Fisioterapia respiratória no paciente crítico. 3.ed. Barueri: Manole, 2010.
15. Siemieniuk RA, Chu DK, Kim LH, Güell-Rous MR, Alhazzani W, Soccal PM et al. Oxygen therapy for acutely ill medical patients: a clinical practice guideline. BMJ. 2018;363.
16. Singer M, Young PJ, Laffey JG, Asfar P, Taccone FS, Skrifvars MB et al. Dangers of hyperoxia. Crit Care. 2021;25(1):1-15.
17. Ward JJ. High-flow oxygen administration by nasal cannula for adult and perinatal patients. Respir Care. 2013;58(1):98-122.
18. Zhang J, Chen J, Yu Q, Fan C, Zhang R, Lin J et al. Alteration of spontaneous brain activity in copd patients. Int J Chron Obstruct Pulmon Dis. 2016;11:1713-1719.

CAPÍTULO 8

Ventilação não invasiva

ELAYNE DE MOURA TEIXEIRA

INTRODUÇÃO

O uso da ventilação não invasiva tornou-se um método seguro e eficaz, que promove bons resultados no tratamento da insuficiência respiratória aguda e crônica e no pós-operatório de cirurgias torácicas e abdominais, diminuindo a necessidade de intubação orotraqueal, reduzindo complicações e proporcionando menor tempo de internação hospitalar.

Na prática clínica, tratar portadores de insuficiência respiratória aguda (IRpA) com a adequada aplicação de ventilação não invasiva (VNI), administrada de forma correta, com os devidos níveis de pressão nas vias aéreas respiratórias, pode manter a estabilidade das vias aéreas ao manter um fluxo aéreo permanente e controlar a respiração espontânea do paciente.

Atualmente, apesar de já serem conhecidos os benefícios que a VNI proporcionou para a prática clínica, sabe-se também que ela pode ser causadora de lesão pulmonar induzida pelo ventilador (LPIV). Sendo assim, reconhecer a necessidade de se estabelecer estratégias ventilatórias com o objetivo de minimizar esses efeitos deletérios deve ser o principal fundamento do fisioterapeuta nas diferentes situações clínicas.

DEFINIÇÃO

A VNI refere-se ao uso de suporte com ventilação artificial por meio do uso de interfaces (máscaras), que podem ser fornecidas em três modalidades:
- pressão positiva expiratória final (EPAP);
- pressão positiva contínua nas vias aéreas (CPAP);
- pressão positiva com dois níveis de pressão nas vias aéreas (BiPAP).

EFEITOS FISIOLÓGICOS DA VNI

A VNI exerce diversos efeitos fisiológicos e terapêuticos (Tabela 1). Entre eles, é muito importante que o fisioterapeuta conheça os efeitos sobre os sistemas respiratório e cardiovascular.

TABELA 1 Efeitos fisiológicos da ventilação não invasiva (VNI).

Diminuição da frequência respiratória
Diminuição do trabalho da musculatura respiratória
Manutenção da $PaCO_2$
Aumento da PaO_2
Ajuste do volume/min
Reabertura de unidades alveolares (atelectasias)
Diminuição da pressão arterial
Melhora da saturação
Restauração dos valores de pH no sangue
Aumento da CR
Prevenção da IOT

CR: capacidade residual funcional; IOT: intubação orotraqueal; $PaCO_2$: pressão parcial de gás carbônico; PaO_2: pressão parcial de oxigênio.

Efeitos sobre o sistema respiratório

A pressão positiva aumenta a pressão alveolar e a pressão transpulmonar, favorecendo a expansão de unidades alveolares pouco expandidas. Assim, proporciona o aumento da ventilação alveolar e do volume minuto, bem como promove a melhora da troca gasosa.

A pressão adicional fornecida pelo equipamento de suporte ventilatório também reduz o trabalho ventilatório, fornecendo repouso à musculatura respiratória, reduzindo a frequência respiratória e aliviando os sintomas respiratórios.

A pressão positiva tem a capacidade de manter a via aérea e o tórax estáveis em casos de patologias traqueais, doenças obstrutivas e tórax instável, como nas fraturas de múltiplas costelas. Por meio do deslocamento do ponto de igual pressão e da redução da auto-PEEP, previne-se o fechamento precoce das vias aéreas ou se promove a estabilização do tórax e a correção do padrão paradoxal.

Outros efeitos observados são a melhora da auto-PEEP pela redução da frequência respiratória e a prevenção do fechamento precoce das vias aéreas, como ocorre comumente nos pacientes obstrutivos.

Efeitos cardiovasculares

É de suma importância conhecer os efeitos cardiovasculares da VNI, pois nem todos os efeitos da pressão positiva são benéficos aos pacientes. Alguns efeitos precisam ser monitorados constantemente para que se estabeleça o ajuste dos parâmetros ventilatórios ou a interrupção da terapia ventilatória.

Ao mesmo tempo em que a pressão positiva pode melhorar o trabalho cardíaco em função da redução do retorno venoso e da diminuição da pós-carga de ventrículo esquerdo, ela também pode aumentar a pós-carga do ventrículo direito, dificultando o trabalho cardíaco, sobretudo em casos de hipertensão pulmonar ou tromboembolismo.

> NOTA: pacientes com hipertensão pulmonar ou tromboembolismo pulmonar podem não se beneficiar de valores elevados de PEEP por causa do aumento da pós-carga do ventrículo direito.

MODALIDADES DE VENTILAÇÃO NÃO INVASIVA

As principais modalidades são:
- **assistida**: quando o paciente dispara o movimento ventilatório;
- **assistida/controlada**: o paciente dispara alguns ciclos ventilatórios e o ventilador, o restante;
- **controlada**: quando somente o ventilador assegura e mantém os ciclos ventilatórios.

A escolha do modo mais adequado dependerá do *drive* respiratório e do quadro clínico do paciente, assim como da patologia. Os modos por pressão oferecem maior conforto e menor escape ou fuga aérea, além da vantagem de poderem ser utilizados nos casos agudos ou crônicos. Entretanto, quando selecionado por volume, existe a possibilidade de melhor ajuste do volume/minuto, desde que não ocorra escape gasoso.

MODOS DE VENTILAÇÃO NÃO INVASIVA
Pressão positiva contínua nas vias aéreas (CPAP)

É indicada principalmente quando se exige melhora da oxigenação. Isso é possível porque a CPAP aumenta a capacidade residual funcional (CRF) por meio do aumento e da manutenção das pressões alveolar e das vias aéreas, recurso que é mantido durante os ciclos inspiratórios e expiratórios.

Ao manter uma pressão nas vias aéreas entre 5 e 20 cmH$_2$O por meio de um circuito pressurizado, a CPAP favorece o recrutamento dos alvéolos colapsados, diminui o trabalho respiratório, mantendo abertas as pequenas e as grandes vias aéreas, melhora a homogeneização da ventilação pulmonar, facilita a remoção das secreções e melhora a troca gasosa.

Essa modalidade ventilatória pode ser aplicada por ventilação invasiva (tubo orotraqueal ou traqueostomia) ou não invasiva (há diversas interfaces disponíveis).

O método pode ser considerado bem-sucedido se proporcionar diminuição do trabalho respiratório, com melhora do padrão ventilatório e posterior melhora da ventilação pulmonar.

Pressão positiva de dois níveis nas vias aéreas (BiPAP)

Trata-se de uma modalidade ventilatória à pressão que consegue ofertar suporte ventilatório de maneira regulada, com ajuste da pressão positiva na inspiração e na expiração de modo independente (Figura 1). Nesse modo, a pressão nas vias aéreas se alterna, com níveis mais elevados durante a inspiração (IPAP, do inglês *inspiratory positive*

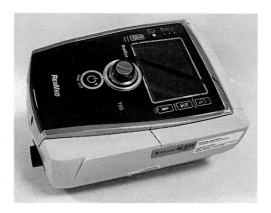

FIGURA 1 Equipamento de BiPAP (modelo Stellar, marca Resmed®).
Fonte: acervo do autor.

airway pressure) e níveis menores na expiração (EPAP, do inglês *expiratory positive airway pressure*).

Esse modo ventilatório demonstrou grande eficácia nos tratamentos de insuficiência respiratória aguda, hipoxêmica ou hipercápnica, sendo recomendado também como suporte ventilatório para desmame.

Sugere-se iniciar a terapia com nível de IPAP ajustado em torno de 12 cmH$_2$O, de maneira que possa gerar volume corrente suficiente em torno de 6 a 8 mL/kg, e EPAP ajustado inicialmente em torno de 5 a 6 cmH$_2$O e/ou 4 a 5 cmH$_2$O para pacientes de pós-operatório de cirurgias abdominais e cardíacas, buscando, assim, melhorar a adaptação do paciente.

O BiPAP pode ser ofertado de três modos diferentes:
- **espontâneo**: o paciente dispara os ciclos e controla a frequência respiratória, sendo necessário apenas ajustar a IPAP e a EPAP ideais para proporcionar volume adequado ao paciente;
- **assistido-controlado**: o ventilador dispara de acordo com o esforço do paciente durante a inspiração e cicla durante a expiração, disparando automaticamente caso não seja estimulado a iniciar a inspiração, sendo necessários ajustes da IPAP, da EPAP e de uma frequência respiratória de segurança;

- **controlado:** o ventilador controla os ciclos, e a IPAP, a EPAP, a frequência respiratória e a relação tempo inspiratório/expiratório são pré-determinadas.

TIPOS DE INTERFACE PARA VNI

A indicação correta da interface pelo terapeuta envolve as características do paciente e tem relação com a tolerância e o sucesso da terapia. Os recursos disponíveis são variados, tanto no que diz respeito à quantidade quanto à qualidade das interfaces, resultando em maior tolerância às terapias em razão do melhor ajuste anatômico e do menor escape aéreo.

Máscara oronasal

Muito indicada e utilizada no ambiente hospitalar, a máscara oronasal (Figura 2) não permite fuga oral e auxilia a pressurização do sistema respiratório por não permitir a respiração oral, comum em pacientes mais cansados.

A impossibilidade de comunicação e o maior risco de broncoaspiração são pontos negativos, além de maior incidência de claustrofobia.

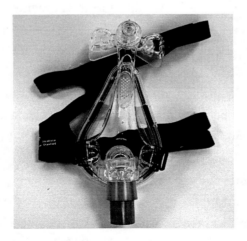

FIGURA 2 Máscara oronasal Mirage (marca Resmed®).
Fonte: acervo do autor.

Máscara nasal

Uso comum em casos crônicos, como na apneia obstrutiva do sono. Não é muito utilizada em situações de hipoxemia, pois permite o escape aéreo oral. Como benefícios, há um menor risco de broncoaspiração e menos relatos de claustrofobia.

Máscara facial total

Evolução das interfaces para uso hospitalar, a máscara total facial (Figura 3) apresenta um menor risco de lesão cutânea na região nasal, por se adaptar totalmente à face, e permite o uso de maiores pressões inspiratórias e, quando indicado, também o uso prolongado. No entanto, mantém o risco de broncoaspiração e a sensação de claustrofobia.

Máscara tipo pronga

De todas as interfaces, é a que tem menor superfície de contato, reduzindo os riscos relacionados às lesões de pele. Os pontos de atenção incluem o fluxo de ar direcionado para as narinas, o que pode gerar ressecamento, e o fato de o paciente ter de permanecer com a boca fechada durante toda a terapia.

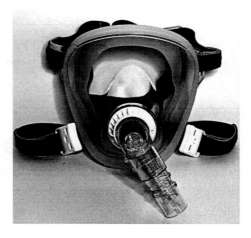

FIGURA 3 Máscara facial total Performax (marca Philips®).
Fonte: acervo do autor.

INDICAÇÕES TERAPÊUTICAS

A principal indicação da VNI é a insuficiência respiratória aguda, que é classificada em três tipos:
- insuficiência respiratória aguda do tipo I (hipoxêmica);
- insuficiência respiratória do tipo II (hipercápnica);
- insuficiência respiratória mista, que tem uma combinação dos componentes tipo I e tipo II.

Para a adequada estratégia de tratamento e diagnóstico, são necessários conhecimento da fisiologia respiratória e reconhecimento do mecanismo fisiopatológico que desencadeou a IRpA.

Insuficiência respiratória hipoxêmica ou tipo I

É um quadro de origem pulmonar que envolve estruturas e disfunções do parênquima pulmonar, sendo caracterizado pela presença de hipoxemia arterial com PaO_2 inferior a 60 mmHg e diminuição da $PaCO_2$.

Entre as causas mais frequentes, estão atelectasias, pneumonia grave, síndrome do desconforto respiratório agudo (SDRA), edema agudo cardiogênico e tromboembolismo pulmonar.

Insuficiência respiratória hipercápnica ou tipo II

É um quadro que resulta de falência de bomba ventilatória, que acaba por levar à hipoventilação alveolar e ao aumento dos níveis de $PaCO_2$, resultando em acidemia (pH < 7,35). Na maioria das vezes, as alterações de hipoventilação estão presentes por alterações do *drive* ventilatório, como doenças do sistema nervoso central e neuromusculares, ou, ainda, em disfunções ocasionadas à parede torácica, como trauma, pneumotórax, derrame pleural e cirurgias de tórax ou abdômen.

Insuficiência respiratória mista

Quadro presente em caso de hipoxemia grave e refratária, seguida de retenção e aumento de CO_2 e, consequentemente, acidose respiratória.

Os quadros de IRpA hipoxêmica que evoluem com fadiga muscular respiratória apresentam o tipo misto. É muito comum também nos pacientes que já apresentam disfunção neuromuscular (Guillain-Barré, miastenia grave etc.) e desenvolvem quadro respiratório agudo.

USO DA VNI NOS DIFERENTES TIPOS DE IRpA

O suporte ventilatório com VNI pode ser indicado tanto nos casos de hipercapnia quanto nos de hipoxemia, desde que resolva a causa que desencadeou a IRpA. Os principais objetivos do uso da VNI estão relacionados a:

- melhora ou alívio da dispneia;
- diminuição do trabalho e do esforço respiratório;
- correção da acidose respiratória e da hipoxemia, mediante maior oferta de oxigênio;
- prevenção da fadiga muscular respiratória;
- prevenção da intubação orotraqueal.

Doença pulmonar obstrutiva crônica (DPOC)

Entre as inúmeras doenças respiratórias que levam a população ao adoecimento e à procura das unidades de urgência e emergência, a DPOC possui um índice repetitivo de internações em decorrência de seus quadros de exacerbação. Considerada uma das dez principais causas de morte no mundo, afeta muitos pacientes, levando muitos deles à morte.

O uso da VNI nas exacerbações da DPOC já está muito bem estabelecido, pois diminui o trabalho respiratório, promove melhora da ventilação alveolar e aumenta o volume corrente e, consequentemente, o volume minuto, melhorando a hipercapnia e ajudando a prevenir/evitar a intubação orotraqueal. O uso de VNI com dois níveis de pressão (BiPAP) está fortemente recomendado nos casos de IRpA que desencadeia acidose respiratória (pH < 7,35) por exacerbações da DPOC.

Edema agudo pulmonar (EAP)

O EAP cardiogênico ocorre quando há extravasamento de líquido para o espaço alveolar por aumento da pressão hidrostática nos capilares pulmonares, na maioria das vezes, por disfunção sistólica do ventrículo esquerdo. Nesse contexto, a VNI pode ser indicada como terapia coadjuvante às terapias medicamentosas, podendo ser administrada em modo CPAP ou BiPAP, por facilitar o trabalho do ventrículo esquerdo, diminuindo sua pós-carga. A VNI está fortemente associada à diminuição da necessidade de intubação e à redução da mortalidade hospitalar nos casos de EAP.

Asma

Pacientes asmáticos podem apresentar quadros de descompensação da doença. As crises agudas de asma alteram a mecânica ventilatória por aumento da resistência das vias aéreas e consequente aumento do trabalho respiratório. São gerados esforço da musculatura e dispneia, resultando em hiperinsuflação e ocasionando hipercapnia. Nesse contexto, a VNI pode ser administrada para alívio mais rápido da crise, associada à terapia com broncodilatador. Apesar de pouco estabelecida, alguns estudos clínicos citam bons resultados com o uso do CPAP na crise aguda de asma.

Pós-operatório

A VNI pode ser sugerida no contexto pós-operatório em pacientes que apresentem hipoventilação ou IRpA com recomendação moderada por necessidade de maiores evidências.

Pacientes submetidos a cirurgias abdominais ou cardiotorácicas de grande ou médio portes podem desenvolver alterações respiratórias, como diminuição do volume pulmonar, hipoxemia, atelectasias, complicações por disfunções diafragmáticas e fraqueza muscular respiratória. Pacientes submetidos a cirurgias bariátricas podem apresentar previamente apneia obstrutiva do sono (AOS) e/ou síndrome da hipoventilação pela obesidade, e a VNI pode ser utilizada com o objetivo de fornecer um desfecho mais favorável, minimizando os problemas respiratórios após a cirurgia e reduzindo a morbidade e a mortalidade.

Pós-extubação

Na pós-extubação, VNI pode ser aplicada de maneira facilitadora ou profilática. A VNI facilitadora se aplica nos pacientes com DPOC que falham no teste de respiração espontânea (TER) e são submetidos à extubação com o objetivo de reduzir o tempo de ventilação mecânica; nesse caso, a ventilação invasiva é substituída pela não invasiva.

A VNI profilática é aplicada aos pacientes que são extubados após aprovação no TRE e que preenchem os critérios, porém apresentam alto risco de falhar à extubação, como no caso de pacientes com DPOC, cardiopatas, obesos e idosos, não sendo indicada quando a IRpA já estiver estabelecida após a extubação.

VNI em covid-19

No início da pandemia, a VNI nos pacientes com covid-19 foi bastante discutida. Inicialmente, não houve recomendação quanto à aplicação da terapia em função do risco de produção de aerossóis e maior contaminação do ambiente. Posteriormente, algumas diretrizes passaram a recomendar a aplicação da VNI, introduzida na tentativa de melhorar a oxigenação e minimizar as taxas de intubação, sugerindo algumas considerações quanto à segurança, a fim de proteger profissionais, pacientes e o ambiente da aerolização.

VNI na síndrome da angústia respiratória aguda (SARA)

Não é recomendado o uso de VNI nesse grupo de pacientes, pois estudos controlados e randomizados já demonstraram que a taxa de falência respiratória e a necessidade de intubação orotraqueal não se modificam em comparação aos pacientes em uso de oxigênio por cateter ou máscara. Dessa maneira, deve-se evitar postergar a intubação orotraqueal nesse grupo de pacientes.

> NOTA: na prática clínica, foi observado que, em casos selecionados e quando bem indicada, a VNI teve um papel de reduzir os sinais de aumento do trabalho ventilatório, melhorar a oxigenação e reduzir a taxa de intubação. Não é possível afirmar que profissionais de saúde foram mais contaminados em função da aerolização pela administração da terapia.

VNI em imunossuprimidos

Pacientes imunossuprimidos são mais suscetíveis a infecções oportunistas e respiratórias. Nesse contexto, quando bem indicada, os pacientes podem apresentar melhora clínica e na oxigenação com a utilização da VNI. Estudos randomizados que avaliaram mortalidade em 28 dias como desfecho primário e intubação orotraqueal como desfecho secundário não apresentaram diferenças significativas em comparação ao uso de oxigênio por cateter ou máscara.

VNI no setor de internação

O setor de internação deve evitar o uso de VNI como estratégia curativa na IRpA pela dificuldade de monitoração e avaliação evolutiva dos pacientes, sendo o ambiente de terapia intensiva mais adequado para a vigilância intensiva. Outro fator crítico é a necessidade de intubação orotraqueal em casos de insucesso na terapia.

Sugere-se o uso de VNI como recurso para os exercícios aeróbicos e de força muscular periférica, a fim de melhorar a tolerância às atividades aeróbicas, e como recurso de expansão pulmonar, sempre respeitando tempo de aplicação, programação prévia e vigilância clínica durante a utilização.

A Tabela 2 lista as principais contraindicações à ventilação não invasiva.

TABELA 2 Contraindicações da ventilação não invasiva (VNI).

Instabilidade hemodinâmica, como hipotensão ou arritmia cardíaca
Necessidade de intubação de emergência
Parada cardíaca ou respiratória
Rebaixamento do nível de consciência
Hemorragia digestiva alta
Vômitos ou náuseas
Hemoptise ou refluxo esofágico
Trauma facial e/ou fratura dos seios nasais
Obstrução das vias aéreas superiores
Pneumotórax não tratado
Impossibilidade de proteção de vias aéreas (deglutição)
Impossibilidade de colocação da interface (anormalidade anatômica, presença de drenos)
Cirurgia abdominal alta
Neurocirurgias (cirurgia de hipófise)
Aumento da pressão intracraniana
Desorientação
Agitação
Falta de cooperação
Ansiedade

COMPLICAÇÕES

Como qualquer outro procedimento relacionado ao suporte de pacientes, o uso da VNI também pode apresentar complicações, sendo as mais frequentes: lesões de pele, vazamentos, desconforto, aerofagia e risco de broncoaspiração.

É importante destacar alguns cuidados para minimizar as complicações, como verificar a integridade da pele e solicitar que a equipe de enfermagem avalie e utilize algum tipo de protetor nos casos de uso prolongado da terapia, checar a presença de vazamentos, que podem reduzir a eficácia da terapia e causar desconforto ao paciente, e atentar para a aeorofagia e a distensão abdominal, que podem aumentar o risco de broncoaspiração.

CONSIDERAÇÕES FINAIS

O principal objetivo da VNI é tratar a IRpA. Para que a terapia tenha sucesso, é importante que o fisioterapeuta realize uma adequada avaliação em conjunto com a equipe médica, visando à adoção da terapia mais adequada, incluindo a melhor interface, o melhor modo ventilatório, o posicionamento correto do paciente, a identificação e a correção de assincronias e o manejo terapêutico apropriado.

É importante, também, que o fisioterapeuta monitore periodicamente os pacientes por um período de 30 minutos a 2 horas, observando a necessidade de interromper a terapia e indicando a intubação orotraqueal, se for o caso.

Vale ressaltar que a VNI não deve ser utilizada como terapia isolada de resgate, mas, sim, associada a outras terapias medicamentosas, devendo o fisioterapeuta avaliar a resposta terapêutica em conjunto com outras equipes e de forma periódica.

> NOTA: o sucesso da terapia depende de fatores como: identificação da IRpA, eleição dos pacientes, orientação ao paciente, escolha de equipamento, interface e ajuste ventilatório, bem como monitoração durante a terapia ventilatória.

Referências

1. Antonelli M, Conti G, Rocco M, Bufi M, Blasi RA, Vivino G et al. A comparison of noninvasive positive-pressure ventilation and conventional mechanical ventilation in patients with acute respiratory failure. N Engl J Med. 1998;339(7):429-435.
2. Arnal JM, Thevenin CP, Couzinou B, Texereau J, Garnero A. Setting up home noninvasive ventilation. Chron Respir Dis. 2019;16:1-14.
3. Azeredo CAC. Fisioterapia respiratória no hospital geral. 2.ed. Barueri: Manole, 2000.
4. Barach AL, Martin J, Eckman M. Positive pressure respiration and its application to the treatment of acute pulmonary edema. Ann Intern Med. 1938;12(6):754-795.
5. Brasil. Ministério da Saúde. Saúde e Segurança do Trabalhador (EPI). 2020. Disponível em: <https://www.saude.go.gov.br/files/banner_coronavirus/GuiaMS-Recomendacoesdeprotecaotrabalhadores-COVID-19.pdf>. Acesso em: 15 jul. 2021.

6. Brill AK. How to avoid interface problems in acute noninvasive ventilation. Breathe. 2014;10(3):230-242.
7. Britto RR, Brant TCS, Parreira VF. Recursos manuais e instrumentais em fisioterapia respiratória. 2.ed. Barueri: Manole, 2014.
8. Conti G, Costa R, Craba A, Festa V, Catarci S. Non-invasive ventilation in COPD patients. Minerva Anestesiol. 2004;70(4):145-150.
9. David MC. Ventilação mecânica – Da fisiologia à prática clínica. 2.ed. Rio de Janeiro: Revinter, 2001.
10. Ellis ER, Bye PT, Bruderer JW, Sullivan CE. Treatment of respiratory failure during sleep in patients with neuromuscular disease: positive-pressure ventilation through a nose mask. Am Rev Respir Dis. 1987;135(1):148-152.
11. Emmerich JC. Suporte ventilatório – aplicação prática. 3.ed. Rio de Janeiro: Revinter, 2008.
12. Ferreira S, Nogueira C, Conde S, Taveira N. Non-invasive ventilation. Rev Port Pneumol. 2009;15(4):655-667.
13. He H, Sun B, Liang L, Li Y, Wang H, Wei L et al. A multicenter RCT of noninvasive ventilation in pneumonia-induced early mild acute respiratory distress syndrome. Crit Care. 2019;23(1):1-13.
14. Machado MGR, Orlandi LC. Bases da fisioterapia respiratória – Terapia intensiva e reabilitação. 1.ed. Rio de Janeiro: Guanabara Koogan, 2008.
15. Mehta S, Hill NS. Noninvasive ventilation. Am J Respir Crit Care Med. 2001;163(2)540-577.
16. Menter T, Haslbauer JD, Nienhold R, Savic S, Hopfer H, Deigendesch N et al. Postmortem examination of covid-19 patients reveals diffuse alveolar damage with severe capillary congestion and variegated findings in lungs and other organs suggesting vascular dysfunction. Histopathology. 2020;77(2):198-209.
17. Meyer TJ, Hill NS. Noninvasive positive pressure ventilation to treat respiratory failure. Ann Intern Med. 1994;120(9):760-770.
18. O'Donnell DE, Sanii R, Younes M. Improvement in exercise endurance in patients with chronic airflow limitation using continuous positive airway pressure. Am Rev Respir Dis. 1988;138(6):1510-1514.
19. Pryor JA, Webber BA. Fisioterapia para problemas respiratórios e cardíacos. 2.ed. Rio de Janeiro: Guanabara Koogan, 2002.
20. Rochwerg B, Brochard L, Elliott MW, Hess D, Hill NS, Nava S et al. Official ERS/ATS clinical practice guidelines: noninvasive ventilation for acute respiratory failure. Eur Respir J. 2017;50(2):1602426.
21. Wilkins RL, Stoller JK, Kacmarek RM. Fundamentos da terapia respiratória de Egan. 7.ed. Barueri: Manole, 2000.
22. World Health Organization. Coronavirus disease (covid-19) outbreak 2020. Disponível em: <https://www.who.int/emergencies/diseases/novel-coronavirus-2019>. Acesso em: 10 jun. 2021.
23. Yuki K, Fujiogi M, Koutsogiannaki S. Covid-19 pathophysiology: a review. Clin Immunol. 2020;215:108427.

CAPÍTULO 9

Ventilação mecânica básica

FELIPE SILVEIRA MADEIRA

ALEXANDRE ROSA DA SILVA

INTRODUÇÃO

A ventilação mecânica (VM) é um dos procedimentos mais utilizados no ambiente hospitalar e muitos pacientes se beneficiam desse recurso nas unidades de terapia intensiva, em prontos-socorros, em centros cirúrgicos e em serviços de socorro e resgate.

O fisioterapeuta atua diariamente no gerenciamento e na monitoração da ventilação mecânica, sendo responsável, juntamente com a equipe multiprofissional, por ajustes dos parâmetros ventilatórios iniciais, correção de hipoxemia e hipercapnia, avaliação e monitoração da mecânica pulmonar (complacência e resistência), desmame ventilatório e manejo adequado da VM, considerando os parâmetros de segurança e de proteção.

Para compreender a VM, é importante conhecer as indicações, os conceitos e os princípios que serão abordados a seguir.

PRINCIPAIS INDICAÇÕES DA VM

- Insuficiência respiratória aguda;
- insuficiência respiratória crônica agudizada;
- suporte ventilatório após parada cardiorrespiratória (PCR).

FASES DO CICLO RESPIRATÓRIO

Podemos dividir o ciclo respiratório da ventilação espontânea em duas fases: inspiratória e expiratória. Já o ciclo respiratório em ventilação mecânica é dividido em quatro etapas (Figura 1):

1. **fase inspiratória**: fase de insuflação pulmonar;
2. **ciclagem**: transição da fase inspiratória para a fase expiratória (abertura da válvula expiratória);
3. **fase expiratória**: fase da desinsuflação pulmonar;
4. **disparo**: início da fase inspiratória (abertura da válvula inspiratória).

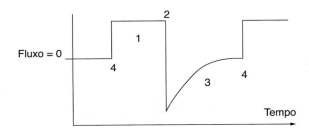

FIGURA 1 Fases do ciclo respiratório (gráfico de fluxo).
Fonte: adaptada de Barbas et al., 2014.

Disparo

O disparo consiste na fase em que ocorre a abertura da válvula inspiratória e o fechamento da válvula expiratória, representando, assim, o início da fase inspiratória.

Para que seja realizado o disparo do ventilador, o fisioterapeuta pode programar o tempo desejado para que ocorra o início da inspiração ou o ventilador pode reconhecer o esforço respiratório (*drive* ventilatório) mediante variação de fluxo ou pressão. Esse reconhecimento é feito por meio da configuração da sensibilidade (ou *trigger*) do ventilador, selecionando o quão sensível deve ser a detecção da necessidade de o paciente iniciar a ventilação.

Tipos de disparo

Disparo a tempo

No disparo a tempo, o fisioterapeuta configura a frequência respiratória (FR) de forma que o intervalo entre cada ciclo respiratório determine o tempo em que as incursões se iniciem. Se configurada uma FR de 10 irpm, a cada 6 segundos ocorrerá um ciclo respiratório; se configurada uma FR 20 irpm, um novo ciclo respiratório acontecerá a cada 3 segundos. Sendo assim, o intervalo entre cada ciclo diminui com o aumento da FR e aumenta com a sua redução. Essa condição, em que o ciclo respiratório inicia com base no intervalo de tempo entre a FR ajustada, é denominada ventilação controlada.

Sensibilidade (trigger)

A ventilação pode ocorrer de forma controlada, como no modo de disparo a tempo, em que não há participação do paciente para iniciar os ciclos respiratórios, ou de forma assistida e espontânea, quando o ventilador detecta o esforço ventilatório inicial do paciente. Nos casos em que o paciente ventila de forma assistida ou espontânea, o ventilador pode reconhecer o *drive* ventilatório por meio da variação de pressão nas vias aéreas ou do fluxo. Logo, o ajuste da sensibilidade pode ser feito pela configuração da sensibilidade da pressão ou do fluxo, ajustados em cmH_2O e L/min, respectivamente.

O fisioterapeuta será responsável por determinar a que sensibilidade o ventilador irá reconhecer os esforços do paciente. Essa variável é importante e está relacionada com o tempo em que o ventilador reconhece o esforço do paciente e libera o fluxo do gás através da abertura da válvula inspiratória.

Disparo a pressão

No disparo a pressão, o ventilador identifica a queda na pressão das vias aéreas causada pelo esforço do paciente. Para que o disparo ocorra, é necessário que esse esforço inspiratório atinja o nível de pressão ajustado no aparelho. O fisioterapeuta ajusta um nível de pressão que o esforço do paciente deve atingir para que o ventilador reconheça e faça a abertura da válvula inspiratória. Considerando que, ao final da expiração, temos a PEEP, o esforço do paciente deve ser suficiente para atingir o limiar de pressão ajustado.

Ao ajustar a sensibilidade à pressão em –2 cmH_2O, por exemplo, no início da inspiração, o esforço do paciente deve ser suficiente para gerar uma pressão de –2 cmH_2O nas vias aéreas para que o ventilador reconheça a necessidade de causar o disparo. Caso o esforço do paciente gere uma pressão menor do que a ajustada, o ventilador não é capaz de reconhecer esse esforço e, nesse caso, ocorre uma assincronia ventilatória chamada disparo ineficaz.

Disparo a fluxo

No disparo a fluxo, quando o ventilador detecta a diferença entre o fluxo inspiratório e o fluxo expiratório predeterminado, a válvula inspiratória se abre. Nos ventiladores microprocessados mais modernos, esse modo de sensibilidade é administrado pelo sistema de fluxo inspiratório contínuo, o *bias flow*, que parece proporcionar uma interação melhor com o paciente.

Ao ajustar a sensibilidade a fluxo com um valor de 2 L/min, por exemplo, essa será a diferença entre o fluxo de gás que passa pelos ramos inspiratório e expiratório que o ventilador deve detectar para que possa iniciar a ventilação. Caso a diferença seja menor que o valor ajustado da sensibilidade, a válvula inspiratória não será aberta e a inspiração não irá ocorrer.

É recomendado que esse ajuste seja o mais sensível possível para permitir o disparo do ventilador, porém deve-se ter cuidado para que não esteja tão sensível a ponto de permitir o autodisparo. Na prática, configura-se a sensibilidade geralmente a fluxo, pois, nessa modalidade, o tempo de reconhecimento do esforço do paciente e de abertura da válvula inspiratória (tempo de resposta do ventilador) é mais rápido quando comparado à sensibilidade à pressão.

> NOTA: condições clínicas em que há escape aéreo, como fístula broncopleural de alto débito, podem levar à necessidade de modificar a sensibilidade do ventilador de fluxo para pressão, já que a quantidade de gás que escapa do espaço broncopleural pelo dreno do tórax pode ser reconhecida pelo ventilador como esforço do paciente, gerando assincronia de autodisparo.

Fase inspiratória

Após a fase de disparo, ocorre a fase inspiratória, em que os pulmões são parcial ou completamente insuflados pelo fluxo de gás liberado pelo ventilador mecânico. O grau de insuflação pulmonar depende dos parâmetros ventilatórios ajustados.

O tempo de duração da fase inspiratória depende da configuração de parâmetros que determinam a transição da fase inspiratória para a fase de ciclagem.

Ciclagem

Corresponde à fase em que ocorre o fechamento da válvula inspiratória e a abertura da válvula expiratória, proporcionando a saída do ar nos pulmões. A ciclagem pode ser determinada por parâmetros de volume, tempo, pressão ou fluxo.

Tipos de ciclagem
Ciclagem a volume

Na ciclagem a volume, a inspiração termina quando o volume corrente predeterminado pelo fisioterapeuta é alcançado. Assim, o ventilador fecha a válvula inspiratória e abre a válvula expiratória, iniciando a fase expiratória. Essa forma de ciclagem ocorre nos modos volumétricos, como ventilação assisto-controlada a volume (VCV) e volume garantido com pressão suporte (VAPS).

Ciclagem a tempo

Na ciclagem por tempo, a inspiração termina quando o tempo inspiratório predeterminado pelo fisioterapeuta é atingido. Essa forma de ciclagem ocorre nos modos pressóricos, como ventilação com pressão controlada (PCV) e ventilação com volume controlado por regulação de pressão (PRVC).

Ciclagem à pressão

Na ciclagem à pressão, a inspiração termina quando a pressão ajustada no ventilador é alcançada, abrindo a válvula exalatória e iniciando a fase expiratória. Essa forma de ciclagem ocorre nos ventiladores pressóricos, como o Bird Mark 7®. Atualmente, não temos ventiladores microprocessados que forneçam esse tipo de ciclagem.

> NOTA: nos modos volumétricos, como VCV, ao ser atingida a pressão de pico ajustada nos alarmes de segurança, o ventilador libera abruptamente a pressão nas vias aéreas, abrindo a válvula exalatória. Alguns autores consideram essa liberação de pressão para não gerar barotrauma, como na ciclagem à pressão.

Ciclagem a fluxo

Na ciclagem a fluxo, a inspiração termina quando o fluxo inspiratório se reduz ao nível de um valor percentual preestabelecido do pico de fluxo inspiratório. Aqui, o fisioterapeuta determina o percentual de redução do pico de fluxo inspiratório que deve ser atingido para que a ciclagem ocorra, podendo variar de 5 a 70% do pico, o que pode determinar, indiretamente, o tempo inspiratório nos modos espontâneos. Valores percentuais mais baixos fazem a ciclagem ocorrer mais tardiamente, aumentando o tempo inspiratório, enquanto percentuais mais altos fazem a ciclagem acontecer mais precocemente, reduzindo o tempo inspiratório. Esse tipo de ciclagem ocorre nos modos espontâneos, como PSV (ventilação por pressão de suporte) e VS (volume suporte).

Fase expiratória

A fase expiratória consiste na fase em que ocorre a exalação do ar do interior dos pulmões.

MODALIDADES VENTILATÓRIAS

As modalidades ventilatórias são definidas como a maneira pela qual os ciclos ventilatórios serão disponibilizados pelo ventilador.

A ventilação pode ocorrer de forma controlada, assisto-controlada ou espontânea. A definição dependerá de como o disparo (início da fase inspiratória) do ventilador mecânico ocorre:

- **modo controlado:** quando o disparo ocorre sem que haja qualquer participação do paciente e todos os ciclos são iniciados (controlados) pelo ventilador;

- **modo assisto-controlado:** quando o paciente pode iniciar os ciclos respiratórios e o ventilador também;
- **modo espontâneo:** quando todos os ciclos ventilatórios são iniciados pelo paciente.

Modos ventilatórios convencionais

Os modos ventilatórios convencionais são também denominados modos básicos. Eles representam os modos ventilatórios mais utilizados na prática clínica durante o manejo ventilatório dos pacientes.

Ventilação assisto-controlada a volume – modo VCV

A ventilação assisto-controlada a volume é um modo ventilatório no qual o disparo pode ocorrer pelo ventilador (disparo a tempo) ou pelo paciente (disparo a fluxo ou pressão), sendo caracterizada por fornecer fluxo inspiratório constante até que o volume preestabelecido seja atingido (ciclagem a volume). Nesse modo ventilatório, o fisioterapeuta configura o volume corrente, o fluxo inspiratório, a frequência respiratória, a PEEP e a FiO_2.

Uma das características do modo VCV é a capacidade de fornecer volume corrente (VC) e volume minuto de forma constante, por meio da configuração do VC e da FR. Sendo assim, é um modo indicado quando há necessidade de se manter uma ventilação alveolar constante para prevenção de hipoventilação, correção de acidose respiratória e controle de CO_2. Esse modo também é utilizado quando é necessário manter a monitoração ventilatória, que pode ser realizada por meio dos cálculos de complacência, resistência e constante de tempo, que representam as propriedades elásticas, resistivas e tempos de insuflação e deflação dos pulmões, respectivamente (Figura 2).

Nos modos volumétricos, o volume corrente é fixo, e as pressões nas vias aéreas são um produto do volume e do fluxo ajustados no ventilador e das características da mecânica do sistema respiratório (complacência e resistência).

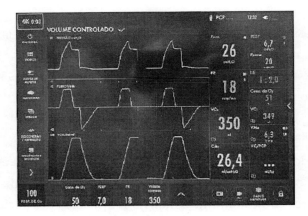

FIGURA 2 Gráficos de ventilador mecânico em modo VCV.
Fonte: acervo do autor.

Ventilação assisto-controlada à pressão – modo PCV

A ventilação assisto-controlada à pressão é um modo ventilatório no qual o disparo pode ser deflagrado pelo ventilador (disparo a tempo) ou pelo paciente (disparo a fluxo ou pressão), sendo caracterizada por fornecer pressão nas vias aéreas durante o tempo inspiratório pré-ajustado (ciclagem a tempo). Nesse modo ventilatório, o fisioterapeuta deve configurar a pressão inspiratória, o tempo inspiratório, a frequência respiratória, a PEEP e a FiO_2 (Figura 3).

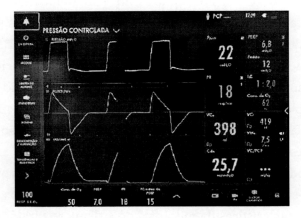

FIGURA 3 Gráficos de ventilador mecânico em modo PCV.
Fonte: acervo do autor.

Uma das principais características desse modo ventilatório é a capacidade de liberar fluxo de gás durante tempo predeterminado (tempo inspiratório), controlando as pressões nas vias aéreas durante a inspiração. Sendo assim, é um modo indicado quando há necessidade de se limitar as pressões nas vias aéreas, sobretudo em pacientes com pulmões heterogêneos, como na síndrome da angústia respiratória aguda (SARA). Outra característica importante é que o fluxo inspiratório é livre, determinado pelo nível de pressão inspiratória ajustado e pelo esforço gerado pelo paciente, podendo proporcionar menor incidência de assincronia de fluxo, como fluxo insuficiente.

Nos modos pressóricos, a pressão nas vias aéreas é fixa, e o volume corrente gerado é produto da pressão e do tempo inspiratórios ajustados no ventilador e das características da mecânica do sistema respiratório (complacência e resistência).

Ventilação com pressão de suporte – modo PSV

A ventilação com pressão de suporte é um modo de ventilação espontânea, no qual todos os ciclos respiratórios são iniciados pelo paciente; logo, não é possível ajustar a FR no ventilador (Figura 4).

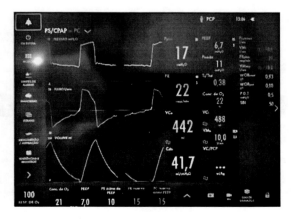

FIGURA 4 Gráficos de ventilador mecânico em modo PSV.
Fonte: acervo do autor.

Nesse modo, o ventilador fornece pressão nas vias aéreas do paciente, assim como no modo PCV, controlando os níveis pressóricos. No entanto, a duração da pressão nas vias aéreas e, consequentemente, da fase inspiratória é determinada pelo paciente, e não por um tempo inspiratório preestabelecido no ventilador, como ocorre no modo PCV. Dessa maneira, a transição da fase inspiratória para a expiratória ocorre quando o fluxo inspiratório atinge uma queda de 25% do pico de fluxo inspiratório (ciclagem a fluxo). Nesse modo, o fisioterapeuta ajusta a pressão de suporte, a PEEP e a FiO_2. Outros parâmetros, como volume corrente, volume minuto e frequência respiratória, dependerão do nível de pressão ajustada, da complacência e da resistência de vias aéreas.

AJUSTES INICIAIS DOS PARÂMETROS VENTILATÓRIOS

Os ajustes ventilatórios iniciais, realizados no momento da admissão do paciente, são de suma importância, pois configuram os ajustes básicos que mantêm uma ventilação alveolar adequada até que seja coletada a primeira gasometria para os demais ajustes (Tabela 1).

TABELA 1 Ajuste dos parâmetros ventilatórios iniciais.

Parâmetros	Valor do modo VCV	Valor do modo PCV
Volume corrente	6 a 8 mL/kg	–
Pressão inspiratória	–	12 a 20 cmH_2O
Tempo inspiratório	–	0,8 a 1,2 s
Fluxo	40 a 60 L/min	–
Parâmetros	**Valores**	
FR	12 a 16 irpm	
Relação I:E	1:2 ou 1:3	
PEEP	3 a 5 cmH_2O	

FR: frequência respiratória; PEEP: pressão positiva expiratória final.

Entre os ajustes, há parâmetros particulares a determinados modos, como volume corrente e fluxo inspiratório, no modo VCV, e pressão inspiratória e tempo inspiratório, no modo PCV, e há também parâmetros comuns a todos os modos, como FR, PEEP e FiO_2.

A seguir, serão abordados os ajustes de cada um desses parâmetros.

Modo ventilatório

É recomendado utilizar o modo ventilatório assisto-controlado a volume ou a pressão para admissão do paciente em VM. Na escolha do modo, devem ser consideradas as necessidades ventilatórias, as características da doença e a experiência da equipe no manejo ventilatório. Em termos práticos, a admissão do paciente em ventilação mecânica não difere em nenhum dos modos VCV ou PCV.

Volume corrente

O volume corrente ajustado deve ser suficiente para manter o volume minuto e a ventilação alveolar adequados às necessidades ventilatórias do paciente. É recomendado que seja utilizado volume corrente de 6 a 8 mL/kg predito e, posteriormente, que o ajuste seja realizado com base nas características mecânicas do sistema respiratório. Considerando que pulmões menos complacentes têm uma menor capacidade de armazenar grandes volumes, é importante estar atento aos valores de pressão de pico, pressão platô e *drive pressure* gerados pelo volume corrente selecionado. Caso os valores ultrapassem os limites de proteção, é recomendado que o volume corrente seja reduzido para valores < 6 mL/kg predito.

No modo VCV, deve-se ajustar, diretamente, o volume corrente que se deseja alcançar. Já no modo PCV, o volume corrente decorre dos valores de pressões ajustadas.

Frequência respiratória

A FR representa o número de ciclos ventilatórios que ocorre em 1 minuto. A FR deve ser ajustada com o objetivo de manter o volume minuto e a ventilação alveolar adequados.

Frequentemente, é ajustada entre 12 e 16 irpm juntamente com o fluxo e o tempo inspiratórios, a FR determina a relação I:E, sendo recomendado manter, inicialmente, uma relação I:E de 1:2 a 1:3.

Durante o ajuste da FR, deve-se considerar o quadro clínico do paciente. Portadores de doença obstrutiva podem se beneficiar de FR < 12 irpm, com o objetivo de aumentar o tempo expiratório, enquanto pacientes restritivos podem se beneficiar de FR > 16 irpm, a fim de garantir o volume minuto, já que o volume corrente nesses pacientes geralmente é baixo.

Volume minuto

Volume minuto é o produto do volume corrente e da frequência respiratória. É importante manter esse parâmetro entre 6 e 7 L/min, com o objetivo de garantir ventilação alveolar adequada.

Essa variável é importante para o controle dos níveis de CO_2, sendo utilizada como parâmetro na avaliação e na correção de alcalose e acidose respiratória, pois possui influência inversamente proporcional aos níveis de CO_2. Nos casos em que o volume minuto esteja alto, os níveis de CO_2 estarão baixos e vice-versa.

Pressão positiva expiratória final da expiração (PEEP)

A PEEP é a pressão predeterminada no ventilador que é mantida no final da expiração e medida em cmH_2O. Inicialmente, é recomendado utilizar valores entre 3 e 5 cmH_2O. A PEEP tem por objetivo aumentar a capacidade residual funcional (CRF), melhorar a troca gasosa e prevenir o colapso das unidades alveolares.

Para o ajuste da PEEP, é importante considerar as condições clínicas dos pacientes. Em condições que gerem hipoxemia grave, podem ser necessários valores maiores de PEEP; por outro lado, em quadros de instabilidade hemodinâmica, pode ser necessária a utilização de valores mais baixos de PEEP.

Fração inspirada de oxigênio (FiO$_2$)

A FiO$_2$ é a concentração de oxigênio fornecida pelo ventilador aos pacientes. É recomendado que, inicialmente, seja ajustada em 100% e, posteriormente, ajustada com base na avaliação gasométrica ou na saturação periférica de oxigênio (SpO$_2$) alvo.

Pressão inspiratória

No modo PCV, não é possível ajustar o volume corrente diretamente, logo, ele é decorrente do nível de pressão inspiratória (Pins) ajustada no ventilador. É recomendado que o nível de Pins seja ajustado de maneira a fornecer ao paciente o volume corrente alvo de 6 a 8 mL/kg predito. Na prática clínica, os níveis de pressão inspiratória iniciais variam entre 12 e 20 cmH$_2$O.

Tempo inspiratório

Nos modos pressóricos, em que a ciclagem ocorre por tempo, o ajuste do tempo inspiratório é feito diretamente no ventilador. É recomendado que fique entre 0,8 e 1,2 segundo ou, então, em nível suficiente para manter uma relação I:E inicial de 1:2 ou 1:3. Nos modos volumétricos, como VCV, o tempo inspiratório é ajustado por meio do fluxo inspiratório.

Fluxo inspiratório

O fluxo inspiratório é uma forma de ajuste de tempo, já que o tempo inspiratório é resultado do volume corrente dividido pelo fluxo inspiratório.

Ajusta-se o fluxo inspiratório no modo VCV entre 40 e 60 L/min, e alguns autores recomendam que se utilize um percentual de 10% do volume corrente predeterminado no modo VCV.

Alarmes do ventilador

Os ajustes dos alarmes ventilatórios são tão importantes quanto os ajustes ventilatórios propriamente ditos, pois conferem segurança na condução da ventilação mecânica. Atualmente, os ventiladores dispõem de alarmes sonoros e visuais, sendo esses últimos destacados em cor vermelha para alta prioridade, sinalizando perigo, e amarelo para média prioridade, sinalizando atenção. Os alarmes estão relacionados aos volumes e às pressões durante a ventilação e devem ser configurados nos seus limites máximos e mínimos.

Pressão máxima nas vias aéreas

O ajuste da pressão máxima nas vias aéreas ou alarme da pressão de pico tem por objetivo evitar lesões pulmonares geradas pelo excesso de pressão nas vias aéreas e/ou nos pulmões (barotrauma).

É preciso atentar à configuração desses alarmes, sobretudo quando os pacientes estão ventilando em modos volumétricos, como VCV; pois, nesses casos, a pressão de pico é variável. Comumente, o valor máximo ajustado de pressão nas vias aéreas é de 40 cmH_2O.

> NOTA: o alarme de pressão de pico pode ser ajustado com cautela e criteriosamente para valores ligeiramente acima de 40 cmH_2O em pacientes obstrutivos, já que esse perfil clínico apresenta pressões resistivas maiores em função do aumento da resistência das vias aéreas.

Pressão mínima nas vias aéreas

Esse ajuste tem por objetivo sinalizar quedas abruptas de pressão nas vias aéreas, que estão frequentemente relacionadas à desconexão do paciente do circuito do ventilador ou à presença de vazamentos. Não há recomendações específicas para valores de pressão mínima, mas deve-se ajustar para valores ligeiramente abaixo dos valores de pressão nas vias aéreas registrados no visor do ventilador mecânico.

Volume corrente máximo

O alarme de volume corrente máximo tem por objetivo evitar que o volume corrente excessivo possa gerar hiperdistensão alveolar e lesão induzida pela ventilação mecânica. Não existem valores fixos de volume corrente máximo para serem ajustados, mas é preconizado que o ajuste do alarme corresponda a cerca de 15 a 20% do volume corrente realizado pelo paciente e registrado na tela do ventilador.

Volume corrente mínimo

O ajuste desse parâmetro é importante para monitorar condições em que o volume corrente é menor do que o adequado e, por isso, não garante uma ventilação alveolar adequada ao paciente. Esse alarme tem por objetivo evitar a hipoventilação alveolar e pode sugerir escape aéreo, vazamento, assincronia paciente-ventilador etc. Assim como no alarme de volume corrente máximo, não há valores fixos, devendo ser utilizados valores percentuais entre 15 e 20% do volume corrente realizado pelo paciente.

A configuração desse alarme é importante sobretudo quando se utilizam modos pressóricos como PCV e PSV, já que alterações na complacência e na resistência não produzem aumento da pressão de pico, mas, sim, redução do volume corrente.

> NOTA: muitas vezes, o alarme de volume corrente baixo ou mínimo é acionado em pacientes que estão despertando da sedação e começam a morder o tubo. É interessante observar que, nesses casos, se o paciente estiver ventilando em modo PCV ou PSV, o alarme de pressão de pico alta não será atingido, mas o alarme de volume corrente baixo será.

Volume minuto máximo

Assim como o alarme de volume corrente, esse alarme é importante para monitorar o paciente e evitar a hiperventilação e que o volume minuto excessivo possa provocar alcalose respiratória, hiperdistensão alveolar e lesão pulmonar induzida pela ventilação mecânica.

Algumas condições clínicas, como febre, ansiedade, dor, acidose metabólica e padrões ventilatórios, como Cheyne-Stokes e Kussmaul, podem aumentar a ventilação minuto do paciente e disparar o alarme, sem que haja um problema ventilatório real.

Volume minuto mínimo

Assim como no caso de volume corrente, esse alarme é importante para monitorar e evitar a hipoventilação alveolar e a ocorrência de acidose respiratória.

Apneia

O alarme de apneia é um importante alarme de segurança, tendo por objetivo evitar e sinalizar os quadros de hipoventilação quando o paciente está em modo espontâneo. O ajuste de fábrica geralmente é de 15 segundos, mas pode ser aumentado ou diminuído pelo fisioterapeuta; em alguns ventiladores, esse ajuste pode até mesmo ser desligado.

Ao ser acionado, o ventilador sinaliza apneia na tela e, caso o paciente permaneça nesse estado, o aparelho garante uma ventilação de segurança (em alguns ventiladores, é denominada ventilação de reserva), que nada mais é do que o retorno automático para o modo assisto-controlado.

REFERÊNCIAS
1. Amato MBP, Meade MO, Slutsky AS, Brochard L, Costa ELV, Schoenfeld DA et al. Driving pressure and survival in the acute respiratory distress syndrome. N Engl J Med. 2015;372(8):747-755.
2. Azeredo CAC. Técnicas para o desmame no ventilador mecânico. 1.ed. Barueri: Manole, 2002.
3. Barbas CS, Ísola AM, Farias AM, Cavalcanti AB, Gama AM, Duarte AC et al. Recomendações brasileiras de ventilação mecânica 2013. Parte I. Rev Bras Ter Intensiva. 2014;26(2):89-121.
4. Bigatello L, Pesenti A. Physiology for the anesthesiologist. Anesthesiology. 2019;130(6):1064-1077.

5. Bouhemad B, Mongodi S, Via G, Rouquette I. Ultrasound for "lung monitoring" of ventilated patients. Anesthesiology. 2015;122(2):437-447.
6. Gattinoni L, Marini JJ, Collino F, Maiolo G, Rapetti F, Tonetti T et al. The future of mechanical ventilation: lessons from the present and the past. Crit Care. 2017;21(1):1-11.
7. Hess DR. Respiratory mechanics in mechanically ventilated patients. Respir Care. 2014;59(11):1773-1794.
8. Knobel E. Condutas no paciente grave. 4.ed. São Paulo: Atheneu, 2016.
9. Jerre G, Silva TJ, Beraldo MA 3rd. III Consenso Brasileiro de Ventilação Mecânica – Fisioterapia no paciente sob ventilação mecânica. J Bras Pneumol. 2007;33(2):142-150.
10. Machado MGR, Orlandi LC. Bases da fisioterapia respiratória – Terapia intensiva e reabilitação. 2.ed. Rio de Janeiro: Guanabara Koogan, 2018.
11. Marini JJ. Avanços no suporte à insuficiência respiratória: juntando todas as evidências. Crit Care. 2015;19(3):S4:1-7.
12. Martins JA, Dias CM, Andrade FMD. PROFISIO Programa de Atualização em Fisioterapia em Terapia Intensiva Adulto. Ciclo 5. Porto Alegre: Artmed Panamericana, 2015.
13. Pham T, Brochard LJ, Slutsky AS. Mechanical ventilation: state of the art. Mayo Clin Proc. 2017;92(9):1382-1400.
14. Santana PV, Cardenas LZ, Albuquerque ALP, Carvalho CRR, Caruso P. Ultrassonografia diafragmática: uma revisão de seus aspectos metodológicos e usos clínicos. J Bras Pneumol. 2020;46(6).
15. Sato R, Hasegawa D, Hamahata NT, Narala S, Nishida K, Takahashi K et al. The predictive value of airway occlusion pressure at 100 msec (P0.1) on successful weaning from mechanical ventilation: a systematic review and meta-analysis. J Crit Care. 2021;63:124-132.
16. Serpa Neto A, Deliberato RO, Johnson AEW, Bos LD, Amorim P, Pereira SM et al. PROVE Network Investigators. Mechanical power of ventilation is associated with mortality in critically ill patients: an analysis of patients in two observational cohorts. Intensive Care Med. 2018;44(11):1914-1922.
17. Silva CAM. Gasometria arterial – Da fisiologia à prática clínica. 1.ed. Brasília: MedVet, 2018.
18. Souza LC. Fisioterapia em terapia intensiva. 1.ed. Rio de Janeiro: Rubio, 2019.
19. Valiatti JLS, Amaral, JLG, Falcão LFR. Ventilação mecânica: fundamentos e prática clínica. 1.ed. Rio de Janeiro: Roca, 2016.
20. West JB. Fisiologia respiratória – Princípios básicos. 9.ed. Porto Alegre: Artmed, 2013.

CAPÍTULO 10

Monitoração ventilatória

FELIPE SILVEIRA MADEIRA
ALEXANDRE ROSA DA SILVA
MARCIA ELOY DA COSTA

INTRODUÇÃO

O sistema respiratório submetido à ventilação mecânica (VM) com pressão positiva pode sofrer estresse imposto pelas forças físicas aplicadas a ele. Ajustes inadequados dos parâmetros ventilatórios levam a assincronias paciente-ventilador, condições que são lesivas tanto ao parênquima pulmonar, gerando lesão pulmonar induzida pela VM (VILI), quanto ao diafragma, causando lesão diafragmática induzida pelo ventilador (VIDI). O esforço do paciente gerado pelo desequilíbrio entre a demanda e o ajuste ventilatórios também é capaz de ocasionar lesão pulmonar autoinfligida pelo paciente (P-SILI). Essas condições podem elevar os marcadores inflamatórios e estar relacionadas a aumento do tempo em VM e da taxa de mortalidade.

Dessa forma, é muito importante monitorar e utilizar as informações fornecidas pelo ventilador mecânico para a realização de medidas de mecânica pulmonar de forma periódica e para uma adequada interação paciente-ventilador, visando a manter o sistema respiratório protegido dos efeitos deletérios da ventilação mecânica.

PRESSÃO DE PICO

A pressão de pico se refere à pressão máxima que chega às vias aéreas gerada pelo fluxo de gás liberado pelo ventilador. A pressão de pico obedece à lei de Poiseuille e sofre influência, principalmente, da velocidade do fluxo de gás e do comprimento e diâmetro da via aérea, do tubo ou da cânula de traqueostomia. Na prática clínica, observam-se aumento da resistência das vias aéreas em pacientes com broncoespasmo, rolhas de secreção no tubo orotraqueal ou pacientes despertando da sedação que mordem o tubo. Esse aumento da resistência promove elevação da pressão de pico nos modos volumétricos e redução do volume corrente nos modos pressóricos.

O valor de referência da pressão de pico é 40 cmH$_2$O. Monitorar a pressão de pico é importante, pois, se for excessiva (> 40 cmH$_2$O), pode promover barotrauma.

> NOTA: é importante lembrar que parte da pressão de pico é dissipada pelo componente resistivo das vias aéreas. Logo, a parte dessa pressão que chega aos alvéolos (pressão platô) é apenas uma fração da pressão de pico. Dessa maneira, quanto maior for a resistência das vias aéreas, maior será a pressão de pico, e isso, na maioria das vezes, não irá refletir em uma pressão alveolar excessiva.

PRESSÃO PLATÔ

A ventilação protetora tem por objetivo utilizar baixos volumes correntes, sendo recomendada a utilização de 6 a 8 mL/kg predito. Uma forma de observar que o volume corrente utilizado não excede a capacidade elástica do pulmão é por meio da monitoração da pressão platô, que reflete a pressão elástica sobre o sistema respiratório. Valores de pressão platô < 35 cmH$_2$O tornam a VM segura.

Passo a passo da mensuração da pressão de platô:
- o paciente deve estar relaxado (sedado ou bloqueado), para que não haja sinais de uso da musculatura respiratória;
- utilizar modo ventilatório controlado, de preferência VCV;
- deve ser eliminada a presença de auto-PEEP, pois pode interferir nos cálculos;
- aplicar uma pausa inspiratória de 0,5 a 2 segundos.

Valor de referência: 35 cmH$_2$O.

> NOTA: é importante ajustar o volume corrente sempre que a complacência estática estiver > 30 cmH$_2$O. Essa medida ainda é uma ferramenta importante durante a determinação de PEEP e a manobra de recrutamento alveolar, podendo também ajudar a avaliar desfechos de desmame ventilatório.

COMPLACÊNCIA ESTÁTICA

Complacência estática (Cst) é a capacidade do pulmão de distender ou variar o seu volume de acordo com a variação de pressão. Sua medida é importante para acompanhar o comportamento elástico dos pulmões, já que valores baixos indicam baixa capacidade de distensão e menor acomodação de volume corrente, enquanto valores altos se relacionam à maior acomodação de volume corrente. A capacidade de acomodar o volume corrente refletirá em maior ou menor valor de pressão platô.

Mensuração da complacência estática:
- utilizar o mesmo procedimento para mensurar a pressão platô;
- aplicar a fórmula: $C_{est} = VC/P_{platô} - PEEP$.

Os ventiladores mecânicos modernos dispõem de uma forma rápida e simples de medida da complacência estática (C_{est}), que é um botão de pausa inspiratória para obter a pressão de platô ($P_{platô}$), a qual reflete a pressão de acomodação do ar no sistema respiratório.

Valores de referência: 50 a 100 mL/cmH$_2$O.

PRESSÃO DE DISTENSÃO (*DRIVING PRESSURE*)

A *driving pressure* é a pressão de distensão alveolar. Seu valor indica o grau de estresse ou distensão que o tecido pulmonar sofre, estando associada à maior mortalidade. Sua monitoração é parte da ventilação protetora, e é recomendado manter a *driving pressure* < 15 cmH$_2$O.

Para mensurar a pressão de distensão, é possível utilizar os seguintes cálculos:

$$\Delta P = VC/C_{est} \quad \text{ou} \quad \Delta P = P_{platô} - PEEP$$

Para se obter a pressão de platô, é necessário realizar uma pausa inspiratória, como mostra a Figura 1.

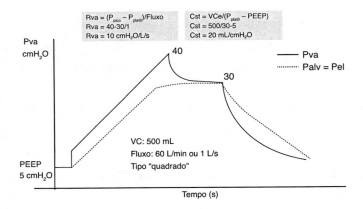

FIGURA 1 Manobra de pausa inspiratória para obtenção da pressão platô.

CPAP: pressão positiva contínua nas vias aéreas; EPAP: pressão positiva expiratória nas vias aéreas; PEEP: pressão positiva expiratória final; RPPI: respiração por pressão positiva intermitente.

Fonte: adaptada de Barbas et al., 2014.

COMPLACÊNCIA DINÂMICA

A complacência dinâmica corresponde à variação de volume pulmonar em condições não estáticas. Logo, não é preciso realizar pausa inspiratória para mensurá-la, pois sofre influência tanto da complacência pulmonar como da resistência das vias aéreas. Essa medida é pouco importante do ponto de vista clínico. Para medir a complacência dinâmica, utiliza-se a mesma fórmula da complacência estática, apenas substituindo a pressão platô pela pressão de pico.

É possível mensurar a complacência dinâmica utilizando a seguinte fórmula:

$$C_{din} = VC/P_{pico} - PEEP$$

Valores de referência: 100 a 200 mL/cmH$_2$O.

Alguns ventiladores possuem leitura frequente da C_{din} diretamente na tela. A observação da redução da C_{din} está relacionada à diminuição do valor de complacência estática e ao aumento da resistência do sistema respiratório.

RESISTÊNCIA DAS VIAS AÉREAS

A resistência das vias aéreas está relacionada ao fluxo inspiratório e, como explicado anteriormente, sofre influência da lei de Poiseuille. Para mensurá-la, utiliza-se a diferença de pressão entre duas extremidades, ou seja, da pressão nas vias aéreas e da pressão no interior dos alvéolos (pressão platô).

Uma observação importante é que, para a sua medida, deve-se utilizar a unidade em litros/segundo. Isso significa que é preciso converter a unidade de litros/minuto para litros/segundo, dividindo o valor de fluxo por 60.

A expressão a seguir é utilizada para o cálculo da resistência das vias aéreas quando em ventilação mecânica:

$$R_{aw} = P_{pico} - P_{platô}/Fluxo$$

Observação: o fluxo deve ser transformado em litros/segundo para o cálculo.

Presença de secreção e broncoespasmos são situações que diminuem o raio de passagem do fluxo de ar, podendo, assim, causar aumento repentino da resistência. É possível acompanhar a melhora da resistência após tratativas como aspiração brônquica ou uso de broncodilatadores.

Valores de referência: 4 a 10 L/s/cmH$_2$O.

AVALIAÇÃO DA CONSTANTE DE TEMPO

Um princípio importante para a compreensão da mecânica pulmonar é o da constante de tempo (CT). A CT do sistema respiratório corresponde ao produto da resistência e da complacência estática e determina a taxa de esvaziamento pulmonar passivo.

As unidades pulmonares com maior resistência e/ou complacência terão uma constante de tempo mais longa e exigirão mais tempo para se encher e esvaziar. Isso significa que pacientes com doenças obstrutivas necessitam de mais tempo para que os pulmões se esvaziem (constante de tempo alta), em função da perda de retração elástica (complacência baixa) e do aumento da resistência das vias aéreas, já as doenças obstrutivas levam a um esvaziamento pulmonar mais rápido (constante de tempo baixa) pelo aumento da elastância pulmonar (baixa complacência).

Em termos gerais, para qualquer valor de complacência e resistência, 1 CT representa um esvaziamento pulmonar de 63% e 3 CT representam um esvaziamento de 95%. Para um esvaziamento pulmonar completo, são necessários 5 CT. A Tabela 1 mostra o valor percentual de esvaziamento de acordo com a constante de tempo.

TABELA 1 Percentual de esvaziamento de acordo com a constante de tempo.

1 CT	63%
2 CT	87%
3 CT	95%
4 CT	98%
5 CT	99%

CT: constante de tempo.

Mensuração da constante de tempo

Para medir a constante de tempo (CT), multiplica-se a complacência estática (Cst) (em L/cmH$_2$O) pela resistência de vias aéreas (Rva):

$$CT = Cst \times Rva$$

Exemplo: paciente com complacência estática de 20 mL/cmH$_2$O (0,02 L/cmH$_2$O) e Rva de 8 L/s/cmH$_2$O. Aplicando esses valores à fórmula, tem-se:

$$1CT = 0{,}02 \times 8 = 0{,}16 \text{ s}$$

Com base no exemplo dado, para que o pulmão esvazie 63% do seu volume, é necessário 0,16 segundo. Para saber quanto tempo levaria o esvaziamento pulmonar completo, basta multiplicar por 3 a 5 CT.

Valores de referência: 0,2 a 0,4 segundo.

> NOTA: é importante compreender que alterações da complacência do sistema respiratório (Crs) e da resistência de vias aéreas (Rva) podem interferir diretamente no enchimento e no esvaziamento pulmonares e que a análise da CT pode ser feita de forma prática por meio da análise gráfica da curva fluxo-tempo, na qual se busca observar o completo esvaziamento do sistema, evitando o auto-PEEP.

PRESSÃO DE OCLUSÃO DAS VIAS AÉREAS NOS PRIMEIROS 100 MS (P0,1)

A P0,1 é a medida de pressão negativa realizada nos primeiros 100 ms (milissegundos) durante o início de um esforço inspiratório dos pacientes ventilados mecanicamente. Está bem relacionada com o *drive* respiratório central, podendo ser traduzida indiretamente como uma medida de esforço respiratório.

Atualmente, tem sido utilizada para ajuste dos modos ventilatórios espontâneos, na tentativa de encontrar valores de pressões de suporte. A medida também pode ser usada como preditor de falha de desmame.

A P0,1 é uma medida variável que muda a cada ciclo respiratório, e sua mensuração depende de sua disponibilidade no *software* do ventilador mecânico. Além disso, assim como toda monitoração, deve ser avaliada juntamente com a clínica do paciente (Figura 2). Por exemplo, um paciente com sedação residual pode apresentar baixo *drive* ventilatório, por isso a P0,1 é baixa mesmo com pressão de suporte baixa.

Valores de referência se encontram entre 1,5 e 3,5 cmH_2O. Isso significa que valores < 1,0 cmH_2O estão relacionados à superassistência, enquanto valores > 3,5 cmH_2O estão relacionados à subassistência.

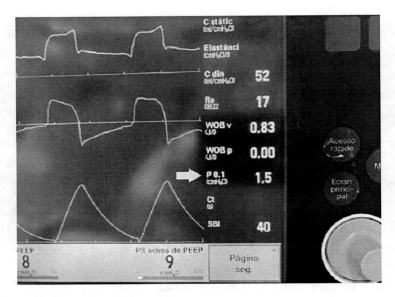

FIGURA 2 Monitoração da P0,1.
Fonte: acervo do autor.

ESFORÇO INSPIRATÓRIO CONTRA A VIA AÉREA OCLUÍDA (ΔPOCC)

O esforço inspiratório durante a ventilação mecânica excessiva pode gerar efeitos deletérios ao sistema respiratório e aos músculos respiratórios, principalmente ao diafragma. A pressão gerada pelos músculos respiratórios (Pmus), quando excessiva, é transmitida ao tecido pulmonar, ocasionando estresse global ou regional, que é refletido na medida por meio da *driving pressure* pulmonar dinâmica (ΔPL, dyn).

O ΔPocc é a forma de medida da pressão nas vias aéreas após a oclusão da via aérea (pausa expiratória) durante a ventilação mecânica em paciente com *drive* ventilatório. O esforço inspiratório do paciente para gerar queda na pressão com a via aérea ocluída é correlacionado à pressão gerada pelos músculos respiratórios para expandir os pulmões até a parede torácica. Assim, o ΔPocc pode detectar, de maneira não invasiva, o esforço inspiratório excessivo por meio da Pmus e da ΔPL, dyn.

Mensuração do ΔPocc

É possível realizar essa medida em pacientes com *drive* respiratório após a realização de uma pausa expiratória, na qual se observa uma deflexão na linha de pressão da curva pressão-tempo (Figura 3). Para obtenção do ΔPocc, o valor aferido deve ser subtraído do valor da PEEP.

Utiliza-se, então, o ΔPocc para calcular as variáveis da Pmus e da ΔPL, dyn, que são medidas para avaliação do esforço inspiratório excessivo e do estresse pulmonar excessivo, respectivamente.

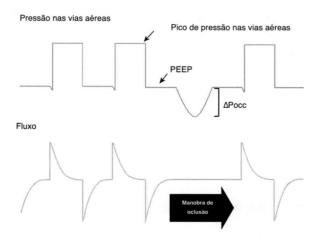

FIGURA 3 Medida de esforço inspiratório contra a via aérea ocluída.
Fonte: adaptada de Bertoni et al., 2019.

PRESSÃO MUSCULAR (Pmus)

A Pmus é uma variável simples, que pode ser mensurada de forma não invasiva e que apresenta custo baixo em comparação a outras técnicas. Pode-se estimar o esforço muscular em modo ventilatório espontâneo pela medida de ΔPocc, que é obtida por meio da manobra de oclusão expiratória final durante um ciclo respiratório, como descrito anteriormente.

Mensuração da Pmus

A Pmus representa -3/4 do ΔPocc. Para seu cálculo, utiliza-se a seguinte fórmula:

$$Pmus = -3/4 \times \Delta Pocc$$

Em termos práticos, multiplica-se o valor de ΔPocc por -0,75. É importante lembrar de utilizar o sinal negativo na operação matemática, já que a pressão muscular inspiratória é sempre negativa.

Exemplo: se, durante a pausa expiratória de um paciente ventilando com PEEP de 5, observa-se um valor -2 cmH$_2$O, tem-se:

$$Pocc = (-2) - 5 = -7 \text{ cmH}_2\text{O}$$

Então:

$$Pmus = -0{,}75 \times -7 = 5{,}25 \text{ cmH}_2\text{O}$$

Valores de Pmus > 10 cmH$_2$O estão relacionados a esforços excessivos e potencialmente lesivos.

> **NOTA:** a hiperinsuflação dinâmica pode causar subestimação do esforço, principalmente se a PEEP intrínseca não estiver equilibrada contra a via aérea ocluída.

DRIVING PRESSURE TRANSPULMONAR DINÂMICA

A *driving pressure* transpulmonar dinâmica (ΔPL, dyn) é uma medida que demonstra o estresse pulmonar global em razão do esforço inspiratório excessivo. É medida por meio da fórmula: (ΔPL, dyn) = (Pico - Platô) - 0,33 × Pocc.

Valores > 15 cmH$_2$O indicam esforço inspiratório excessivo e potencial lesão pulmonar induzida pelo esforço.

STRESS INDEX (SI)

O *stress* se refere à força que é aplicada aos alvéolos. Trata-se da força necessária para deformar os pulmões enquanto são expandidos. Pulmões heterogêneos com áreas colapsadas aumentam a força aplicada nos alvéolos adjacentes, gerando hiperdistensão e estresse mecânico.

A monitoração e o ajuste do SI são uma forma de individualizar os ajustes ventilatórios de volume corrente e da PEEP aos pacientes, evitando hiperdistensão e *tidal recruitment* (recrutamento de maré), que são os dois principais mecanismos de lesão pulmonar induzida por ventilador mecânico.

O SI ou índice de estresse pode ser avaliado por meio da visualização da curva pressão-tempo durante uma ventilação controlada a volume e a fluxo constante. Para avaliação do SI, deve-se, inicialmente, localizar o ponto médio do fluxo inspiratório. Em seguida, encontra-se o ponto correspondente ao ponto médio do fluxo na curva de pressão e traça-se uma linha na tela do ventilador, na curva de pressão-tempo tangencialmente ao ponto médio, observando se as extremidades da linha de pressão se desviam para cima (concavidade para cima) ou para baixo do ponto médio (concavidade para baixo) (Figura 4).

A forma mais simples e prática de monitorar o SI é observando o padrão da curva de pressão-tempo nos modos volumétricos, quando o aumento da pressão é linear, o que reflete uma complacência constante (SI = 1), sugerindo adequado recrutamento alveolar. A piora da complacência causada por hiperdistensão alveolar produz uma concavidade para cima na curva de pressão-tempo (SI > 1), sugerindo ajuste inadequado ou excessivo de volume corrente e/ou PEEP. Um aumento da complacência durante a insuflação mostra um abaulamento na curva de pressão (concavidade para baixo), com SI < 1, sugerindo áreas de colapso alveolar e possibilidade de se ajustar o volume corrente e/ou a PEEP (Figura 5).

Esse método possui sensibilidade de 92% e especificidade de 94%.

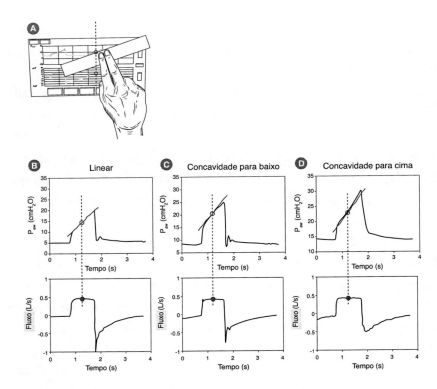

FIGURA 4 Avaliação do *stress index*. O índice de estresse pode ser avaliado de maneira precisa e confiável por meio da inspeção visual das formas de onda do ventilador.
Fonte: adaptada de Sun et al., 2018.

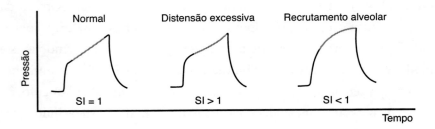

FIGURA 5 Monitoração do *stress index* (curva pressão-tempo) em ventilação controlada a volume (VCV).
SI: *stress index*
Fonte: adaptada de Hess, 2014.

FLOW INDEX

O *flow index* é um método avaliativo não invasivo realizado pela análise gráfica da curva fluxo-tempo, que avalia o nível de esforço inspiratório de acordo com o nível de pressão de suporte ajustado no modo PSV. Sua avaliação é muito semelhante à avaliação do SI. O objetivo do *flow index* é ajustar adequadamente a pressão de suporte, evitando a superassistência e a subassistência.

O fluxo inspiratório tem um padrão normal de decaimento, que deve ser exponencial, promovendo um *flow index* = 1. Quando se observa uma concavidade voltada para cima (*flow index* < 1), é um indicativo de superassistência, e quando há uma concavidade voltada para baixo (*flow index* > 1), é um indicativo de ativação dos músculos inspiratórios e subassistência (Figura 6).

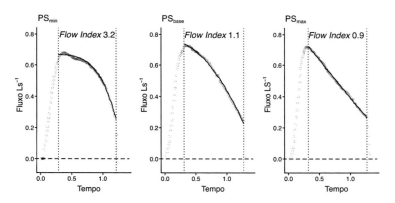

FIGURA 6 Monitoração do *flow index* pela curva fluxo-tempo.
Fonte: adaptada de Albani et al., 2021.

MECHANICAL POWER (MP)

O *mechanical power* ou poder mecânico é um conceito da física aplicado ao sistema respiratório, em que a energia mecânica para gerar movimento de gás para o interior dos pulmões também pode ser transmitida ao tecido pulmonar, promovendo deformações, alterações estruturais e lesão pulmonar. A energia transmitida aos pulmões a cada ciclo respiratório é denominada energia mecânica, e a energia transmitida aos pulmões por unidade de tempo é denominada *mechanical power* (energia mecânica), sendo medida em joules por minuto (J/min).

O cálculo do *mechanical power* é constituído por três componentes: um componente relacionado à elastância pulmonar, um relacionado à resistência de vias aéreas e um relacionado à PEEP. Sendo assim, as variáveis que podem deformar os pulmões e deixá-los suscetíveis a lesões pulmonares são: volume corrente, *driving pressure*, PEEP, frequência respiratória, fluxo e resistências de vias aéreas e tecidual (Figura 7).

Em termos práticos, é possível medir a energia gerada por todas as variáveis que podem lesionar o tecido pulmonar utilizando uma fórmula para pacientes ventilados em modo VCV e outra fórmula para pacientes ventilados em modo PCV:

$$MP_{VCV} = VM \times (P_{pico} + PEEP + F/6)/20$$

$$MP_{PCV} = 0{,}098 \times FR \times Vt\,(Pins + PEEP)$$

Em que: 0,098 é fator de correção de L/cmH$_2$O para Joules (J); 20 é um substitutivo ao fator de correção; F é o fluxo inspiratório; Vt é o volume corrente em litros. Sua unidade de medida é expressa em Joules/minuto (J/min).

O cálculo do MP faz parte da monitoração dos pacientes em VM como estratégia de proteção pulmonar, principalmente nos casos de síndrome da angústia respiratória aguda (SARA). Valores de MP maiores que 17 J/min estão relacionados à maior mortalidade.

Na Tabela 2, é possível consultar os valores de referência e as fórmulas de cada parâmetro.

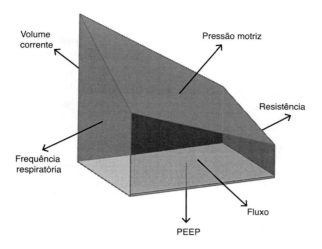

FIGURA 7 Fatores que promovem lesão pulmonar induzida pela ventilação e utilizados no cálculo do MP.
PEEP: pressão positiva expiratória final.
Fonte: adaptada de Vasques et al., 2018.

TABELA 2 Valores e fórmulas de referência.

Parâmetro	Valores	Fórmulas
Complacência dinâmica	100 a 200 cmH$_2$O	C_{din} = VC/P_{pico} – PEEP
Complacência estática	50 a 100 cmH$_2$O	C_{est} = VC/$P_{platô}$ – PEEP
Constante de tempo	0,2 a 0,4 s	CT = Cst × Rva
Driving pressure (pressão motriz)	< 15 cmH$_2$O	$\Delta P = P_{platô}$ – PEEP
Driving pressure transpulmonar dinâmica	< 15 cmH$_2$O	(ΔPL, dyn) = (Pico – Platô) – 0,33 × Pocc
Flow index	1	–
Mechanical power (ventilação mecânica)	17 a 18 J/min	MP_{VCV} = VM × (P_{pico} + PEEP + F/6)/20 MP_{PCV} = 0,098 × FR × Vt (Pins + PEEP)
P0,1	1,5 a 3,5 cmH$_2$O	–
Pmus	< 10 cmH$_2$O	Pmus = –3/4 × ΔPocc
Pressão de pico	< 40 cmH$_2$O	Pmus = –0,75 × –7 = 5,25
Pressão de platô	< 35 cmH$_2$O	(ΔPL, dyn) = (Pico – Platô –) – 0,33 × Pocc
Resistência de vias aéreas	4 a 10 L/cmH$_2$O	$R_{aw} = P_{pico} - P_{platô}$/Fluxo
Stress index	1	–

Referências

1. Albani F, Pisani L, Ciabatti G, Fusina F, Buizza B, Granato A et al. Flow index: a novel, non-invasive, continuous, quantitative method to evaluate patient inspiratory effort during pressure support ventilation. Crit Care. 2021;25(1):1-11.
2. Amato MB, Meade MO, Slutsky AS, Brochard L, Costa EL, Schoenfeld DA et al. Driving pressure and survival in the acute respiratory distress syndrome. N Engl J Med. 2015;372(8):747-755.
3. Azeredo CAC. Técnicas para o desmame no ventilador mecânico. 1.ed. Barueri: Manole, 2002.
4. Barbas CSV, Ísola AM, Farias AMC, Cavalcanti AB, Gama AMC, Duarte ACM et al. Recomendações brasileiras de ventilação mecânica 2013. Rev Bras Ter Intensiva. 2014;26(2).
5. Becher T, van der Staay M, Schädler D, Frerichs I, Weiler N. Calculation of mechanical power for pressure-controlled ventilation. Intensive Care Med. 2019;45(9):1321-1323.
6. Bekos V, Marini JJ. Monitoring the mechanically ventilated patient. Crit Care Clin. 2007;23(3):575-611.
7. Beloncle F, Piquilloud L, Olivier PY, Vuillermoz A, Yvin E, Mercat A et al. Accuracy of P0.1 measurements performed by ICU ventilators: a bench study. Ann Intensive Care. 2019;9(1):104.
8. Bertoni M, Telias I, Urner M, Long M, Del Sorbo L, Fan E et al. A novel non-invasive method to detect excessively high respiratory effort and dynamic transpulmonary driving pressure during mechanical ventilation. Crit Care. 2019 Nov 6;23(1):346. Disponível em: doi: 10.1186/s13054-019-2617-0. Acesso em: 08 jan. 2024.
9. Biasi A, Ísola AM, Gama AMC, Duarte A, Vianna A, Serpa Neto A et al. Diretrizes brasileiras de ventilação mecânica 2013. Disponível em: <https://cdn.publisher.gn1.link/jornaldepneumologia.com.br/pdf/Cap_Suple_91_01.pdf>. Acesso em: 19 jun. 2023.
10. Bigatello LM, Pesenti A. Respiratory physiology for the anesthesiologist. Anesthesiology. 2019;130(6):1064-1077.
11. Bouhemad B, Mongodi S, Via G, Rouquette I. Ultrasound for "lung monitoring" of ventilated patients. Anesthesiology. 2015;122(2):437-447.
12. Dianti J, Bertoni M, Goligher EC. Monitoring patient–ventilator interaction by an end-expiratory occlusion maneuver. Intensive Care Med. 2020;46(12):2338-2341.
13. Gattinoni L, Marini JJ, Collino F, Maiolo G, Rapetti F, Tonetti T et al. The future of mechanical ventilation: lessons from the present and the past. Crit Care. 2017;21(1):183.
14. Giosa L, Busana M, Pasticci I, Bonifazi M, Macrì MM, Romitti F et al. Mechanical power at a glance: a simple surrogate for volume-controlled ventilation. Intensive Care Med Exp. 2019;7(1):61.
15. Hess DR. Respiratory mechanics in mechanically ventilated patients. Respir Care. 2014;59(11):1773-1794.

16. Jerre G, Silva TJ, Beraldo MA. III Consenso Brasileiro de Ventilação Mecânica. Fisioterapia no paciente sob ventilação mecânica. J Bras Pneumol. 2007;33(2):142-150.
17. Knobel E. Condutas no paciente grave. 4.ed. São Paulo: Atheneu, 2016.
18. Machado MG. Bases da fisioterapia respiratória – Terapia intensiva e reabilitação. 2.ed. Rio de Janeiro: Guanabara Koogan, 2018.
19. Marini JJ. Avanços no suporte à insuficiência respiratória: juntando todas as evidências. Crit Care. 2015;19(3):1-7.
20. Martins JA, Dias CM, Andrade FM. PROFISIO Programa de Atualização em Fisioterapia em Terapia Intensiva Adulto: Ciclo 5. Porto Alegre: Artmed Panamericana, 2015.
21. Pham T, Brochard LJ, Slutsky AS. Mechanical ventilation: state of the art. Mayo Clin Proc. 2017;92(9):1382-1400.
22. Santana PV, Cardenas LZ, Albuquerque ALP, Carvalho CRR, Caruso P. Ultrassonografia diafragmática: uma revisão de seus aspectos metodológicos e usos clínicos. J Bras Pneumol. 2020;46(6):1-9.
23. Sato R, Hasegawa D, Hamahata NT, Narala S, Nishida K, Takahashi K et al. The predictive value of airway occlusion pressure at 100 msec (P0.1) on successful weaning from mechanical ventilation: a systematic review and meta-analysis. J Crit Care. 2021;63:124-132.
24. Serpa NA, Deliberato RO, Johnson AEW, Bos LD, Amorim P, Pereira SM et al; PROVE Network Investigators. Mechanical power of ventilation is associated with mortality in critically ill patients: an analysis of patients in two observational cohorts. Intensive Care Med. 2018;44(11):1914-1922.
25. Silva CAM. Gasometria arterial – Da fisiologia à prática clínica. 1.ed. Brasília (DF): MedVets, 2018.
26. Souza LC. Fisioterapia em terapia intensiva. 1.ed. Rio de Janeiro: Rubio, 2019.
27. Sun XM, Chen GQ, Chen K, Wang YM, He X, Huang HW et al. Stress index can be accurately and reliably assessed by visually inspecting ventilator waveforms. Respir Care. 2018;63(9):1094-1101.
28. Valiatti JLS, Amaral JLG, Falcão LFR. Ventilação mecânica: fundamentos e prática clínica. 1.ed. Rio de Janeiro: Roca, 2016.
29. Vasques F, Duscio E, Pasticci I, Romitti F, Vassalli F, Quintel M et al. Is the mechanical power the final word on ventilator-induced lung injury? We are not sure. Ann Transl Med. 2018;6(19):395.
30. West JB. Fisiologia respiratória – Princípios básicos. 9.ed. Porto Alegre: Artmed, 2013.

CAPÍTULO 11

Ventilação mecânica avançada

CRISTIANO GOMES DA SILVA
ALEXANDRE ROSA DA SILVA
ARLINDA MARA ALVES LOUREIRO
FERNANDA SALVADOR

INTRODUÇÃO

Os modos ventilatórios básicos apresentam, por vezes, algumas limitações que podem favorecer o surgimento de assincronia paciente-ventilador, seja pela maior demanda de volume corrente e de fluxo pelo paciente, seja pela maior necessidade de controle de pressão nas vias aéreas. Os modos ventilatórios avançados, diferentemente dos básicos, que controlam apenas uma variável (volume ou pressão), são modos de duplo controle, que têm por objetivo o controle de ambas as variáveis (volume e pressão). Enquanto alguns modos fazem esse controle dentro de um mesmo ciclo respiratório, outros o fazem ciclo a ciclo.

Os modos ventilatórios avançados são uma alternativa em situações clínicas específicas, tendo a finalidade de minimizar a assincronia paciente-ventilador, prevenir a lesão pulmonar induzida por ventilador (LPIV), manejar o paciente com insuficiência respiratória grave, quando a assincronia paciente-ventilador ou os ajustes convencionais deixam de ser estratégias seguras e benéficas, e auxiliar no processo de desmame ventilatório. Esses modos serão descritos ao longo do capítulo, para melhor compreensão e prescrição adequada durante o manejo do paciente crítico.

MODO VENTILAÇÃO COM PRESSÃO CONTROLADA E VOLUME CONTROLADO (PRVC)

O modo PRVC é uma modalidade ventilatória assisto-controlada de duplo controle, que tem como principal objetivo controlar o volume corrente ajustado para o paciente e a pressão nas vias aéreas.

Nesse modo, o fisioterapeuta deve ajustar o volume corrente alvo com base no peso predito do paciente. O ventilador iniciará o primeiro ciclo respiratório fornecendo o volume corrente pré-definido em uma ventilação teste em modo VCV, com tempo de pausa de 10%. Em seguida, o ventilador checará se o volume corrente gerado pelo ventilador é igual ao volume corrente alvo e, a partir desse *feedback*, ajustará a pressão nas vias aéreas, aumentando-a ou diminuindo-a em 3 cmH$_2$O, para que, no ciclo seguinte, o volume corrente alvo seja alcançado. Logo, a cada ciclo, o ventilador tentará atingir o volume corrente com a menor pressão possível, controlando, assim, as duas variáveis. Nesse modo, o disparo ocorre utilizando os critérios de pressão, fluxo ou tempo. Como em todo modo assisto-controlado, a ciclagem ocorre, e o comportamento dos gráficos escalares é semelhante ao do modo PCV (ciclagem a tempo) (Figura 1).

A principal vantagem do modo PRVC é permitir a garantia do volume corrente, como no modo VCV, e o controle de pressão nas vias aéreas, como no modo PCV, sendo o modo PRVC considerado uma combinação de ambos os modos (VCV e PCV). O ventilador regula a pressão inspiratória para assegurar o volume corrente com menor pressão possível nas vias aéreas, tornando a ventilação mais segura e protetora. Sendo assim, quanto maior a pressão muscular do paciente, maior o volume corrente gerado, proporcionando, no ciclo seguinte, uma redução na pressão inspiratória fornecida pelo ventilador. É importante notar que esse ajuste automático da pressão inspiratória pode ser um problema em pacientes que apresentam acidose metabólica, dor, ansiedade ou qualquer outra condição que cause hiperventilação, já que o esforço do paciente levará ao aumento do volume corrente acima do

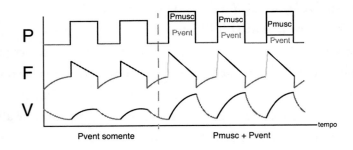

FIGURA 1 Gráfico do modo ventilatório PRVC em uma ventilação controlada e assisto-controlada.
Fonte: adaptada de Singh, Chien e Patel, 2020.

volume alvo e à redução da pressão inspiratória ciclo a ciclo, gerando no paciente maior esforço ventilatório, desconforto e assincronia.

É importante salientar que o ventilador ajusta automaticamente (incrementando ou decrementando) a pressão nas vias aéreas em 3 cmH$_2$O. Para que não ocorra aumento da pressão de pico acima dos limites aceitáveis, nesse modo, a abertura da válvula expiratória ocorre 5 cmH$_2$O abaixo do valor de pressão de pico ajustado no alarme. Logo, se o fisioterapeuta deseja que o ventilador atinja uma pressão de pico de, no máximo, 35 cmH$_2$O, deve ajustar o alarme a uma pressão de pico de 40 cmH$_2$O.

> NOTA: em algumas marcas de ventiladores, o modo PRVC pode ser ativado no modo VCV acionando a configuração *automode*.

MODO VOLUME DE SUPORTE (VS)

O modo VS tem o mesmo funcionamento do PRVC, porém é um modo ventilatório espontâneo (Figura 2). Pode-se dizer que o modo VS é o modo PRVC espontâneo ou que é o modo PSV com capacidade de garantir volume corrente. Ele permite que o ventilador faça alterações

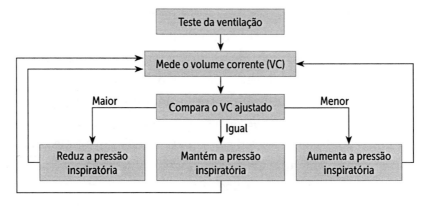

FIGURA 2 Modo de funcionamento do modo PRVC e VS.
Fonte: autoria própria.

nos valores da pressão de suporte de 3 cmH$_2$O a cada ciclo respiratório para alcançar o VC alvo.

No modo VS, assim como em todo modo espontâneo, o disparo é realizado apenas pelo paciente, e a ciclagem ocorre de maneira semelhante. O comportamento gráfico é análogo ao modo PSV (ciclagem a fluxo), porém utilizando um percentual do pico de fluxo inspiratório correspondente a 5%. Todas as considerações quanto ao funcionamento operacional, bem como às vantagens e às desvantagens do modo PRVC, também se aplicam ao modo VS.

Esse modo pode ser utilizado no processo de transição da ventilação assisto-controlada para a espontânea, sendo uma alternativa ao modo PSV, com a vantagem de garantir um volume corrente mínimo em ventilação espontânea.

MODO VOLUME ASSEGURADO COM PRESSÃO DE SUPORTE (VAPS)

O modo ventilatório VAPS é espontâneo e combina características de fluxo de dois modos ventilatórios: um deles fornece fluxo inspiratório livre (modo PSV) e o outro, fluxo inspiratório fixo (modo VCV) (Figura 3). Em termos práticos, é como um modo PSV cujo objetivo é garantir um volume corrente alvo.

Por ser espontâneo, o disparo ocorre a fluxo ou a pressão. Nesse modo, o fisioterapeuta ajusta a pressão de suporte (como no modo PSV), o fluxo inspiratório fixo (como no modo VCV) e o volume corrente alvo. Assim como no modo PSV, o volume corrente depende do nível de pressão de suporte e do esforço do paciente. No entanto, no VAPS, o ventilador utiliza, dentro do mesmo ciclo respiratório, o volume corrente alvo como *feedback*, o que significa que, se o esforço inspiratório do paciente for suficiente para atingir o volume corrente alvo, o paciente ventila de forma semelhante ao modo PSV. Por outro lado, caso o esforço do paciente não seja suficiente para atingir o volume corrente alvo, o ventilador fornecerá um fluxo inspiratório constante (onda de fluxo quadrada), para que esse fluxo continue a promover o

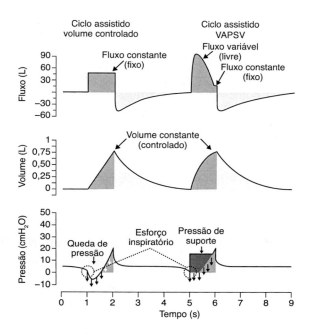

FIGURA 3 No modo VAPS, aplicável aos ciclos controlados e assistidos, o ventilador controla simultaneamente os níveis de fluxo e a pressão na via respiratória.
Fonte: adaptada de Valiatti et al., 2016.

enchimento pulmonar até que o volume corrente alvo seja atingido e, ao final, ocorra a ciclagem a volume.

A vantagem do VAPS é manter a pressão média mais estável nas vias aéreas, podendo ser utilizado em pacientes com doença pulmonar obstrutiva crônica (DPOC) e síndrome do desconforto respiratório agudo (SDRA), no processo de retirada da VM. A melhor sincronia entre paciente e ventilador reduz o trabalho respiratório, mantendo equilibrados o volume-minuto e o volume corrente.

No entanto, é possível ocorrer altos picos de pressão em função da resistência das vias aéreas. Deve-se ajustar adequadamente os parâmetros ventilatórios, sobretudo o nível de pressão de suporte e o volume corrente alvo, a fim de evitar o aumento da pressão nas vias aéreas e o aumento do tempo inspiratório.

> NOTA: o modo VAPS foi criado por brasileiros na década de 1990 e teve poucas publicações posteriormente à sua criação, não conseguindo ser amplamente difundido na prática clínica por diversas razões.

MODO VENTILAÇÃO PROPORCIONAL ASSISTIDA PLUS (PAV+)

O modo PAV+ é espontâneo e oferece suporte proporcional e instantâneo ao esforço do paciente, sendo considerado por alguns autores como o modo ventilatório mais fisiológico que existe. Nele, o disparo ocorre a fluxo ou a pressão, e a ciclagem, sempre a fluxo. O controle ventilatório ao centro respiratório do paciente, desenvolvido por um algoritmo, ajuda a manter a sua ventilação sincronizada. É utilizado para ajustar a pressão das vias aéreas para mais ou para menos, de acordo com o esforço respiratório do paciente (sugerido como pressão muscular).

Como o modo PAV+ utiliza a equação do movimento respiratório em seu algoritmo, ele consegue estimar tanto a resistência das vias aéreas pela mensuração do fluxo inspiratório a cada 5 ms quanto o cálculo da resistência e a elastância pulmonar pelas pausas inspiratórias com duração de 300 ms, que geram microplatôs. Conhecendo a impedância do sistema respiratório (resistência e complacência), pode-se estimar a pressão muscular necessária para insuflar os pulmões.

Nesse modo, o fisioterapeuta deve configurar, no ventilador, o tipo de via aérea artificial (tubo endotraqueal ou cânula de traqueostomia) e seu diâmetro, além do percentual de apoio (% de apoio), que pode variar de 5 a 95%. Esse suporte é proporcional ao esforço do paciente, sendo que valores próximos de 95% significam maior suporte do ventilador e menor participação do paciente e valores próximos de 5% representam menor suporte do ventilador e maior participação do paciente.

> NOTA: o PAV+ é usado para o teste de respiração espontânea (TRE) e desmame, sendo considerado sucesso no TRE pacientes que toleram ventilar confortavelmente com suporte menor que 40%.

O ajuste do percentual de apoio é simples, uma vez que o monitor do ventilador mecânico (Figura 4) disponibiliza um gráfico de trabalho ventilatório (*work of breath* [WOB]) em Joules e sinaliza o trabalho ventilatório total (WOB_{total}) e o trabalho ventilatório do paciente (WOB_{PT}), sendo importante que o WOB_{PT} esteja entre 0,3 e 0,7 J/L. Valores abaixo de 0,3 J/L indicam que o percentual de apoio do PAV+ está excessivo e que existe baixo trabalho ventilatório do paciente. Valores acima de 0,7 J/L sinalizam que o percentual de apoio está baixo e que existe aumento do trabalho ventilatório do paciente.

O PAV+ possui diversas vantagens, como: controle respiratório pelo centro respiratório do paciente, suporte necessário para o paciente, sincronia ventilatória, redução do nível dos sedativos, menores efeitos hemodinâmicos, maior proteção pulmonar e redução da atrofia muscular, além de dispensar o uso de cateteres invasivos. Pode ser uma alternativa de modo ventilatório para pacientes com fraqueza muscular e desmame difícil, como na DPOC ou em indivíduos longamente ventilados, com fraqueza adquirida na UTI.

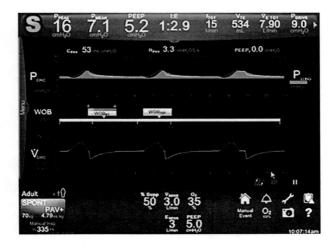

FIGURA 4 Modo PAV+.
Fonte: <https://www.medtronic.com/covidien/en-us/products/mechanical-ventilation/software/puritan-bennett-pav-plus-software.html>.

Sua principal desvantagem está associada à presença de vazamento em função da possibilidade de erro de medida. Os pacientes com tubo sem *cuff* e aqueles com fístula broncopleural não devem ser adaptados ao modo PAV+, pois o ventilador pode detectar excesso de fluxo e não ventilar adequadamente.

MODO ASSISTÊNCIA VENTILATÓRIA AJUSTADA NEURALMENTE (NAVA)

O modo ventilatório NAVA é espontâneo e o ventilador utiliza a atividade elétrica diafragmática (AEdi), que é medida em microvolts (µV), como parâmetro para iniciar e terminar o ciclo respiratório (Figura 5).

O disparo do ventilador ocorre pela detecção da AEdi (disparo neural), que ocorre antes da contração diafragmática. Durante a fase inspiratória, a AEdi atinge valores máximos, evidenciando uma atividade fásica do diafragma (AEdi fásica). No entanto, em caso de deslocamento do cateter ou de incapacidade de captar o disparo, existe um disparo secundário (*backup*), como nos modos convencionais à pressão ou a fluxo; em casos de apneia, também pode ocorrer disparo a tempo. Já a ciclagem ocorre quando o ventilador detecta uma queda de 70% do

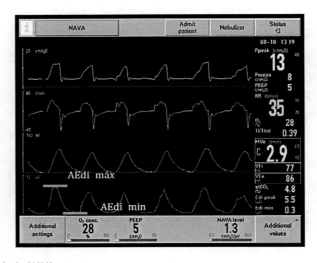

FIGURA 5 Modo NAVA.
Fonte: adaptada de Stein et al., 2012.

pico de AEdi (ciclagem neural), gerando uma atividade diafragmática com menor intensidade, representando uma fase tônica durante a fase expiratória (AEdi tônica).

Para detecção das variações da AEdi que simbolizam o *drive* ventilatório, utiliza-se um cateter esofágico posicionado no 1/3 distal do esôfago. O adequado posicionamento deve ser confirmado por radiografia simples de abdômen e pela captação do sinal observado no monitor do ventilador mecânico, onde deve ser observada a captação do sinal elétrico nos sensores centrais (Figura 6).

Após a inserção e a confirmação do posicionamento adequado do cateter, deve ser ajustado o nível de NAVA (ou NAVA *gain*). O nível de NAVA é ajustado em $cmH_2O/\mu V$ e representa a variação de pressão inspiratória para cada variação de atividade elétrica diafragmática em microvolts, sendo expressa por uma equação simples:

$$PIP = \text{nível de NAVA} \times \Delta \text{ AEdi (máx} - \text{min)} + PEEP$$

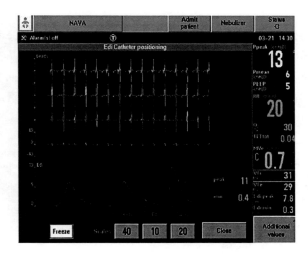

FIGURA 6 Monitoração do sinal elétrico do cateter de NAVA para avaliação do posicionamento por meio da captação da atividade elétrica diafragmática (AEdi).
Fonte: adaptada de Stein et al., 2012.

Em que: a pressão inspiratória depende do nível de NAVA e da variação das AEdi fásica e tônica e da PEEP; PIP: pico de pressão inspiratório.

Para facilitar esse ajuste, o ventilador disponibiliza um modo pré-NAVA, que apresenta uma curva demonstrando a pressão estimada com base no sinal da AEdi, e outra curva de pressão inspiratória, fornecida ao paciente. O fisioterapeuta deve ajustar o nível de NAVA até que essas curvas se sobreponham.

Na prática, se o nível NAVA for ajustado em 1 cmH$_2$O/µV, isso significa que será fornecido 1 cmH$_2$O de pressão inspiratória para cada variação de microvolt, sendo a pressão gerada pelo ventilador para fornecer volume corrente ao paciente variável e dependente da intensidade da AEdi e do ajuste do nível de ganho de NAVA.

A principal vantagem do modo NAVA é proporcionar melhor sincronia paciente-ventilador, evitando disparo ineficaz em pacientes com auto-PEEP, já que o disparo é neural, e não pneumático. As desvantagens incluem o custo elevado e o fato de o deslocamento do cateter poder impactar a captação do sinal diafragmático e o funcionamento do dispositivo.

> NOTA: a inserção do cateter de NAVA deve ser realizada por um enfermeiro, que deve observar as orientações do fabricante e os parâmetros técnicos (distância entre nariz, lobo da orelha e apêndice xifoide e utilização de fórmula indicada pelo fabricante). O cateter também pode ser utilizado para infusão de dieta enteral, sem que haja prejuízo na monitoração e na captação dos sinais elétricos diafragmáticos.

> NOTA: a manutenção do cateter após a extubação possibilita o acompanhamento da atividade elétrica diafragmática e permite sua utilização durante a ventilação não invasiva, caso necessário. O tempo sugerido para o uso do cateter são 7 dias; após esse período, pode ocorrer redução da captação do sinal.

MODO VENTILAÇÃO COM LIBERAÇÃO DA PRESSÃO NAS VIAS AÉREAS (APRV)

O modo APRV é espontâneo e tem como objetivo fornecer dois níveis de pressão nas vias aéreas. Nele, o disparo ocorre por pressão ou fluxo, e a ciclagem, por fluxo.

Nesse modo, o fisioterapeuta deve ajustar dois níveis de PEEP: um nível de PEEP alta (P_{high}) e um nível de PEEP baixa (P_{low}), assim como o tempo em que esses níveis de PEEP irão se manter nas vias aéreas: tempo alto (T_{high}) e tempo curto (T_{low}). O paciente consegue respirar espontaneamente em qualquer dos níveis de pressão, tanto nos períodos de PEEP alta como nos de PEEP baixa, podendo ser associado à pressão de suporte em ambos os níveis de PEEP.

Como o ajuste do tempo é independente, pode-se ajustar um tempo menor de P_{high} e maior de P_{low}, pois isso favorece a inversão da relação I:E. Essa modalidade é denominada APRV/*bilevel* ou BiPAP (do inglês *bilevel positive pressure airway*).

Por ser espontâneo, o modo APRV deve ser aplicado a pacientes com *drive* ventilatório, porém, se aplicado em pacientes sem *drive*, funciona como o modo PCV, em função dos ajustes de PEEP e tempo. Elegíveis para esse modo estão os pacientes que ventilam espontaneamente, mas que ainda dependem de PEEP alta (p. ex., > 10 cmH$_2$O), podendo apresentar melhora do quadro ventilatório e das trocas gasosas, redução do espaço morto e assincronia, sendo também uma estratégia protetora em pacientes com síndrome do desconforto respiratório agudo (SDRA).

NOTA: a diferença entre P_{high} e P_{low} deve ser de, no mínimo, 5 cmH$_2$O.

MODO SMARTCARE/PS

O modo SmartCare/PS, também denominado sistema de desmame automatizado (*automated weaning system*), é o primeiro modo ventilatório desenvolvido com essa função. Auxilia no processo de desmame ventilatório com base nas características do paciente e nos parâmetros definidos pelo fisioterapeuta. Primeiramente, o profissional deve inserir as informações do paciente, como peso predito, padrão de patologia (doença obstrutiva, restritiva ou distúrbio neurológico), tipos de via aérea artificial endotraqueal e de sistema de umidificação (umidificação ativa ou passiva).

Nesse modo, o ventilador verifica, a cada 2 a 5 minutos, parâmetros como FR, VC e $ETCO_2$, para avaliação e diagnóstico do estado do padrão ventilatório do paciente, que pode ser classificado em oito tipos: ventilação normal, ventilação insuficiente, hipoventilação, hipoventilação central, taquipneia, taquipneia severa, hiperventilação inexplicada e hiperventilação. Com base nesses parâmetros, o ventilador é capaz de aumentar ou diminuir a pressão inspiratória, de modo que o paciente se mantenha ventilando na classificação ventilação normal (Figuras 7 e 8).

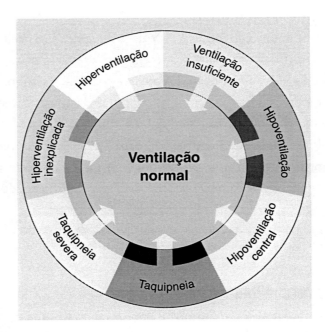

FIGURA 7 Classificação do estado ventilatório.
Fonte: adaptada de Maquet, 2015.

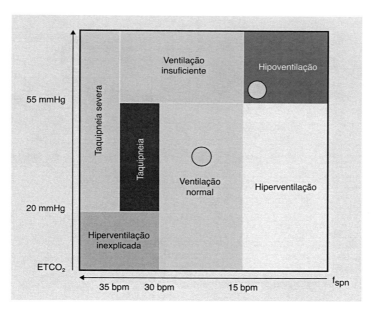

FIGURA 8 Classificação do estado ventilatório com base na FR e ETCO$_2$.
Fonte: adaptada de Maquet, 2015.

Esse modo é uma opção para os pacientes admitidos em pós-operatório ou aqueles com desmame difícil, com o objetivo de planejar o desmame ventilatório de forma automática.

Quando o paciente apresenta taquipneia e hipoventilação, o modo aumenta a PSV para melhorar o quadro respiratório; no caso oposto, a resposta do ventilador será reduzir a PSV. Os valores de PSV podem ser predefinidos, com variação de 2 a 4 cmH$_2$O. Se o paciente se mantiver no modo, o próprio ventilador reduzirá a pressão aos poucos, de maneira que o paciente se mantenha na classificação ventilação normal.

O modo SmartCare é composto por quatro fases, sendo elas: fase de adaptação, fase de observação, fase de manutenção e fase de extubação (Figura 9).

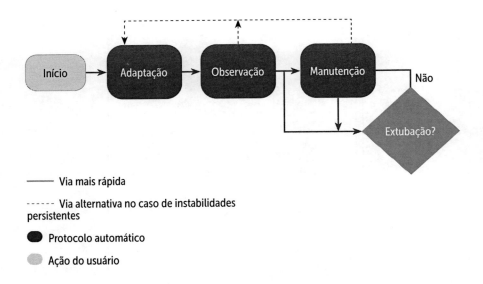

FIGURA 9 Fases do modo SmartCare/PS.
Fonte: Maquet, 2015.

Fase de adaptação

Nessa fase, os pacientes são mantidos ventilados em uma zona de conforto baseada em um faixa de valores mínimos e máximos de FR, VC e $ETCO_2$. Para que isso ocorra adequadamente, a cada 2 a 5 minutos o ventilador avalia essas variáveis e adapta o nível de pressão de suporte, aumentando ou diminuindo a pressão em 2 a 4 cmH_2O, a fim de manter o paciente ventilado de maneira confortável. Se o paciente estiver ventilando adequadamente, o ventilador reduz a PS a cada 15, 30 e 60 minutos, até que o paciente consiga se manter com parâmetros mínimos (PS de 5 a 7 cmH_2O). Após o paciente alcançar os parâmetros mínimos para ventilar, o ventilador entra na fase de observação.

Fase de observação

A fase de observação corresponde ao teste de respiração espontânea (TRE). O valor de PS para que o TRE seja realizado é definido com base no tipo e no calibre da via aérea artificial e no sistema de umidificação.

O tempo de TRE dependerá do padrão ventilatório do paciente: quanto maior a necessidade de PSV, maior a duração do TRE, podendo levar até 2 horas. Durante o TRE, o ventilador pode aumentar ou diminuir o nível de PS para que o paciente se mantenha ventilando confortavelmente. Caso o PSV aumente duas vezes, o equipamento interrompe o TRE. Se, no entanto, o paciente for capaz de se manter ventilando confortavelmente, ao término, o ventilador sinalizará na sua tela a seguinte mensagem: "Considerar separação".

Fase de manutenção

Se, após a conclusão do TRE, não houver nenhum profissional próximo ao paciente para proceder com a extubação ou caso a extubação não seja considerada pelo fisioterapeuta, o ventilador entra nessa fase. Em casos de instabilidade ventilatória, o equipamento retorna à adaptação do nível de PSV para melhor conforto do paciente.

Fase de extubação

Nessa fase, o ventilador já fez a transição e a adaptação para o modo espontâneo, ajustou o nível de pressão de suporte e iniciou e concluiu o TRE, com sugestão de extubação do paciente.

NOTA: o fisioterapeuta pode habilitar o ventilador para que interrompa o modo SmartCare durante o período noturno, a fim de evitar hipoventilação ou para manter o paciente ventilado com parâmetros constantes para repouso.

MODO *AUTOMODE*

O *automode* também é um modo de desmame ventilatório inteligente, porém está disponível em apenas alguns modelos de ventiladores. Nele, os pacientes inicialmente são ventilados em modo assisto-controlado (VCV, PRCV ou PCV). Quando o ventilador detecta o esforço inspiratório do paciente, automaticamente sai do modo assisto-controlado para o modo espontâneo. Em pacientes ventilando em modo VCV, a transição para a ventilação espontânea é feita para o modo VS, e em pacientes em modo PCV, a transição é feita para o modo PSV (Figura 10). Se for detectada apneia, o ventilador também modifica a ventilação espontânea para ventilação assisto-controlada.

A Tabela 1 mostra um resumo de todos os modos ventilatórios avançados e suas principais características.

NOTA: modos avançados dependem de investimento por parte da instituição, incluindo treinamento contínuo para as equipes, para que o uso seja bem direcionado e se obtenha sucesso durante o período de ventilação mecânica.

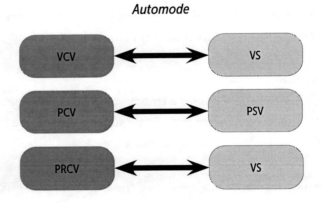

FIGURA 10 Transição dos modos assisto-controlados para espontâneo e vice-versa.
Fonte: acervo do autor.

TABELA 1 Resumo dos modos ventilatórios avançados.

Modo	A/C	Espontâneo	Disparo	Ciclagem	Vantagens	Desvantagens
PRVC	X	–	Tempo, pressão ou fluxo	Tempo	Controle de pressão e garantia do volume	Menor pressão inspiratória em casos de hiperventilação Maior pressão de pico em pacientes com baixa complacência
VS	–	X	Pressão ou fluxo	Fluxo	Controle de pressão e garantia do volume	Semelhante ao PRVC
VAPS	–	X	Fluxo ou pressão	Volume	Pressão média estável	Aumento da pressão de pico
PAV+	–	X	Fluxo ou pressão	Fluxo	Manutenção da atividade muscular Assistência proporcional Monitoração do trabalho ventilatório Simples e intuitivo	Funcionamento inadequado se houver vazamento ou variações de fluxo
NAVA	–	–	Neural	Neural (queda de atividade neural de 70%)	Disparo neural Sincronismo	Método invasivo Custo alto do cateter
APRV	–	X	–	Tempo e fluxo	Melhora da complacência e da oxigenação Sincronismo	–
SmartCare	–	X	Fluxo ou pressão	Fluxo	Automatização do desmame ventilatório	–
Automode	X	X	Tempo, fluxo ou pressão	Tempo, fluxo e volume		–

Fonte: elaboração dos autores.

Referências

1. Andrade LB, Ghedini RG, Dias AS, Piva JP. Assistência ventilatória ajustada neuralmente em pediatria: por que, quando e como? Rev Bras Ter Intensiva. 2017;29(4):408-413.
2. Barbas CSV, Ísola AM, Farias AMC, Cavalcanti AB, Gama AMC, Duarte ACM et al. Recomendações brasileiras de ventilação mecânica 2013. Rev Bras Ter Intensiva. 2014;26(2).
3. Couto LP, Barbas CSV. Ventilação assistida proporcional *plus*: uma atualização. Pulmão RJ. 2011;20(3):34-38.
4. David CM. Ventilação mecânica: da fisiologia à prática clínica. 2.ed. Rio de Janeiro: Revinter, 2011.
5. Ferreira JC, Valiatti J, Schettino GPP, Bonassa J, Iwata L, Carvalho CRR. Comparação do modo VAPS com os modos volume controlado e pressão controlada em pacientes com insuficiência respiratória aguda. Rev Bras Ter Intensiva. 2005;17(2):89-93.
6. Habashi NM. Other approaches to open-lung ventilation: airway pressure release ventilation. Crit Care Med. 2005;33(Suppl):S228-S240.
7. Lellouche F, Brochard L. Advanced closed loops during mechanical ventilation (PAV, NAVA, ASV, SmartCare). Best Pract Res Clin Anaesthesiol. 2009;23(1):81-93.
8. Maquet – Getinge Group. Manual do usuário – Sistema de ventilação SERVO-air. Limpeza e manutenção. Suécia: Getinge Group, 2015.
9. Melo AS, de Almeida RMS, de Oliveira CDA. A mecânica da ventilação mecânica. Rev Med Minas Gerais. 2014;24(Suppl 8):S43-S48.
10. Presto B, Damázio L. Fisioterapia respiratória. 4.ed. Rio de Janeiro: Elsevier, 2009. p. 323.
11. Sakurai D, Kanzato R. Assistência ventilatória ajustada neuralmente. Pulmão RJ. 2011;20(3):29-33.
12. Sarmento GJV. Fisioterapia respiratória no paciente crítico: rotinas clínicas. 3.ed. Barueri: Manole, 2010.
13. Singh G, Chien C, Patel S. Pressure Regulated Volume Control (PRVC): set it and forget it? Respir Med Case Rep. 2019 Mar 8;29:100822. Disponível em: doi: 10.1016/j.rmcr.2019.03.001. Acesso em: 08 jan. 2024.
14. Stein H, Firestone K, Rimensberger PC. Synchronized mechanical ventilation using electrical activity of the diaphragm in neonates. Clin Perinatol. 2012 Sep;39(3):525-42. Disponível em: doi: 10.1016/j.clp.2012.06.004.Acesso em: 08 jan. 2024.
15. Teixeira SN, Osaku EF, Costa CRLM, Toccolini BF, Costa NL, Cândida MF et al. Comparison of proportional assist ventilation plus, T-Tube ventilation, and pressure support ventilation as spontaneous breathing trials for extubation: a randomized study. Respir Care. 2015;60(11):1527-1535.
16. Valiatti JLS, Amaral JLG, Falcão LFR. Ventilação mecânica – Fundamentos e prática clínica. 1.ed. Rio de Janeiro: Roca, 2016.

CAPÍTULO 12

Desmame ventilatório

RODRIGO COSTA RIBEIRO

INTRODUÇÃO

O desmame ventilatório é o processo de transição da ventilação artificial para a espontânea. Compreende múltiplos fatores, desde a evolução do quadro do paciente até protocolos institucionais bem estabelecidos. É visto por muitos como uma "área de penumbra da terapia intensiva", já que a retirada do paciente da ventilação mecânica (VM) pode ser até mais desafiadora do que a sua manutenção.

Dá-se o nome de desmame ventilatório ao processo de retirada quando o paciente passa mais de 48 horas em VM. É preconizado o início do desmame assim que possível, pois a VM prolongada eleva os custos do tratamento e, principalmente, a mortalidade, em função de complicações como pneumonia associada à VM, traumatismo de vias aéreas, disfunção diafragmática e polineuropatia do paciente crítico.

DEFINIÇÕES

Os consensos europeu e americano, da European Respiratory Society (ERS) e da American Society Thoracic (ATS), classificam os tipos de desmame quanto à complexidade, ao tempo e com base em parâmetros como prognóstico clínico, taxa de sucesso, mortalidade, entre outros. As diretrizes brasileiras de VM, publicadas em 2013, classificam o desmame em três tipos: simples, difícil e prolongado (Tabela 1).

TABELA 1 Classificação do desmame ventilatório segundo as diretrizes brasileiras.

Classificação	Definição
Desmame simples	Ocorre quando há sucesso no primeiro TRE
Desmame difícil	Ocorre quando há falha no primeiro TRE e o paciente é extubado após até três TRE ou em até 7 dias após o primeiro teste
Desmame prolongado	Ocorre quando há falha em mais de três TRE consecutivos ou quando são necessários mais de 7 dias após a primeira tentativa

TRE: teste de respiração espontânea.

O sucesso do desmame é alcançado quando o paciente consegue se manter em respiração espontânea por período igual ou maior que 48 horas após a retirada do suporte ventilatório. Da mesma maneira, a falha do desmame ocorre quando há necessidade de retornar à VM invasiva em período inferior a 48 horas.

De forma geral, o desmame tem início no momento da instituição da VM, utilizando estratégias de proteção pulmonar, visto que a injúria causada ao pulmão durante toda a fase de internação tem influência na evolução do desmame e no desfecho do paciente.

É preconizado que seja feita diariamente uma avaliação quanto aos critérios de elegibilidade para a realização do teste de respiração espontânea (TRE) em pacientes submetidos à ventilação mecânica por mais de 24 horas. O preenchimento desses critérios indica que o paciente está apto a realizar o TRE (Tabela 2).

> NOTA: quando se fala de desmame ventilatório, trata-se da transição da ventilação artificial para ventilação espontânea, que é a retomada da autonomia ventilatória do paciente. Quando se fala de extubação, trata-se da remoção da via aérea artificial nos pacientes intubados; quando essa remoção ocorre nos pacientes traqueostomizados (retirada do traqueostoma), chama-se decanulação.

TABELA 2 Critérios de elegibilidade para o início do desmame da ventilação mecânica.

Resolução da causa originária da necessidade da VM
Drive ventilatório presente e regular:
• modo espontâneo, com suporte < 20 cmH$_2$O, PEEP < 8 cmH$_2$O e FiO$_2$ < 40%
Manutenção do balanço hídrico:
• negativo ou zero nas 24 horas que antecedem o desmame da VM
Estabilidade hemodinâmica sem drogas vasoativas ou com dose mínima
Nível de consciência (escala de coma de Glasgow > 8)
Troca gasosa e oxigenação (PaO$_2$ ≥ 60 mmHg e P/F > 200 mmHg)
Equilíbrio ácido-básico
Ausência de infecção

TESTE DE RESPIRAÇÃO ESPONTÂNEA (TRE)

É o teste com maior eficácia na avaliação do desmame. Consiste em retirar o paciente da VM e acoplá-lo a uma peça T com suporte de oxigênio ou realizar a redução dos parâmetros ventilatórios em modo de pressão de suporte (PSV), em um período de 30 a 120 minutos. Durante esse tempo, deve-se manter o paciente sob vigilância, analisando se ele é capaz de suportar a redução ou a ausência do suporte ventilatório, interrompendo o teste caso não tolere.

Modos de realização do TRE

Há diversas formas de se realizar o TRE descritas na literatura, das quais as mais difundidas são: peça T, PSV mínima sem PEEP, PSV mínima com PEEP e compensação automática do tubo (ATC). Recomenda-se que o teste seja feito em 30 minutos, já que não há diferença significativa do resultado quando comparados os períodos de 30 e 120 minutos.

Peça T

O teste em peça T (Figura 1) é realizado acoplando-se a via aérea artificial a uma fonte de oxigênio. Alguns autores sugerem que o trabalho respiratório realizado pelo paciente, quando acoplado em VM no modo PSV, é significativamente menor em função do suporte ventilatório, não refletindo verdadeiramente um teste de respiração espontânea, e, por isso, indicam o teste em peça T.

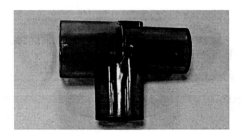

FIGURA 1 Peça T.
Fonte: acervo do autor.

Na prática clínica, alguns profissionais sugerem a realização do TRE em peça T para pacientes cardiopatas, com o objetivo de avaliá-los sem os efeitos benéficos da pressão positiva experimentados pelos pacientes cardiopatas, como redução do retorno venoso, aumento da pós-carga de ventrículo esquerdo e, consequentemente, menor congestão pulmonar.

PSV e PEEP

Para a realização do TRE em modo PSV, os autores se baseiam na justificativa de que, quando conectado à VM, há fatores (p. ex., tubo orotraqueal, filtro e circuito ventilatório) que não estão presentes quando o paciente está fora da VM e que poderiam dificultar o teste sem o suporte ventilatório necessário para vencer a resistência desses componentes.

Nesse modo, há duas formas de realizar o teste: PSV mínima com e sem PEEP. A pressão de suporte é estabelecida em 5 a 7 cmH_2O, e a PEEP, em 5 cmH_2O, quando aplicado o modo com PEEP. Tem sido demonstrado na literatura que a utilização da PEEP reduz ainda mais o trabalho respiratório dos pacientes em TRE, sendo preconizado por alguns autores a não realização do teste com PEEP, com o intuito de que o TRE se assemelhe mais com o trabalho em ventilação espontânea.

Método ATC

O modelo ATC é um modo existente em alguns ventiladores, no qual não se especifica a pressão de suporte para o teste. Configura-se o ventilador mecânico com informações como o tipo e o diâmetro da via aérea artificial e o percentual de compensação, que pode variar de 0 (sem compensação) até 100% (compensação completa). Com o ajuste desses parâmetros, o próprio ventilador calcula a pressão ideal para compensar a resistência gerada pela via aérea artificial.

> NOTA: até hoje, nenhum dos métodos ditos "tradicionais" para a realização do TRE (tubo T, PSV, CPAP e ATC) demonstrou contundente evidência de superioridade sobre os outros nos desfechos de reintubação, no tempo de internação hospitalar e na mortalidade, embora alguns estudos randomizados possam ter resultados divergentes.

Indicadores de falha no TRE

A intolerância (ou falha) ao TRE é avaliada de acordo com alguns critérios, incluindo o conforto do paciente, o padrão respiratório, uma adequada troca gasosa e a estabilidade hemodinâmica.

Sinais clínicos de falha no TRE:

- frequência respiratória > 35 ipm;
- saturação arterial < 90%;
- frequência cardíaca > 140 bpm;
- pressão arterial sistólica > 180 mmHg ou < 90 mmHg;
- sudorese;
- sinais e sintomas de agitação;
- alteração do nível de consciência, com piora do *status* mental;
- aumento do trabalho respiratório.

Caso o paciente apresente algum desses sinais de intolerância, deve-se interromper o teste, retorná-lo à VM de forma que fique confortável e aguardar 24 horas para poder realizar um próximo teste. Em seguida, é preciso identificar e tratar a causa da falha no teste, sendo esse passo essencial para a evolução no desmame ventilatório. As falhas geralmente ocorrem nos primeiros minutos, em sequência progressiva e previsível, com recrutamento da musculatura respiratória e aumento da atividade diafragmática e dos músculos inspiratórios da caixa torácica. Em seguida, surgem os sinais clínicos de insuficiência respiratória aguda, que antecedem a fadiga diafragmática.

ÍNDICES PREDITIVOS DE DESMAME

Existem diversos índices que avaliam as funções pulmonares e/ou musculares associadas à respiração, buscando predizer o resultado do desmame ventilatório. Alguns índices foram combinados entre si com o objetivo de alcançar maior capacidade preditiva. Entre eles, alguns possuem maior destaque e acurácia, como os listados a seguir e sumarizados na Tabela 3.

TABELA 3 Valores de referência dos índices preditivos.

Índice	Valor de referência	Fórmula
IRRS	< 105 rpm/min/L	FR/VT
IWI	> 25 mL/cmH$_2$O/min/L	(Cest × SaO$_2$)/FR/VC
PImáx	< −30 cmH$_2$O	–
P0,1	1,5 e 3,5 cmH$_2$O	–
P0,1/PImáx	< 0,30	P0,1/PImáx
PFT	> 60 L/min	–
CROP	> 13 mL/ciclos/min	[C$_{din}$ × PImáx × (PaO$_2$/PAO$_2$)]/FR

Índice de respiração rápida e superficial (IRRS)

Também conhecido como índice de Tobin (nome de um de seus idealizadores), o índice de respiração rápida e superficial (IRRS) é o mais difundido. Tem como base a relação entre a frequência respiratória e o volume corrente (FR/VC), em que resultados maiores que 105 ciclos/min/L predizem falha no desmame/extubação. A mensuração é feita pela ventilometria, que é realizada com um ventilômetro (Figura 2) acoplado à extremidade do tubo orotraqueal durante o período de um minuto, quando são contabilizados o número de incursões respiratórias e o volume mobilizado durante esse tempo. Visto que o volume minuto é o produto da FR com o VC, ao dividir o volume minuto pela FR, o resultado será o VC do paciente em litros, que deverá ser aplicado à fórmula da relação do índice FR/VC.

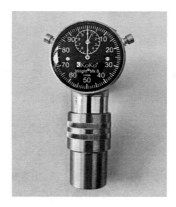

FIGURA 2 Ventilômetro (marca KoKo®).
Fonte: acervo do autor.

Índice integrativo de desmame (IWI)

Como o próprio nome já diz, é um índice integrativo que avalia, ao mesmo tempo, o padrão e a mecânica respiratórios e a oxigenação. Quanto maior for o resultado do IWI, maior será a taxa de sucesso no desmame, sendo o ponto de corte valores ≥ 25. Publicado por Nemer e colaboradores em 2009, o IWI consiste na seguinte equação:

$$IWI = (Cest \times SaO_2)/FR/VC$$

Em que: Cest é a complacência estática e SaO_2 é a saturação arterial de oxigênio.

O índice tem como fator limitante a aferição da pressão de platô com o paciente ventilando em modo espontâneo, sendo esse também um motivo de críticas ao método.

Índice integrativo de CROP

O índice integrativo de CROP consiste na integração entre complacência dinâmica, força muscular inspiratória, oxigenação e frequência respiratória. Ele pode ser calculado utilizando-se a seguinte equação:

$$[C_{din} \times PImáx \times (PaO_2/PAO_2)]/FR$$

Valores maiores que 13 mL/ciclos/min predizem que há sucesso no desmame.

Pressão inspiratória máxima (PImáx)

Por meio desse índice, avalia-se a força da musculatura inspiratória, da qual aproximadamente 70% correspondem ao diafragma. Idealmente, o método deve ser realizado com a cooperação do paciente, com o fisioterapeuta orientando-o a expirar todo ar e, em seguida, inspirar profundamente, até que atinja a capacidade pulmonar total. Esse método é denominado método de oclusão direta. Quando não for possível realizá-lo, utiliza-se como estratégia a oclusão da via aérea com o emprego de uma válvula unidirecional por aproximadamente 20 segundos, estimulando o centro respiratório e buscando inspirações forçadas para a aferição da PImáx. O teste é realizado com o manovacuômetro acoplado a uma peça em T com uma válvula unidirecional expiratória. Os valores que indicam resultados favoráveis ao desmame são inferiores a –30 cmH$_2$O.

> NOTA: como a força muscular inspiratória é expressa em pressão negativa, quanto mais negativos forem os valores de PImáx gerados pelo paciente durante o teste, maior será a força muscular respiratória.

Pressão de oclusão da via respiratória (P0,1)

É a medida da pressão nas vias respiratórias nos primeiros 100 ms do início da respiração. É independente de complacência e da resistência do sistema, sendo acurada por *software* específico de alguns ventiladores mecânicos. Por estar relacionada com a atividade do *drive* respiratório, tem seu valor de normalidade em uma respiração tranquila, entre 0,5 e 1,5 cmH$_2$O. Assim, em ventilação mecânica, considera-se que valores

< 1,0 cmH$_2$O indicam um *drive* respiratório insatisfatório, pouco estimulado e tendendo à falha no desmame ventilatório, enquanto valores > 4 cmH$_2$O apontam uma exacerbação do *drive*, provocando fadiga muscular e, consequentemente, falha do desmame.

Relação P0,1/PImáx

Esse índice integra a avaliação da atividade do *drive* respiratório com a força muscular inspiratória. Essa relação entre dois índices distintos visa a aumentar a acurácia como preditor de sucesso no desmame ventilatório. Resultados de P0,1/PImáx < 0,09 ou > 0,14 apontam para um insucesso do desmame. Quanto maior for a fraqueza da musculatura inspiratória, maior será o trabalho do centro respiratório em busca de evitar uma hipercapnia. Nesse contexto, pacientes que não conseguem equilibrar o nível de CO_2 por meio do *drive* respiratório podem estar apresentando algum distúrbio do *drive* ou baixa reserva ventilatória, sendo que ambas as hipóteses tendem à falha do desmame ventilatório.

Pico de fluxo de tosse (PFT)

Trata-se de uma avaliação que analisa a efetividade da tosse pela mensuração do PFT, que apresenta ponto de corte em valores superiores a 60 L/min para garantir uma boa proteção das vias aéreas e sucesso no desmame/extubação. Tosse ineficiente, quando associada a uma hipersecretividade, geralmente resulta em falha na extubação. A avaliação deve ser feita no ventilador mecânico ou com o *peak flow meter*, medindo o fluxo expirado máximo durante a tosse.

AVALIAÇÃO APÓS APROVAÇÃO NO TRE

Após o TRE concluído com sucesso, não há garantia de uma extubação segura, já que o teste indica que o paciente está apto a ventilar sem o suporte ventilatório invasivo, mas não significa que consiga ventilar sem a presença de uma via aérea artificial. Por isso, existem outros parâmetros que devem ser avaliados para que se possa prosseguir com a extubação, como o *cuff leak test* e a força muscular periférica.

Cuff leak test

É um teste que tem por objetivo predizer a ocorrência de laringoespasmo. Para ser realizado, deve-se fazer a aspiração das vias aéreas artificiais e superiores do paciente, até a porção supra *cuff*, evitando que qualquer secreção acumulada se direcione para os pulmões durante a desinsuflação do *cuff*. Após a aspiração, o modo ventilatório espontâneo é alterado para modo assistido-controlado a volume, o volume corrente (VC) é ajustado entre 400 e 500 mL, a FR é reduzida e o VC expirado é observado. Em seguida, o *cuff* é desinsuflado totalmente e é anotada a média dos três VC expirados mais baixos entre os seis primeiros ciclos respiratórios. O valor de escape é a diferença entre o volume inspirado e a média do volume expirado, tendo como ponto de corte para o escape valores iguais ou maiores que 12% ou 110 mL.

Fatores que são potencializadores de risco para estridor laríngeo

- Intubação traumática;
- diâmetro do tubo orotraqueal;
- ajuste e controle inadequados de pressões de *cuff*;
- tempo de ventilação mecânica > 6 dias;
- extubação acidental;
- reintubação após extubação acidental;
- sexo feminino.

NOTA: o *cuff leak test* é um teste pouco acurado, com baixa sensibilidade e alta especificidade, o que significa que a capacidade do teste em predizer os pacientes que poderão evoluir com laringoespasmo é baixa. Logo, é importante que o teste seja utilizado em conjunto com os demais índices e com a avaliação clínica na tomada de decisão da extubação dos pacientes.

Força muscular periférica

A força muscular periférica pode ser um dos parâmetros avaliados para considerar o desmame/extubação dos pacientes, visto que pacientes mais fracos são mais propensos a falhar na extubação. Há poucos estudos que correlacionam força muscular periférica e sucesso da extubação. Thille et al. (2020) verificaram que pacientes com MRC > 48 têm maior taxa de sucesso na extubação quando comparados àqueles com MRC < 48 e < 36 pontos. Essa informação mostra que a utilização de estratégias para a manutenção e a melhora da força muscular dos pacientes durante o período de ventilação mecânica é de suma importância.

USO DA VENTILAÇÃO NÃO INVASIVA NA RETIRADA DA VM

Após a extubação, alguns pacientes podem apresentar sinais de aumento do trabalho ventilatório e, frequentemente, a equipe considera o uso de ventilação não invasiva (VNI) nesses casos. É importante considerar que, após a retirada da VM, a VNI pode ser utilizada das seguintes maneiras:

- **VNI facilitadora:** recomendada em pacientes com doença pulmonar obstrutiva crônica (DPOC), com o objetivo de facilitar a retirada precoce da VM; inclui os pacientes que não foram aprovados no TRE, mas que apresentam condições clínicas para serem extubados e irão se beneficiar da VNI;
- **VNI preventiva:** recomendada em pacientes selecionados do grupo de fatores de risco, para uso imediato após a extubação orotraqueal;
- **VNI curativa**: é recomendado evitar o uso de VNI por até 48 horas em pacientes extubados que apresentem nova falência respiratória, visando ao não retardo da reintubação nessa situação, exceto em pacientes cirúrgicos que evoluem com falência respiratória no pós-operatório.

Em pacientes que apresentam risco aumentado de desenvolver insuficiência respiratória pós-extubação, pode-se utilizar a VNI de forma profilática, a fim de minimizar os riscos de falha na extubação. É importante conhecer os fatores de risco para que se possa eleger adequadamente os pacientes.

Fatores de risco para falência respiratória pós-extubação
- Hipercapnia após extubação (> 45 mmHg);
- insuficiência cardíaca;
- tosse ineficaz;
- secreções copiosas;
- mais de uma falência consecutiva no desmame;
- mais de uma comorbidade;
- obstrução das vias aéreas superiores;
- idade > 65 anos;
- falência cardíaca como causa da intubação;
- APACHE > 12 no dia da extubação;
- pacientes com mais de 72 horas de VM.

DESMAME PROLONGADO

Pacientes que cursam com desmame prolongado apresentam múltiplos fatores como causa de falência no TRE. Entre eles, destacam-se ventilação mecânica prolongada, uso excessivo de sedoanalgesia, bloqueio neuromuscular, *delirium*, fraqueza muscular, infecções secundárias e disfunção diafragmática induzida pela VM, além da própria gravidade da doença crítica e de complicações clínicas durante o curso da internação. Por vezes, esses pacientes acabam evoluindo com cronicidade da doença e são submetidos a traqueostomia, ventilação mecânica e internação hospitalar prolongadas, resultando em fraqueza muscular adquirida.

É importante que, durante a internação e a VM, os profissionais de saúde tentem minimizar os fatores que podem levar o paciente a tornar-se crônico. Sendo assim, deve-se atentar ao uso de sedação contínua em pacientes em VM, pois ela gera um maior tempo em assistência ventilatória. Podem-se utilizar um protocolo de despertar diário e sedoanalgesia controlada com nível alvo, a fim de proporcionar uma redução no tempo de VM e de internação na UTI.

A fraqueza muscular, periférica ou respiratória, também está diretamente relacionada com a permanência do paciente em ventilação mecânica, sendo uma das principais causas que podem prolongar a ventilação artificial. O melhor manejo desse problema é feito pela prevenção ou minimização da perda de força muscular, além da otimização da função muscular periférica e respiratória mediante protocolos de mobilização precoce e treinamento muscular respiratório.

Estratégias no desmame ventilatório prolongado
Mobilização precoce

Como já citado, a manutenção e a recuperação de força e funcionalidade são fundamentais para a evolução do desmame ventilatório dos pacientes miopáticos, visto que a força muscular periférica se correlaciona com a força da musculatura respiratória.

A utilização de mobilização precoce sistematizada e progressiva pode ser uma ótima estratégia para a manutenção e o ganho de força nos pacientes críticos. Além dos benefícios musculoesqueléticos, pode também resultar em melhores desfechos clínicos, como desmame ventilatório, menor tempo de ventilação mecânica e sucesso na extubação.

Treinamento muscular inspiratório (TMI)

A fraqueza muscular inspiratória é uma das causas que podem resultar em dependência da VM prolongada e dificuldade do desmame ventilatório, visto que a VM aumenta a proteólise e a atrofia do diafragma. Estima-se que cerca de 80% dos pacientes com fraqueza muscular adquirida na UTI apresentam disfunção muscular respiratória.

A prescrição do TMI pode ser uma das estratégias aplicadas com o foco no ganho de força e na resistência à fadiga nos músculos respiratórios, reduzindo a dispneia e aumentando a tolerância ao exercício.

A utilização de um protocolo para o TMI que englobe um total de 30 esforços inspiratórios diários é um dos métodos de treinamento preconizados. É importante que o fisioterapeuta realize avaliação e prescrição individualizadas da carga de treinamento (intensidade), com base na avaliação periódica da PImáx, estipulando uma carga alvo que pode variar entre 20 e 60% da PImáx.

Quanto à execução, é importante que o paciente realize 30 esforços diários, podendo ser divididos em três períodos de 10 repetições, subdivididas em até duas séries de cinco incursões.

NOTA: a avaliação da PImáx deve ser feita periodicamente, de preferência de maneira semanal, para que possa ser ajustada a carga de treinamento imposta aos músculos respiratórios e respeitado o princípio da adaptabilidade, que é um dos princípios básicos do treinamento físico.

Referências

1. Barbas CS, Ísola AM, Farias AM, Cavalcanti AB, Gama AM, Duarte AC et al. Recomendações brasileiras de ventilação mecânica 2013. Parte I. Rev Bras Ter Intensiva. 2014;26(2):89-121.
2. Barbas CS, Ísola AM, Farias AM, Cavalcanti AB, Gama AM, Duarte AC et al. Recomendações brasileiras de ventilação mecânica 2013. Parte 2. Rev Bras Ter Intensiva. 2014;26(3):215-239.
3. Chittawatanarat K, Orrapin S, Jitkaroong K, Mueakwan S, Sroison U. An open label randomized controlled trial to compare low level pressure support and T-piece as strategies for discontinuation of mechanical ventilation in a general surgical intensive care unit. Med Arch. 2018;72(1):51-57.
4. Fernandez MM, González-Castro A, Magret M, Bouza MT, Ibáñez M, García C et al. Reconnection to mechanical ventilation for 1 h after a successful spontaneous breathing trial reduces reintubation in critically ill patients: a multicenter randomized controlled trial. Intensive Care Med. 2017;43(11):1660-1667.

5. Gosselink R, Langer D. Recovery from ICU-acquired weakness; do not forget the respiratory muscles! Thorax. 2016;71(9):779-780.
6. Karl LY, Martin JT. A prospective study of indexes predicting the outcome of trials of weaning from mechanical ventilation. N Engl J Med. 1991;324(21):1445-1450.
7. Machado MG, Orlandi LC. Bases da fisioterapia respiratória – Terapia intensiva e reabilitação. 1.ed. Rio de Janeiro: Guanabara Koogan, 2008.
8. Nemer SN, Barbas CS, Caldeira JB, Cárias TC, Santos RG, Almeida LC et al. A new integrative weaning index of discontinuation from mechanical ventilation. Crit Care. 2009;13(5):R152.
9. Rochwerg B, Brochard L, Elliott MW, Hess D, Hill NS, Nava S et al. Official ERS/ATS clinical practice guidelines: noninvasive ventilation for acute respiratory failure. Eur Respir J. 2017;50(2):1602426.
10. Souza LC. Fisioterapia em terapia intensiva. 1.ed. Rio de Janeiro: Rubio, 2019.
11. Thille AW, Boissier F, Muller M, Levrat A, Bourdin G, Rosselli S et al. Role of ICU-acquired weakness on extubation outcome among patients at high risk of reintubation. Crit Care. 2020;24(1):86.
12. Valiatti JL, Amaral JLG, Falcão LFR. Ventilação mecânica: fundamentos e prática clínica. 1.ed. Rio de Janeiro: Roca, 2016.
13. Vetrugno L, Guadagnin GM, Brussa A, Orso D, Garofalo E, Bruni A et al. Mechanical ventilation weaning issues can be counted on the fingers of just one hand: part 1. Ultrasound J. 2020;12(1):9.

CAPÍTULO 13

Mobilização precoce no paciente crítico

CLARA HARAZIM GASPARI
GISELE ANDRADE DE LIMA BUSCH
IANA PAES D'ASSUMPÇÃO VITAL
RENATA FREIRE
ALEXANDRE ROSA DA SILVA

INTRODUÇÃO

Os efeitos prejudiciais do imobilismo durante a internação hospitalar já são bem reconhecidos na literatura. Pacientes que sobrevivem a uma internação prolongada na unidade de terapia intensiva (UTI) frequentemente apresentam problemas psicológicos, cognitivos, neuromusculares e funcionais, conhecidos como síndrome pós-UTI, que pode perdurar por muito tempo após a alta hospitalar.

A condição conhecida como síndrome da fraqueza muscular adquirida na UTI se refere à polineuropatia axonal sensório-motora que afeta simetricamente os músculos respiratórios e periféricos, consequente à permanência na UTI. Os principais fatores de risco dessa síndrome incluem sepse, disfunção de múltiplos órgãos, imobilização prolongada e hiperglicemia, e sua presença está associada a piores desfechos de internação hospitalar. Os efeitos adversos relacionados à imobilidade durante a internação estão listados na Tabela 1.

O equilíbrio entre repouso e atividade melhora os resultados a curto e longo prazos nos pacientes que sobrevivem à doença crítica. Durante a internação na UTI, os pacientes apresentam fraqueza muscular como resultado direto das condições relacionadas à imobilidade.

A mobilização tem demonstrado diminuir as complicações associadas à imobilidade na UTI, como tromboembolismo, infecções, quedas e *delirium*, além de reduzir o tempo de VM, o tempo de internação na UTI e os custos relacionados à internação hospitalar. Nas últimas décadas, os avanços na medicina intensiva têm permitido que pacientes cada vez mais complexos recebam cuidados cada vez mais eficazes.

A UTI, por dispor de uma capacidade de monitoração contínua dos sinais vitais, é o ambiente mais adequado para a aplicação de um protocolo de mobilização segura. Eventos adversos ocasionais decorrentes do tratamento podem ser rapidamente corrigidos *in loco*.

TABELA 1 Efeitos adversos relacionados ao imobilismo.

Efeitos adversos relacionados à imobilidade	
Musculoesquelético	↓ força muscular/↑ atrofia muscular
	Contraturas musculares
	↓ densidade óssea
	↓ massa corporal magra
	↑ úlcera de pressão
Pulmonar	Atelectasia
	↑ risco de pneumonia
	↓ capacidade aeróbica
	↓ força muscular e capacidade vital
Cardiovascular	↑ frequência cardíaca basal
	↓ débito cardíaco/↓ volume sistólico
	↓ complacência venosa
	↑ intolerância ortostática
Metabólico	↓ sensibilidade à insulina
Renal	↓ diurese
Mental	↑ *delirium*

Fonte: adaptada do estudo de Winkelman, 2009.

BENEFÍCIOS *VERSUS* RISCOS

Na prática clínica, é preciso ponderar se os benefícios reais da mobilização são maiores que o potencial risco de eventos adversos. Sempre que forem maiores os benefícios, deve-se mobilizar os pacientes, minimizando o risco potencial. É nesse momento que entra a sistematização da mobilização, feita mediante protocolos que direcionam e institucionalizam a viabilidade de mobilizar os pacientes em condições mais graves, que, teoricamente, apresentam maior risco de complicações e eventos adversos. O treinamento das equipes envolvidas no processo, assim como a definição dos papéis, contribui para o sucesso da mobilização, diminuindo as barreiras ao processo.

A mobilização precoce é cada vez mais adotada como tratamento para várias complicações associadas à internação hospitalar. Estudos associam a mobilização à redução do tempo de internação hospitalar e à maior funcionalidade no momento da alta.

BARREIRAS À MOBILIZAÇÃO

Apesar de ser útil e demonstrar benefícios fisiológicos e funcionais importantes, a mobilização precoce pode, de fato, ser um procedimento complexo, que demanda esforço intensivo e tempo para a sua realização. Existem barreiras relacionadas a esse procedimento que tornam a mobilização ainda mais desafiadora.

As barreiras à mobilização precoce são diversas e podem ser categorizadas em:

- **barreiras culturais:** presença de tubo orotraqueal (ventilação mecânica), sedação, existência de acesso venoso;
- **barreiras de comunicação**: identificação e comunicação entre os profissionais de saúde, falta de prestação de contas;
- **recursos insuficientes:** falta de recursos humanos, tecnológicos e de treinamento, maior esforço e sobrecarga de trabalho.

A barreira mais citada nos estudos é a prática de sedação profunda e excessiva, conduta que resulta em maior tempo de VM, maior restrição ao leito e maior incidência de fraqueza muscular adquirida na UTI (FAUTI), fazendo os pacientes desenvolverem inúmeros impactos negativos, com repercussões a curto e longo prazos. Diversos trabalhos descrevem que pacientes que apresentam FAUTI evoluem com aumento do tempo de internação na UTI e no hospital, aumento do tempo de ventilação mecânica, maior uso de recursos hospitalares, maior mortalidade e piora do desfecho funcional.

AVALIAÇÃO PRÉ-MOBILIZAÇÃO

O fisioterapeuta deve discutir com a equipe multiprofissional sobre a condição física e respiratória do paciente, obtendo liberação para realizar mobilização fora do leito nos pacientes cirúrgicos. O consentimento da equipe cirúrgica é mandatório para que o paciente seja mobilizado com segurança. Para a promoção do melhor atendimento individualizado do paciente, o fisioterapeuta deve ser capaz de tomar decisões claras e consistentes junto à equipe interdisciplinar.

Em uma UTI, é preciso saber avaliar se a fisioterapia é indicada em um determinado momento e/ou se existem razões para que seja interrompida. Para maximizar a segurança do paciente crítico, o fisioterapeuta que trabalha na UTI deve ter uma sólida compreensão de anatomia e fisiologia e ser capaz de realizar exames específicos no início e durante os atendimentos.

É fortemente sugerido que, antes mesmo de o programa de mobilização progressiva ser implementado, sejam criados critérios clínicos de inclusão, alerta e exclusão (Tabelas 2, 3, 4) para a liberação da mobilização do paciente crítico.

TABELA 2 Critérios clínicos de inclusão para participar da mobilização progressiva.

Frequência cardíaca	$\geq$ 40 bpm
	$\leq$ 130 bpm
	Não ultrapassar 20 bpm da FC basal
SpO_2 (%)	$\geq$ 88%
	(descontinuar caso haja diminuição $\geq$ 4%)
Pressão arterial (PA)	Sistólica: $\leq$ 180 mmHg
	Diastólica: $\leq$ 110 mmHg
	PAM: 65-110 mmHg
Frequência respiratória	$\geq$ 5 ipm; $\leq$ 40 ipm
Ventilação mecânica	PEEP: $\leq$ 10
	Em sincronia

FC: frequência cardíaca; PAM: pressão arterial média; PEEP: pressão positiva expiratória final.

TABELA 3 Critérios clínicos de alerta para participação da mobilização progressiva.

PIC/DVE	PIC entre 15 e 20 mmHg Deambulação com liberação por escrito da neurocirurgia **e** do médico de rotina Curativo para fixação da derivação deve ser feito pelo residente de neurocirurgia antes de o paciente sair do leito DVE precisa ser fechada (por residente da neurocirurgia/enfermagem) para paciente sair do leito e reaberta no final do atendimento (atenção: certificar-se de que foi reaberta no final*)
Uso de vasopressores: consultar o médico de rotina	
Agitação leve (RASS +1 e +2)	
Pacientes com uso de oxigênio domiciliar/DPOC e SpO$_2$ < 88%	
Pacientes com curativo compressivo após hemodinâmica: não pode se sentar ou se levantar	

DVE: derivação ventricular externa; DPOC: doença pulmonar obstrutiva crônica; PIC: pressão intracraniana; RASS: escala de agitação e sedação de Richmond.

TABELA 4 Critérios clínicos de exclusão do programa de mobilização progressiva.

Frequência cardíaca	≤ 40 bpm ≥ 130 bpm
SpO$_2$ (%)	≤ 88%
Pressão arterial (PA)	Sistólica: ≥ 180 mmHg Diastólica: ≥ 110 mmHg PAM: < 65; > 110 mmHg
Frequência respiratória	< 5 ipm; > 40 ipm
Ventilação mecânica	Assincronia
Vasoespasmo sintomático	
Arritmia aguda	
IAM agudo (por eletrocardiograma [ECG] ou enzimas cardíacas alteradas)	
PIC ≥ 20 mmHg	
Agitação: paciente que expresse risco para examinador ou para si mesmo (RASS +3 e +4)	
Crise convulsiva ≤ 24h	

IAM: infarto agudo do miocárdio; PAM: pressão arterial média; PIC: pressão intracraniana; RASS: escala de agitação e sedação de Richmond.

Exame clínico

Uma avaliação criteriosa do quadro, com base numa visão geral dos sistemas, é um dos componentes essenciais no cuidado fisioterapêutico. O exame neurológico do paciente começa na admissão hospitalar, com reavaliação contínua a cada atendimento, quando necessário. A sequência de procedimentos contempla a avaliação de: sinais vitais, estado cognitivo, tônus e força musculares e funcionalidade.

Avaliação dos sinais vitais

Pacientes internados na UTI precisam de monitoração contínua dos sinais vitais para que possam ser identificadas situações de risco em tempo real, assim como para possibilitar a realização instantânea de intervenções quando necessário.

Os sinais vitais também devem ser usados para garantir a segurança das intervenções durante o atendimento fisioterapêutico. Avaliações de frequência cardíaca, pressão arterial e saturação de oxigênio antes e depois do atendimento asseguram, de maneira objetiva, a resposta do paciente ao atendimento.

Avaliação do estado cognitivo

A avaliação do estado cognitivo começa na primeira interação entre o fisioterapeuta e o paciente. É baseada no nível de consciência, cognição, estado emocional, memória e linguagem do indivíduo. A avaliação completa do nível de consciência é essencial, pois serve como base para monitorar a melhora, a estabilidade ou o declínio da condição do paciente, além de ajudar a guiar o seu plano terapêutico.

Podem ser utilizadas diferentes escalas, como a escala de coma de Glasgow (ECG), que, embora tenha sido concebida para avaliar o nível de consciência de pacientes vítimas de traumatismo cranioencefálico, também serve de ferramenta para comparar a eficácia de abordagens e como indicador de prognóstico. Apesar de suas limitações, a ECG é de fácil e rápida aplicação. Todo paciente consciente deve ser rastreado rotineiramente para a presença de *delirium*.

Avaliação da força muscular

A força deve ser avaliada diariamente, de maneira objetiva, por meio da escala do Medical Research Council (MRC). A avaliação exige a cooperação do paciente, que precisa ser capaz de seguir comandos. Quando isso não é possível, qualquer padrão de movimento espontâneo observado deve ser descrito e documentado em detalhes, para, posteriormente, ser usado como comparativo.

Essa escala também é utilizada na triagem de pacientes que apresentam fraqueza adquirida na UTI (MRC < 48) e fraqueza severa (MRC < 36).

A Tabela 5 explica a pontuação do grau de força muscular utilizado pela escala MRC.

TABELA 5 Escala Medical Research Council (MRC).

Movimentos avaliados
• Abdução do ombro
• Flexão do cotovelo
• Extensão do punho
• Flexão do quadril
• Extensão do joelho
• Dorsiflexão do tornozelo
Grau de força muscular
0 = Nenhuma contração visível
1 = Contração visível sem movimento do segmento
2 = Movimento ativo com eliminação da gravidade
3 = Movimento ativo contra a gravidade
4 = Movimento ativo contra a gravidade e a resistência
5 = Força normal

Fonte: adaptada de Lima et al., 2011.

Avaliação da condição funcional

A escala Johns Hopkins Highest Level of Mobility (JH-HLM) foi desenvolvida para a avaliação do maior nível de mobilidade do paciente especificamente durante a internação hospitalar. É uma avaliação ordinal de 1 a 8, em que cada nível representa um marco da mobilidade demonstrada pelo indivíduo. A escala não leva em consideração o que o paciente poderia fazer, mas, sim, o que ele faz de fato (Figura 1).

A escala de estado funcional para UTI (FSS-ICU) avalia cinco atividades funcionais consideradas apropriadas para o paciente crítico: rolar no leito, transferir-se de deitado para sentado na cama, sentar-se na beira do leito, passar de sentado para de pé e andar. Cada atividade funcional é pontuada em uma escala entre 1 (dependência total) e 7 pontos (independência total), o mesmo sistema de pontuação da escala de medida de independência funcional (MIF).

Maior nível de mobilidade
Johns Hopkins (JH-HLM)

JOHNS HOPKINS MEDICINE

Deambulação	≥ 75 metros	8
	≥ 7,5 metros	7
	≥ 10 passos	6
Ortostatismo	≥ 1 minuto	5
Sedestação	Transferência para poltrona	4
Leito	Sedestação beira leito	3
	Atividades no leito	2
	Repouso no leito	1

Progressão de mobilidade ↑ / Perda de mobilidade ↓

FIGURA 1 Pontuação da escala JH-HLM.
Fonte: adaptada de Johns Hopkins Medicine.

A FSS-ICU traduz a assistência de que o paciente necessita para executar cada atividade, possibilitando ao fisioterapeuta traçar metas individuais de mobilidade (Tabela 6).

Ao usar simultaneamente as duas ferramentas, o fisioterapeuta pode registrar o estado funcional e a deficiência do paciente. A utilização de escalas de avaliação objetiva é considerada essencial para o registro da eficácia do tratamento escolhido, pois elas possibilitam um entendimento preciso do nível de função máxima do paciente, bem como do grau de assistência necessária para a realização de atividades.

Todos os dados coletados na avaliação do paciente produzirão uma série de achados, que, por sua vez, indicarão qual intervenção será mais apropriada, com base nos déficits encontrados. O fisioterapeuta sintetiza a informação da avaliação do paciente para estabelecer o diagnóstico, o prognóstico e o plano de tratamento.

TABELA 6 Pontuação da escala FSS-ICU.

Escore	Definição
0	Incapaz de tentar ou concluir a tarefa completa em razão de fraqueza
1	Dependência total
2	Assistência máxima (o paciente realiza $\leq$ 25% do trabalho)
3	Assistência moderada (o paciente realiza 26 a 74% do trabalho)
4	Assistência mínima (o paciente realiza $\geq$ 75% do trabalho)
5	Apenas supervisão
6	Independência modificada
7	Independência total

Fonte: adaptada de Da Silva et al., 2017.

MOBILIZAÇÃO PRECOCE

A mobilização precoce é baseada no posicionamento do paciente, no treinamento (paciente, família/cuidadores) e nos exercícios respiratórios, funcionais e terapêuticos. A sequência lógica seguida progressivamente vai da posição deitada até a deambulação (deitado → sentado →

de pé → andando). O objetivo é sempre alcançar o maior nível funcional possível e tolerado.

Para pacientes acamados, exercícios funcionais incluem mudanças de postura (ativa, assistida ou passiva). Esses pacientes podem começar na posição supina e passar para posturas com elevação gradual da cabeceira ou conforme indicação pós-cirúrgica, como nas neurocirurgias.

Quando a estabilidade hemodinâmica e a tolerância do paciente são alcançadas na cabeceira com 30 graus de elevação, o paciente pode ser transferido para a posição sentado na beira do leito. O foco do atendimento, nessa etapa da reabilitação, deve ser dado para a tolerância do tempo sentado, o controle de cabeça e o controle de tronco do paciente durante a sedestação. De início, pés e braços devem estar apoiados. Gradualmente, o apoio deve ser removido para a realização de atividades nessa posição. Exercícios respiratórios, somados a exercícios de membros superiores, também podem ser incorporados, objetivando aumentar o grau de dificuldade das tarefas enquanto o paciente permanece sentado. O fisioterapeuta deve registrar a quantidade de assistência e o tempo tolerado na posição sentada em cada abordagem para medir o progresso do paciente.

Uma vez tolerada a posição sentada na beira do leito, o paciente pode iniciar transferência do leito para cadeira e realizar atividades da vida diária na posição sentada, como pentear o cabelo e calçar meias. Nessa etapa da reabilitação, as atividades podem variar muito e devem ser prescritas de maneira individualizada, de acordo com as necessidades de cada pessoa.

Quando o paciente adquire adequado controle de tronco, ele pode ser transferido para uma poltrona, para maior verticalização, devendo ser encorajado a permanecer o maior tempo possível fora do leito. É recomendado que os sinais vitais do paciente sejam monitorados continuamente e que ele esteja contido com uma faixa na cintura, a fim de evitar que se levante sem supervisão. Equipamentos como o cicloergômetro podem ser utilizados para treinamento aeróbico e/ou de força muscular de membros superiores ou inferiores, a fim de promover a simetria bilateral, utilizando um recurso que permita o maior número de repetições na posição sentada (ou mesmo deitada, quando o equipamento é motorizado).

Uma vez assimiladas as atividades na posição sentada, o paciente pode, então, ser colocado de pé. É comum que esse movimento exija a assistência de um profissional a mais para ser executado. A presença de um terceiro pode ser necessária para segurança e suporte de cateteres e drenos. Para o acompanhamento da evolução do paciente, incluindo o tempo de tolerância ao tratamento e o grau de assistência que lhe é dado durante o ortostatismo, o fisioterapeuta deve manter um registro atualizado de cada sessão.

Pacientes aptos a participar na transição da posição sentada para a ortostase podem ser incentivados a fazer exercícios de equilíbrio dinâmico, exercícios posturais e outras atividades da vida diária. Uma vez que a deambulação puder ser executada, o fisioterapeuta deve ficar atento para a fraqueza de membro inferior que cause alterações de marcha, pois, muitas vezes, elas podem ser corrigidas com uma órtese, diminuindo o gasto energético do paciente durante a tarefa.

MOBILIZAÇÃO PRECOCE EM CONDIÇÕES ESPECIAIS
Mobilização em ventilação mecânica

A mobilização precoce de pacientes em ventilação mecânica (VM) é, na grande maioria das vezes, uma barreira importante para a mobilização. Diversos estudos demonstraram que a frequência da mobilização nesses pacientes é bastante baixa. Berney et al. verificaram que cerca de 95% dos pacientes não foram mobilizados nas primeiras 72 horas de VM. Leditschke et al. (2012) demonstraram que as mobilizações ocorrem somente em 56% dos pacientes ventilados artificialmente.

Todavia, pacientes em VM podem ser mobilizados com segurança quando há planejamento e alinhamento adequados entre a equipe multiprofissional. Como estratégia, deve haver ao menos dois profissionais, sendo um fisioterapeuta, presentes durante a mobilização fora do leito de pacientes em VM (Figura 2). Um profissional é responsável por garantir a segurança do posicionamento dos dispositivos (via aérea artificial), enquanto o outro se responsabiliza pela supervisão e assistência do paciente. Dependendo de quanta assistência o paciente exigir, um terceiro profissional pode ser solicitado para garantir uma mobilização segura.

Mobilização no paciente neurocrítico

A mobilização de pacientes neurocríticos é complexa, pois, muitas vezes, eles apresentam alterações cognitivas e motoras que tornam a mobilização desafiadora, sendo necessária a participação de outros membros da equipe multiprofissional. A seguir, alguns aspectos importantes serão discutidos.

Pacientes neurocríticos com dispositivos intracranianos podem ser mobilizados desde que acordado previamente com as equipes clínica e cirúrgica e que os profissionais atentem para o tipo, a fixação e o ajuste

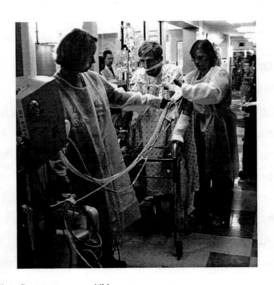

FIGURA 2 Mobilização precoce em VM.
Fonte: Needham, 2008.

dos dispositivos. Cateteres de pressão intracraniana (PIC) podem ser mobilizados desde que a PIC seja < 20 mmHg e que não haja sinais clínicos de hipertensão craniana. Pacientes com derivação ventricular externa (DVE) podem ser mobilizados desde que a DVE esteja fechada. Durante a mobilização, o fisioterapeuta deve saber reconhecer sinais clínicos e observar as queixas do paciente, como, cefaleia, tontura, náusea etc. Um estudo observacional realizado no Instituto Estadual do Cérebro (IEC) por Gaspari et al. (2018) demonstrou a ocorrência de 7,4% de eventos adversos durante a mobilização de pacientes com DVE.

Em pacientes hemiplégicos, é importante manter o ombro em posição neutra para evitar que o braço fique pendurado, aumentando o risco de subluxação glenoumeral e dor. Todas as equipes devem estar conscientes da necessidade de proteger a articulação do ombro ao mover o paciente neurológico. Uma atadura ou uma tipoia podem ser utilizadas para posicionar o braço hemiplégico durante o atendimento. Há evidências de que o uso de uma tipoia melhora a eficiência e a velocidade da marcha em pacientes hemiplégicos.

Mobilização em paciente com drogas vasoativas

A utilização de drogas vasoativas é uma terapia rotineira durante a internação dos pacientes na UTI, sendo também uma das principais barreiras à mobilização precoce. Não há contraindicação absoluta para mobilizar pacientes em uso de vasopressores, porém é preciso ter atenção e cuidado aos sinais de baixo débito e monitorá-los continuamente durante a mobilização no leito e fora dele. Pacientes em uso de vasopressores podem deambular desde que sejam adotadas todas as medidas preventivas, como utilização do monitor multiparamétrico, para acompanhamento da pressão arterial média (PAM) de forma contínua, e uso de cadeira de rodas como apoio para que o paciente possa se sentar caso apresente intolerância ou sinais clínicos de baixo débito. Não é recomendada a mobilização dos pacientes se houver necessidade de escalonamento da dose do vasopressor em período inferior a 2 horas.

A taxa de eventos adversos nessa população é baixa. Genc et al. (2014) demonstraram uma taxa de 5%, sendo o principal evento a alteração da frequência cardíaca durante a mobilização passiva de pacientes em VM.

No trabalho de Rebel et al. (2019), 119 pacientes receberam 195 sessões de fisioterapia com uso de drogas vasoativas. Pacientes com baixa dose de vasopressores foram mobilizados em 44% dos dias; pacientes com dose moderada, em 22% dos dias; e pacientes com dose alta, em 6% dos dias. Os eventos adversos ocorreram em 7,8% das mobilizações, porém não foi relatado nenhum evento grave associado.

No estudo de coorte retrospectivo com 12.465 pacientes realizado por Lindholz et al. (2022), os autores avaliaram o efeito da noradrenalina no nível de mobilização, assim como a frequência/dia, a mobilização precoce, a mortalidade e a taxa de eventos adversos. Concluiu-se que a mobilização ocorreu em menor nível, menor frequência e mais tardiamente nesses pacientes, mas que pode ser feita com segurança, considerando o estado clínico do paciente e orientações de segurança. Os autores também demonstraram que a mobilização segura foi possível com doses de noradrenalina de até 0,20 µg/kg/min para mobilização fora do leito e 0,33 µg/kg/min para mobilização no leito.

RECURSOS TECNOLÓGICOS NA UTI

Os recursos tecnológicos podem ser bons aliados durante a reabilitação, pois são capazes de fornecer maior segurança aos pacientes, minimizar o risco de queda, proporcionar *feedback* visual e oferecer maior percepção de qualidade na assistência por parte dos pacientes e seus familiares. Entre os dispositivos mais comumente utilizados, há aqueles que auxiliam na transferência e na marcha e os que auxiliam no ganho de força muscular axial e periférica e no maior controle de tronco, como a prancha ortostática e o cicloergômetro de leito.

Dispositivo para transferência

Os dispositivos para transferência são recursos tecnológicos que auxiliam a suspensão do paciente no leito para que os profissionais de enfermagem possam realizar alguns cuidados, pesar o paciente e, até mesmo, fazer a troca de roupa de cama, principalmente no caso de pacientes obesos mórbidos e aqueles que necessitem de movimentação em bloco.

Esse tipo de dispositivo serve também para a transferência do paciente da cama para a poltrona (Figura 3), proporcionando maior segurança e conforto ao paciente e menor risco de lesões musculoesqueléticas para o paciente e para os profissionais. Também podem ser usados como recurso para tornar o ortostatismo e a marcha mais seguros. São bastante utilizados em pacientes com risco de queda elevado e naqueles com comprometimento neurológico.

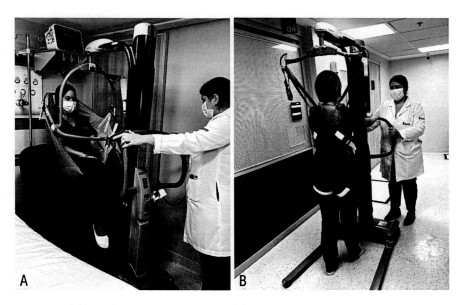

FIGURA 3 (A) Transferência para a poltrona e (B) deambulação com auxílio do dispositivo (modelo Maxi Move).
Fonte: acervo do autor.

Cicloergômetro de leito

O cicloergômetro de leito é um recurso que atende a diversos objetivos terapêuticos, pois pode ser utilizado para melhorar a força muscular periférica, a capacidade aeróbica e o *endurance*. Alguns modelos podem permitir a utilização conjunta com eletroestimulação em pacientes não cooperativos ou com fraqueza muscular adquirida na UTI. Quando associado à realidade virtual, pode promover maior estimulação sensorial (auditiva, visual, espacial) e cognitiva, sendo um recurso interessante na prevenção de *delirium* (Figura 4).

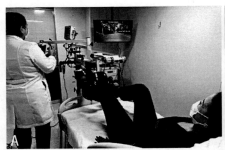 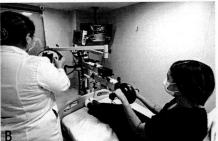

FIGURA 4 Cicloergômetro de leito (modelo MOTOmed) associado à realidade virtual, sendo utilizado em (A) membros inferiores e (B) membros superiores.
Fonte: acervo do autor.

Prancha ortostática

Trata-se de uma mesa ou prancha auxiliar à mobilização que, por meio de um motor, permite o aumento da angulação da maca, fazendo com que o paciente, previamente fixado à maca por contenções torácicas, atinja a posição ortostática de maneira passiva, precoce, segura e por um período maior (Figura 5).

A utilização da posição ortostática como recurso terapêutico promove melhora da circulação e da ventilação pulmonar, estimula a

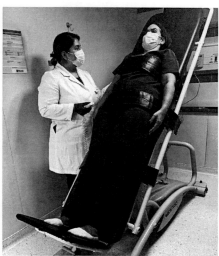 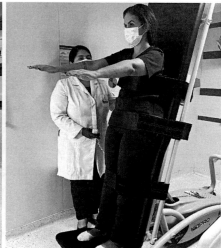

FIGURA 5 Prancha ortostática como recurso terapêutico.
Fonte: acervo do autor.

atividade autônoma e auxilia a manutenção da distribuição adequada de fluidos, além de ser um excelente recurso para a mobilização de pacientes sem controle de tronco ou com distúrbios da consciência. Supondo que a posição vertical influencia o estado de excitação e atenção, uma extensão da duração da verticalidade potencialmente aumenta a excitação e, com isso, a atenção e a capacidade de resposta do paciente.

Durante a utilização da prancha ortostática, podem ocorrer complicações, como queda brusca da pressão arterial, taquicardia ou taquipneia, em decorrência da disfunção simpática ou da ausência de uma bomba venosa ativa nos músculos paralisados das extremidades inferiores, podendo resultar em uma diminuição na intensidade da mobilização, o que pode influenciar o resultado da reabilitação. Portanto, é fundamental que o paciente esteja com os sinais vitais monitorados durante todo o procedimento, para que qualquer complicação que possa vir a acontecer seja prontamente identificada.

CONSIDERAÇÕES FINAIS

Pacientes em UTI apresentam risco de desenvolverem piora funcional como consequência das complicações associadas à imobilidade e à doença crítica. A mobilização de pacientes com quadros agudos pode não ser indicada quando há instabilidade fisiológica e hemodinâmica.

A implementação de um programa de mobilização progressiva na UTI demanda atenção especial ao diagnóstico do paciente, ao tempo para início da mobilização, atenção aos efeitos das alterações de postura e dos exercícios e programação do tipo e da quantidade de atividades realizadas.

A comunicação efetiva e a coordenação entre os membros da assistência durante as discussões interdisciplinares diárias contribuem para agilizar a mobilização do paciente na UTI, quando aplicável.

REFERÊNCIAS

1. AbdulSatar F, Walker RG, Timmons BW, Choong K. "Wii-Hab" in critically ill children: a pilot trial. J Pediatr Rehabil Med. 2013;6(4):193-204.
2. Abrams D, Javidfar J, Farrand E, Mongero LB, Agerstrand CL, Ryan P et al. Early mobilization of patients receiving extracorporeal membrane oxygenation: a retrospective cohort study. Crit Care. 2014;18(1):R38.
3. Adler J, Maline D. Early mobilization in the intensive care unit: a systematic review. Cardiopulm Phys Ther J. 2012;23(1):5-13.
4. Ansari NN, Naghdi S, Arab TK, Jalaie S. The interrater and intrarater reliability of the Modified Ashworth Scale in the assessment of muscle spasticity: limb and muscle group effect. NeuroRehabilitation. 2008;23(3):231-237.
5. Benson G. Changing patients' position in bed after non-emergency coronary angiography reduced back pain. Evid Based Nurs. 2004;7(1):19.
6. Berney SC, Harrold M, Webb SA, Seppelt I, Patman S, Thomas PJ et al. Intensive care unit mobility practices in Australia and New Zealand: a point prevalence study. Crit Care Resusc. 2013;15(4):260-265.
7. Bernhardt J, English C, Johnson L, Cumming TB. Early mobilization after stroke: early adoption but limited evidence. Stroke. 2015;46(4):1141-1146.
8. Chang SD, Steinberg GK. Surgical management of Moyamoya disease. Contemp Neurosurg. 2000;22(10):1-9.
9. Chang AT, Boots RJ, Hodges PW, Thomas PJ, Paratz JD. Standing with the assistance of a tilt table improves minute ventilation in chronic critically ill patients. Arch Phys Med Rehabil. 2003;84(11):1577-1581.

10. Chang AT, Boots R, Hodges PW, Paratz J. Standing with assistance of a tilt table in intensive care: a survey of Australian physiotherapy practice. Aust J Physiother. 2004;50(1):51-54.
11. Chatterjee S, Rudra A, Sengupta S. Current concepts in the management of postoperative nausea and vomiting. Anesthesiol Res Pract. 2011;2011:748031.
12. Choong K, Awladthani S, Khawaji A, Clark H, Borhan A, Cheng J et al. Early exercise in critically ill youth and children, a preliminary evaluation: the wEECYCLE pilot trial. Pediatr Crit Care Med. 2017;18(11):e546-e554.
13. Connolly ES Jr, Rabinstein AA, Carhuapoma JR, Derdeyn CP, Dion J, Higashida RT et al. Guidelines for the management of aneurysmal subarachnoid hemorrhage: a guideline for healthcare professionals from the American Heart Association/ American Stroke Association. Stroke. 2012;43(6):1711-1737.
14. Da Silva VZM, Neto JAA, Cipriano Jr. G, Pinedo M, Needham D, Zanni JM et al. Brazilian version of the Functional Status Score for the ICU: translation and cross-cultural adaptation. Rev Bras Ter Intensiva. 2017;29(1):34-38.
15. Elliott L, Coleman M, Shiel A, Wilson BA, Badwan D, Menon D et al. Effect of posture on levels of arousal and awareness in vegetative and minimally conscious state patients: a preliminary investigation. J Neurol Neurosurg Psychiatry. 2005;76(2):298-299.
16. Epstein NE. A review article on the benefits of early mobilization following spinal surgery and other medical/surgical procedures. Surg Neurol Int. 2014;5(Suppl 3):S66-S73.
17. Ely EW, Inouye SK, Bernard GR, Gordon S, Francis J, May L et al. Delirium in mechanically ventilated patients: validity and reliability of the confusion assessment method for the intensive care unit (CAM-ICU). JAMA. 2001;286(21):2703-2710.
18. Franca EE, Ferrari F, Fernandes P, Cavalcanti R, Duarte A, Martinez BP et al. Physical therapy in critically ill adult patients: recommendations from the Brazilian Association of Intensive Care Medicine Department of Physical Therapy. Rev Bras Ter Intensiva. 2012;24(1):6-22.
19. Frazzitta G, Zivi I, Valsecchi R, Bonini S, Maffia S, Molatore K et al. Effectiveness of a very early stepping verticalization protocol in severe acquired brain injured patients: a randomized pilot study in ICU. PLoS One. 2016;11(7):e0158030.
20. Gaspari CH, Lafayette S, Jaccoud AC, Kurtz P, Lavradas LA, Cavalcanti DD. Safety and feasibility of out-of-bed mobilization for patients with external ventricular drains in a neurosurgical intensive care unit. J Acute Care Phys Ther. 2018;9(4):171-178.
21. Genc A, Koca U, Gunerli A. What are the hemodynamic and respiratory effects of passive limb exercise for mechanically ventilated patients receiving low-dose vasopressor/inotropic support? Crit Care Nurs Q. 2014;37(2):152-158.
22. Geraghty JR, Testai FD. Delayed cerebral ischemia after subarachnoid hemorrhage: beyond vasospasm and towards a multifactorial pathophysiology. Curr Atheroscler Rep. 2017;19(12):50.

23. Guzman R, Lee M, Achrol A, Bell-Stephens T, Kelly M, Do HM et al. Clinical outcome after 450 revascularization procedures for moyamoya disease. Clinical article. J Neurosurg. 2009;111(5):927-935.
24. Hale C, Wong K, Pennings A, Rnic A, Tobali B, Hawke C et al. Practice patterns of Canadian physiotherapists mobilizing patients with external ventricular drains. Physiother Can. 2013;65(4):365-373.
25. Han SH, Kim T, Jang SH, Park SB, Yoon SL et al. The effect of an arm sling on energy consumption while walking in hemiplegic patients: a randomized comparison. Clin Rehabil. 2011;25(1):36-42.
26. Hashem MD, Nallagangula A, Nalamalapu S, Nunna K, Nausran U, Robinson KA et al. Patient outcomes after critical illness: a systematic review of qualitative studies following hospital discharge. Crit Care. 2016;20(1):345.
27. Hashim AM, Joseph LH, Embong J, Kasim Z, Mohan V. Tilt table practice improved ventilation in a patient with prolonged artificial ventilation support in intensive care unit. Iran J Med Sci. 2012;37(1):54-57.
28. Hermans G, Van den Berghe G. Clinical review: intensive care unit acquired weakness. Crit Care. 2015;19(1):274.
29. Hodgson CL, Stiller K, Needham DM, Tipping CJ, Harrold M, Baldwin CE et al. Expert consensus and recommendations on safety criteria for active mobilization of mechanically ventilated critically ill adults. Crit Care. 2014;18(6):658.
30. Hodgson C, Bellomo R, Berney S, Bailey S, Buhr H, Denehy L et al. Early mobilization and recovery in mechanically ventilated patients in the ICU: a bi-national, multi-centre, prospective cohort study. Crit Care. 2015;19(1):81.
31. Hollander SA, Hollander AJ, Rizzuto S, Reinhartz O, Maeda K, Rosenthal DN. An inpatient rehabilitation program utilizing standardized care pathways after paracorporeal ventricular assist device placement in children. J Heart Lung Transplant. 2014;33(6):587-592.
32. Hoyer EH, Friedman M, Lavezza A, Wagner-Kosmakos K, Lewis-Cherry R, Skolnik JL et al. Promoting mobility and reducing length of stay in hospitalized general medicine patients: a quality-improvement project. J Hosp Med. 2016;11(5):341-347.
33. Huang M, Chan KS, Zanni JM, Parry SM, Neto SG, Neto JA et al. Functional Status Score for the ICU: an international clinimetric analysis of validity, responsiveness, and minimal important difference. Crit Care Med. 2016;44(12):e1155-e1164.
34. Jacobs BR, Salman BA, Cotton RT, Lyons K, Brilli RJ. Postoperative management of children after single-stage laryngotracheal reconstruction. Crit Care Med. 2011;29(1):164-168.
35. Johns Hopkins Medicine. Activity and Mobility Promotion (JH-AMP). Tools, resources and research. Disponível em: <https://www.hopkinsmedicine.org/physical-medicine-rehabilitation/education-training/amp/toolkit>. Acesso em: 31 out. 2023.
36. Joyce CL, Taipe C, Sobin B, Spadaro M, Gutwirth B, Elgin L et al. Provider beliefs regarding early mobilization in the pediatric intensive care unit. J Pediatr Nurs. 2018;38:15-19.

37. Karic T, Sorteberg A, Nordenmark TH, Becker F, Røe C. Early rehabilitation in patients with acute aneurysmal subarachnoid hemorrhage. Disabil Rehabil. 2015;37(16):1446-1454.
38. Karic T, Røe C, Nordenmark TH, Becker F, Sorteberg A. Impact of early mobilization and rehabilitation on global functional outcome one year after aneurysmal subarachnoid hemorrhage. J Rehabil Med. 2016;48(8):676-682.
39. Karic T, Røe C, Nordenmark TH, Becker F, Sorteberg W, Sorteberg A. Effect of early mobilization and rehabilitation on complications in aneurysmal subarachnoid hemorrhage. J Neurosurg. 2017;126(2):518-526.
40. Kocan MJ, Lietz H. Special considerations for mobilizing patients in the neurointensive care unit. Crit Care Nurs Q. 2013;36(1):50-55.
41. Koch SM, Fogarty S, Signorino C, Parmley L, Mehlhorn U. Effect of passive range of motion on intracranial pressure in neurosurgical patients. J Crit Care. 1996;11(4):176-179.
42. Krewer C, Luther M, Koenig E, Muller F. Tilt table therapies for patients with severe disorders of consciousness: a randomized, controlled trial. PLoS One. 2015;10(12):e0143180.
43. Kung DK, Chalouhi N, Jabbour PM, Starke RM, Dumont AS, Winn HR et al. Cerebral blood flow dynamics and head-of-bed changes in the setting of subarachnoid hemorrhage. Biomed Res Int. 2013;2013:640638.
44. Latronico N, Herridge M, Hopkins RO, Angus D, Hart N, Hermans G et al. The ICM research agenda on intensive care unit-acquired weakness. Intensive Care Med. 2017;43(9):1270-1281.
45. Leditschke IA, Green M, Irvine J, Bissett B, Mitchell IA. What are the barriers to mobilizing intensive care patients? Cardiopulm Phys Ther J. 2012;23(1):26-29.
46. Lima CA, Siqueira TB, Travassos EF, Macedo CMG, Bezerra AL, Paiva Jr. MDS. Influência da força da musculatura periférica no sucesso da decanulação. Rev Bras Ter Intensiva. 2011;23(1):56-61.
47. Lindholz M, Schellenberg CM, Grunow JJ, Kagerbauer S, Milnik A, Zickler D et al. Mobilisation of critically ill patients receiving norepinephrine: a retrospective cohort study. Crit Care. 2022;26:362.
48. Luque A, Lanza F, Martins C, Gazzotti M, Silva M. Prancha ortostática nas unidades de terapia intensiva da cidade de São Paulo. O Mundo da Saúde. 2010;34(2):225-229.
49. Luvizutto GJ, Gameiro MO. Efeito da espasticidade sobre os padrões lineares de marcha em hemiparéticos. Fisioter Mov. 2011;24(4):705-712.
50. Meng L, Quinlan JJ. Assessing risk factors for postoperative nausea and vomiting: a retrospective study in patients undergoing retromastoid craniectomy with microvascular decompression of cranial nerves. J Neurosurg Anesthesiol. 2006;18(4):235-239.
51. Moore H, Jones G. The availability and use of tilt tables in neurorehabilitation in the UK. Syn'apse. 2011;12:3-7.
52. Needham DM. Mobilizing patients in the intensive care unit: improving neuromuscular weakness and physical function. JAMA. 2008;300(14):1685-1690.

53. Neufeld S. Pharmacology review: the role of ondansetron in the management of children's nausea and vomiting following posterior fossa neurosurgical procedures. Axone. 2002;23(4):24-29.
54. Olkowski BF, Shah SO. Early mobilization in the neuro-ICU: how far can we go? Neurocrit Care. 2017;27(1):141-150.
55. Olkowski BF, Binning M, Sanfillippo G, Arcaro ML, Slotnick LE, Veznedaroglu E et al. Early mobilization in aneurysmal subarachnoid hemorrhage accelerates recovery and reduces length of stay. J Acute Care Phys Ther. 2015;6(2):47-55.
56. Olkowski BF, Devine MA, Slotnick LE, Veznedaroglu E, Liebman KM, Arcaro ML et al. Safety and feasibility of an early mobilization program for patients with aneurysmal subarachnoid hemorrhage. Phys Ther. 2013;93(2):208-215.
57. Rebel A, Marzano V, Green M, Johnston K, Wang J, Neeman T et al. Mobilisation is feasible in intensive care patients receiving vasoactive therapy: an observational study. Australian Crit Care. 2019;32(2):139-146.
58. Riberholt CG, Thorlund JB, Mehlseen J, Nordenbo AM. Patients with severe acquired brain injury show increased arousal in tilt-table training. Dan Med J. 2013;60(12):A4739.
59. Sharshar T, Citerio G, Andrews PJ, Chieregato A, Latronico N, Menon DK et al. Neurological examination of critically ill patients: a pragmatic approach. Report of an ESICM expert panel. Intensive Care Med. 2014;40(4):484-495.
60. Silva VZM, Araújo JA, Cipriano G, Pinedo M, Needham DM, Zanni JM et al. Versão brasileira da Escala de Estado Funcional em UTI: tradução e adaptação transcultural. Rev Bras Ter Intens. 2017;29(1):34-38.
61. Toccolini BF, Osaku EF, de Macedo CCR, Teixeira SN, Costa NL, Cândia MF et al. Passive orthostatism (tilt table) in critical patients: clinicophysiologic evaluation. J Crit Care. 2015;30(3):655.e1-6.
62. Walker TC, Kudchadkar SR. Early mobilization in the pediatric intensive care unit. Transl Pediatr. 2018;7(4):308-313.
63. West MP, Paz JC. Acute care handbook for physical therapists. Oxford: Butterworth Heinemann, 2014.
64. Wieczorek B, Ascenzi J, Kim Y, Lenker H, Potter C, Shata NJ et al. PICU up! Impact of a quality improvement intervention to promote early mobilization in critically ill children. Pediatr Crit Care Med. 2016;17(12):e559-e566.
65. Wieczorek B, Burke C, Al-Harbi A, Kudchadkar SR. Early mobilization in the pediatric intensive care unit: a systematic review. J Pediatr Intensive Care. 2015;4(Suppl 1):129-170.
66. Winkelman C. Bed rest in health and critical illness: a body systems approach. AACN Adv Crit Care. 2009;20(3):254-266.

CAPÍTULO **14**

Reabilitação cardíaca – Fase I

RAQUEL VIEIRA FAJARDO NEDER
SAMANTHA SABINO DE OLIVEIRA

INTRODUÇÃO

As doenças cardiovasculares são as principais causas de mortalidade mundial. Estima-se que 17,9 milhões de pessoas morreram de doenças cardiovasculares em 2016, representando 31% de todas as mortes globais. Dessas, 85% foram causadas por infarto do miocárdio e acidentes vasculares cerebrais.

O tratamento e a prevenção dessas doenças sofreram um progresso significativo nos últimos anos. O programa de reabilitação cardíaca (PRC) é parte das medidas de prevenção secundária e tem como objetivo atenuar o risco de avanço dessas patologias para formas mais graves, sendo de suma importância no ganho de funcionalidade e na qualidade de vida dos pacientes.

A reabilitação cardíaca é constituída por uma combinação de atividades composta pela intervenção multidisciplinar, com o objetivo de melhorar a condição biopsicossocial de portadores de cardiopatias. O PRC impacta positivamente a qualidade de vida desses indivíduos, acarretando melhora da força muscular e da resistência nos testes funcionais, como o teste de caminhada de seis minutos, e, consequentemente, resultando em melhora da capacidade funcional.

A Tabela 1 lista as fases do PCR e suas principais características.

TABELA 1 Fases do programa de reabilitação cardíaca.

Programa de reabilitação cardíaca			
Fase I	Intra-hospitalar	Início 12-24 h após o evento	Avaliação, orientação e mobilização precoce; exercícios de baixa intensidade
Fase II	Extra-hospitalar	Início após alta hospitalar (duração de 3 a 6 meses)	Aumento progressivo e supervisionado da intensidade dos exercícios
Fase III	Extra-hospitalar	Início após fase II (duração de 6 meses a 1 ano)	Aprimorar o condicionamento físico no âmbito ambulatorial e em domicílio
Fase IV	Extra-hospitalar	Início após fase III (manutenção)	Melhorar e manter o condicionamento físico, sem supervisão

REABILITAÇÃO CARDÍACA

Neste capítulo, o foco é a fase I da reabilitação cardíaca, que tem como objetivo a alta hospitalar desses pacientes nas melhores condições físicas e psicológicas possíveis. Para melhor compreensão, serão abordados o paciente clínico com insuficiência cardíaca e dos pacientes em pós-operatório de cirurgias cardíacas, destacando-se, entre elas, a cirurgia de revascularização do miocárdio, as trocas valvares e os transplantes cardíacos.

Paciente clínico – Insuficiência cardíaca (IC)

A IC é uma síndrome heterogênea caracterizada pela incapacidade do miocárdio de suprir as demandas metabólicas ou trabalhar com pressões de enchimento elevadas. A disfunção do miocárdio estimula diversos mecanismos adaptativos, mas, em longo prazo, a falência miocárdica é o processo final de diversas patologias.

Os sinais e sintomas da IC dependem do ventrículo mais comprometido, da gravidade e da duração da falência. O quadro clínico da IC esquerda é caracterizado por congestão e edema agudo pulmonares, enquanto o da IC direita é caracterizado por congestão venosa sistêmica e edema periférico. O descondicionamento físico existe em ambos os quadros, sendo marcado por dispneia, fraqueza muscular, cansaço e intolerância aos esforços.

Entre os tratamentos não farmacológicos da IC, o PRC com exercício físico regular destaca-se pela melhora da qualidade de vida e da capacidade funcional. A ventilação mecânica não invasiva (VNI) faz parte da terapêutica na tentativa de melhorar a capacidade funcional dos pacientes. Ela tem sido considerada o método de primeira escolha para reduzir o trabalho respiratório e aumentar a oxigenação arterial e a complacência pulmonar.

A classificação da New York Heart Association (NYHA) é amplamente utilizada nessa população e pode ser um indicador prognóstico (Tabela 2). Ela se baseia na gravidade dos sintomas e na limitação à atividade física, e é indicada para guiar a prescrição de exercícios para esses pacientes.

TABELA 2 Classificação da NYHA.

Classe funcional	Sintomas
NYHA I	Não há limitação física
	Cansaço ou dispneia aos grandes esforços (ergometria: > 6 MET)
NYHA II	Limitação física leve
	Dispneia aos médios esforços (ergometria: 4 a 6 MET)
NYHA III	Limitação física moderada
	Dispneia aos pequenos esforços (ergometria: < 4 MET)
NYHA IV	Limitação física grave
	Dispneia ao repouso
	Não tolera ergometria

MET: equivalente metabólico da tarefa.

Efeitos do exercício físico

A fadiga muscular e a dispneia durante o esforço limitam a execução das atividades diárias, reduzindo a qualidade de vida do paciente com IC. O treinamento físico regular melhora a relação ventilação/perfusão pulmonar, atenua a hiperativação de receptores musculares quimiossensíveis e melhora a função respiratória em razão do fortalecimento da musculatura respiratória (Figura 1). Segundo as diretrizes brasileiras de cardiologia, o treinamento ajuda a reverter a disfunção endotelial, aumenta o consumo de oxigênio de pico e a potência aeróbica máxima, melhora a capacidade oxidativa do músculo esquelético e reduz a exacerbação neuro-humoral.

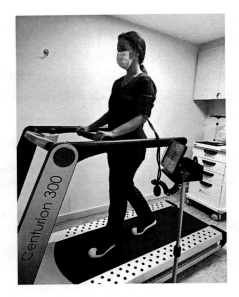

FIGURA 1 Deambulação supervisionada na esteira.
Fonte: acervo do autor.

Pacientes cirúrgicos – Pós-operatório de cirurgia cardíaca

A cirurgia cardíaca (CC) é um procedimento de grande porte utilizado no tratamento de enfermidades cardiovasculares graves e apresenta taxas significativas de complicações pós-operatórias. Entre elas, estão as complicações respiratórias, como a redução da função pulmonar, a diminuição da força muscular respiratória e a alteração da mecânica pulmonar (p. ex., atelectasia e derrame pleural), com consequente hipoxemia, condições que aumentam o risco de morbimortalidade pós-operatória. Hipoxemia é uma complicação frequente no pós-operatório de intervenções cirúrgicas cardíacas, sendo responsável pelo aumento do tempo de ventilação mecânica, da permanência do paciente na unidade de terapia intensiva (UTI) e do custo hospitalar.

Entre os fatores de risco cirúrgico para complicações pós-operatórias, encontram-se os danos à parede torácica em decorrência do tipo de incisão, o uso de anestesia geral, a circulação extracorpórea (CEC) e a posição do dreno pleural. Portanto, em função da técnica e da via de acesso, a cirurgia implica extensa manipulação intratorácica, acarretando disfunção ventilatória. Essa disfunção inclui redução do volume expiratório forçado no primeiro segundo (VEF$_1$), da capacidade residual funcional (CRF), da capacidade vital forçada (CVF) e da capacidade pulmonar total (CPT), predispondo o paciente a complicações respiratórias, como hipoventilação e alteração do mecanismo de tosse, podendo causar hipersecreção e colapso alveolar, com consequente hipoxemia.

Dentro desse contexto, a fisioterapia respiratória tem sido cada vez mais requisitada, já que utiliza técnicas capazes de melhorar a mecânica respiratória, a reexpansão pulmonar e a desobstrução brônquica. A fisioterapia no período pós-operatório, após a chegada do paciente na UTI, contribui muito para a ventilação adequada e para o sucesso da extubação.

Além das complicações respiratórias, a intervenção cirúrgica pode estar associada a complicações nos diversos sistemas orgânicos, como os sistemas urinário, cardiovascular e neurológico. Inúmeros fatores são responsáveis por desencadearem essas complicações, como tempo de anestesia, necessidade e tempo de circulação extracorpórea, local da incisão, drenos torácicos, tempo de cirurgia, trauma cirúrgico e fatores ligados às condições clínica e funcional do paciente, como hipertensão arterial, história de tabagismo, dislipidemia, idade, diabete melito, reoperação, insuficiência renal, doenças pulmonares prévias, distúrbios neurológicos e hipertireoidismo. Além disso, a duração da ventilação mecânica e o tempo de sedação prolongado podem diminuir a força muscular, o que provoca perda da mobilidade e um período mais longo na UTI.

Diante dessas complicações, os métodos de fisioterapia têm sido aplicados preventivamente em pacientes submetidos a cirurgias cardíacas, com o objetivo de diminuir as possíveis complicações pulmonares, como atelectasias, pneumonia e retenção de secreções pulmonares. A fisioterapia no pré e no pós-operatório faz parte do tratamento desses pacientes, agindo principalmente nas subpopulações que apresentam maior risco de desenvolver complicações cardiorrespiratórias pós-operatórias.

O atendimento fisioterapêutico abrange diversas técnicas, das quais as mais comumente utilizadas no período do pós-operatório imediato são atividades de baixa intensidade, como exercícios ativo-assistido e ativo livre de membros superiores e inferiores, exercícios resistidos leves (Figura 2), alongamento, sedestação, ortostatismo, deambulação (como caminhada a distância progressiva) e subida e descida de degraus, além de exercícios respiratórios, estímulo à tosse e ventilação mecânica não invasiva (VMNI), caso necessário. Tais procedimentos são distribuídos em sessões diárias, com durações variadas e protocolos não padronizados, devendo a aplicação dos protocolos ser proporcional às condições e às fases clínicas dos cardiopatas.

Efeitos do exercício físico

Os PRC com duração de 8 a 12 meses podem aumentar em até 50% a capacidade funcional de pacientes submetidos a transplante cardíaco (TxC), como por meio do desenvolvimento de adaptações centrais e

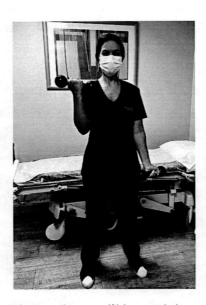

FIGURA 2 Fortalecimento de musculatura periférica com halter.
Fonte: acervo do autor.

periféricas que melhoram a extração periférica de oxigênio e o desempenho hemodinâmico. Embora o TxC melhore significativamente a capacidade funcional dos pacientes, o VO_2 pico ainda se encontra reduzido quando comparado ao de indivíduos saudáveis, pareados por idade.

As Tabelas 3 e 4 listam, respectivamente, os riscos para a indicação de pacientes em PRC e as contraindicações à prática de exercícios físicos nessa população.

TABELA 3 Estratificação de risco para inclusão de pacientes em programas de reabilitação cardíaca.

Risco	Características
Baixo	Capacidade funcional = 7 MET
	Ausência de isquemia miocárdica em repouso ou em teste de esforço com intensidade menor que 6 MET
	Fração de ejeção do ventrículo esquerdo = 50%
	Ausência de ectopia ventricular significativa após o 3º dia pós-IAM
	Resposta adequada da pressão arterial ao esforço
	Capacidade de automonitorar a intensidade com que se exercita
Médio	Presença de isquemia miocárdica
	Depressão de segmento ST = 2 mm
	Anormalidades reversíveis, durante o exercício, na cintilografia miocárdica com tálio
	Fração de ejeção do ventrículo esquerdo = 35 a 49%
	Ausência de ectopias ventriculares complexas
	Ausência de queda da pressão arterial durante o exercício
Alto	Angina recorrente com alterações isquêmicas no segmento ST além das 24 horas seguintes à admissão hospitalar
	Sinais e sintomas de IC congestiva
	Fração de ejeção do ventrículo esquerdo = 35%
	Ectopias ventriculares complexas (extrassístoles ventriculares multifocais, taquicardia ventricular, fenômeno R sobre T, fibrilação ventricular)
	Capacidade funcional = 5 MET em teste de esforço limitado por angina, infradesnível de segmento ST ou resposta inadequada da pressão arterial
	Diminuição ou incapacidade de aumento da pressão arterial sistólica durante o esforço
	Alterações isquêmicas persistentes no segmento ST e/ou angina durante o exercício

IAM: infarto agudo do miocárdio; IC: insuficiência cardíaca; MET: equivalente metabólico da tarefa.
Fonte: adaptada de Moraes et al., 2005.

TABELA 4 Contraindicações absolutas à prática de exercício físico.

Angina instável
Tromboflebite
Embolia recente
Infecção sistêmica aguda
Bloqueio AV de 3º grau (sem marca-passo)
Pericardite ou miocardite aguda
Arritmia não controlada
Insuficiência ou estenose mitral ou aórtica graves sem tratamento adequado
Insuficiência cardíaca descompensada
Hipertensão arterial descontrolada (PAS $\geq$ 200 ou PAD $\geq$ 110)
Depressão do segmento ST > 2 mm
Problemas ortopédicos ou neurológicos graves
Diabete melito descontrolada
Doença sistêmica aguda ou febre de origem desconhecida
Outros problemas metabólicos descompensados

PAD: pressão arterial diastólica; PAS: pressão arterial sistólica.
Fonte: adaptada de Moraes et al., 2005.

NOTA: no PRC fase I, são recomendados exercícios de baixa intensidade. A utilização da VNI pode gerar ganho na tolerância ao exercício físico pela melhora da oferta de oxigênio à musculatura periférica à custa da redistribuição do fluxo sanguíneo, já que uso da VNI diminui a pressão transmural do VE e a pós-carga, consequentemente melhorando o débito cardíaco.

INTENSIDADE DO EXERCÍCIO – FASE I

Na fase I, não é recomendado ultrapassar 2 a 3 MET. A intensidade do esforço é guiada pelo programa STEP (Tabela 5), em que cada STEP (ou passo, em português) equivale a um grupo de exercícios protocolados em relação ao tipo, à intensidade e à repetição, sendo o gasto calórico de cada grupo de exercício estimado de acordo com o consumo de O_2 para determinada atividade. O uso da escala de percepção subjetiva de esforço de Borg durante o exercício é recomendada. Os pacientes devem objetivar alcançar os níveis de 10 a 12 (leve) na escala original de 6 a 20, ou 2 a 4 na escala modificada de Borg.

TABELA 5 Protocolo STEP.

STEP 1 – Consumo calórico = 2 MET
Paciente deitado:
• Exercícios respiratórios diafragmáticos
• Exercícios ativos de extremidades
• Exercícios ativo assistidos de cintura, cotovelos e joelhos
STEP 2 – Consumo calórico = 2 MET
Paciente sentado:
• Exercícios respiratórios diafragmáticos, associados aos exercícios de MMSS (movimentos diagonais)
• Exercícios de cintura escapular
• Exercícios ativos de extremidades
Paciente deitado:
• Exercícios ativos de joelhos e coxofemorais
• Dissociação de tronco/coxofemoral
STEP 3 – Consumo calórico = 3 a 4 MET
Paciente em pé:
• Exercícios ativos em MMSS (movimentos diagonais e circundação)
• Alongamento ativo de MMII (quadríceps, adutores, tríceps sural)
• Deambulação: 35 m
STEP 4 – Consumo calórico = 3 a 4 MET
Paciente em pé:
• Alongamento ativo de MMSS e MMII
• Exercícios ativos de MMSS (movimentos diagonais e circundação)
• Exercícios ativos de MMII (flexo-extensão e abdução/adução)
• Deambulação: 50 m (25 m lentos/25 m rápidos)
• Ensinar contagem de FC (pulso)

(continua)

TABELA 5 Protocolo STEP. (*continuação*)

STEP 5 – Consumo calórico = 3 a 4 MET

Paciente em pé:

- Alongamento ativo de MMSS e MMII
- Exercícios ativos de MMSS (dissociados)
- Exercícios ativos de MMII (flexo-extensão e abdução/adução)
- Rotação de tronco e pescoço
- Marcar passo com elevação de joelhos
- Deambulação: 100 m (checar pulsos inicial e final)

STEP 6 – Consumo calórico = 3 a 4 MET

Paciente em pé:

- Alongamento ativo de MMSS e MMII
- Exercícios ativos de MMSS e MMII (dissociados), associados à caminhada
- Descer escadas lentamente e retornar de elevador (um andar)
- Deambulação: 165 m (checar pulsos inicial e final)
- Instruções de exercícios domiciliares

STEP 7 – Consumo calórico = 3 a 4 MET

Continuação do STEP 6:

- Descer e subir escadas lentamente (um andar)

FC: frequência cardíaca; MET: equivalente metabólico da tarefa; MMII: membros inferiores; MMSS: membros superiores.
Fonte: Regenga, 2012.

Referências

1. Aikawa P, Cintra ARS, Júnior ASO, Silva CTM, Pierucci JD, Afonso MS et al. Reabilitação cardíaca em pacientes submetidos à cirurgia de revascularização do miocárdio. Rev Bras Med Esporte. 2014;20(01):55-58.
2. Arcêncio L, Souza MDB, Bortolin BS, Fernandes ACM, Rodrigues AJ, Evora PRB. Cuidados pré e pós-operatórios em cirurgia cardiotorácica: uma abordagem fisioterapêutica. Braz J Cardiovasc Surg. 2008;23(3):400-410.
3. Barbas CS, Ísola AM, Farias AM, Cavalcanti AB, Gama AM, Duarte AC et al. Recomendações brasileiras de ventilação mecânica 2013. Parte I. Rev Bras Ter Intensiva. 2014;26(2):89-121.
4. Carvalho TD, Milani M, Ferraz AS, Silveira AD, Herdy AH, Hossri CAC et al. Diretriz Brasileira de Reabilitação Cardiovascular – 2020. Arq Bras Cardiol. 2020;114(5):943-987.

5. Chagas AM, Alves YM, Alencar AMC. Reabilitação cardíaca fase I: uma revisão sistemática. Assobrafir Cienc. 2016;7(3):51-60.
6. Chen X, Hou L, Zhang Y, Liu X, Shao B, Yuan B et al. The effects of five days of intensive preoperative inspiratory muscle training on postoperative complications and outcome in patients having cardiac surgery: a randomized controlled trial. Clin Rehabil. 2019;33(5):913-922.
7. Costa CC, Pires JF, Abdo SA. Protocolo de reabilitação cardiopulmonar em pacientes submetidos a cirurgias cardíacas em um hospital de Novo Hamburgo: um estudo-piloto. Rev AMRIGS. 2016;60(1):1-6.
8. Graetz JP, Moreno MA. Efeitos da aplicação da pressão positiva expiratória final no pós-operatório de revascularização do miocárdio. Fisioter Pesqui. 2015;22(1):17-22.
9. Haeffener MP, Ferreira GM, Barreto SSM, Arena R, Dall'Ago P. Incentive spirometry with expiratory positive airway pressure reduces pulmonary complications, improves pulmonary function and 6-minute walk distance in patients undergoing coronary artery bypass graft surgery. Am Heart J. 2008;156(5):900.e1-900.e8.
10. His MDBS, Neves VR, His FC, Silva E, Silva AB, Catai AM. Segurança da intervenção fisioterápica precoce após o infarto agudo do miocárdio. Fisioter Mov. 2012;25(1):153-163.
11. Hulzebos EH, Helders PJ, Favié NJ, de Bie RA, de la Rivière AB, van Meeteren NL. Preoperative intensive inspiratory muscle training to prevent postoperative pulmonary complications in high-risk patients undergoing CABG surgery: a randomized clinical trial. JAMA. 2006;296(15):1851-1857.
12. Keller-Ross ML, Larson M, Johnson BD. Skeletal muscle fatigability in heart failure. Front Physiol. 2019;10:129.
13. Lancellotti P, Ancion A, Piérard L. Revalidation cardiaque, etat des lieux en 2017. Rev Med Liege. 2017;72(11):481-487.
14. Lima PMB, Cavalcante HEF, Rocha ÂRM, Brito RTF. Fisioterapia no pós-operatório de cirurgia cardíaca: a percepção do paciente. Rev Bras Cir Cardiovasc. 2011;26(2):244-249.
15. Macchi C, Fattirolli F, Lova RM, Conti AA, Luisi ML, Intini R et al. Early and late rehabilitation and physical training in elderly patients after cardiac surgery. Am J Phys Med Rehabil. 2007;86(10):826-834.
16. McMahon SR, Ades PA, Thompson PD. The role of cardiac rehabilitation in patients with heart disease. Trends Cardiovasc Med. 2017;27(6):420-425.
17. Miozzo AP, Stein C, Marcolino MZ, Sisto IR, Hauck M, Coronel CC et al. Effects of high-intensity inspiratory muscle training associated with aerobic exercise in patients undergoing CABG: randomized clinical trial. Braz J Cardiovasc Surg. 2018;33(4):376-383.
18. Moraes RS, Nóbrega AD, Castro RD, Negrão CE, Stein R, Serra SM et al. Diretriz de reabilitação cardíaca. Arq Bras Cardiol. 2005;84(5):431-440.
19. Moreno AM, Castro RRT, Sorares PPS, Sant'Anna M, Cravo SLD, Nóbrega ACL. Longitudinal evaluation the pulmonary function of the pre and postoperative

periods in the coronary artery bypass graft surgery of patients treated with a physiotherapy protocol. J Cardiothorac Surg. 2011;6:62.
20. Morsch KT, Leguisamo CP, Camargo MD, Coronel CC, Mattos W, Ortiz LD et al. Perfil ventilatório dos pacientes submetidos a cirurgia de revascularização do miocárdio. Rev Bras Cir Cardiovasc. 2009;24(2):180-187.
21. Padovani C, Cavenaghi OM. Recrutamento alveolar em pacientes no pós-operatório imediato de cirurgia cardíaca. Braz J Cardiovasc Surg. 2011;26(1):116-121.
22. Pieczkoski SM, Margarites AGF, Sbruzzi G. Noninvasive ventilation during immediate postoperative period in cardiac surgery patients: systematic review and meta-analysis. Braz J Cardiovasc Surg. 2017;32(4):301-311.
23. Regenga MM. Fisioterapia em cardiologia: da unidade de terapia intensiva à reabilitação. 2.ed. São Paulo: Roca, 2012.
24. Renault JA, Costa-Val R, Rossetti MB. Fisioterapia respiratória na disfunção pulmonar pós-cirurgia cardíaca. Braz J Cardiovasc Surg. 2008;23(4):562-569.
25. Rochwerg B, Brochard L, Elliott MW, Hess D, Hill NS, Nava S et al. Official ERS/ATS clinical practice guidelines: noninvasive ventilation for acute respiratory failure. Eur Respir J. 2017;50(2):1602426.
26. Shakouri SK, Salekzamani Y, Taghizadieh A, Sabbagh-Jadid H, Soleymani J, Sahebi L et al. Effect of respiratory rehabilitation before open cardiac surgery on respiratory function: a randomized clinical trial. J Cardiovasc Thorac Res. 2015;7(1):13-17.
27. Simon M, Korn K, Cho L, Blackburn GG, Raymond C. Cardiac rehabilitation: a class 1 recommendation. Cleve Clin J Med. 2018;85(7):551-558.
28. Smialek J, Lelakowski J, Majewski J. Efficacy and safety of early comprehensive cardiac rehabilitation following the implantation of cardioverter-defibrillator. Kardiol Pol. 2013;71(10):1021-1028.
29. Stein R, Maia CP, Silveira AD, Chiappa GR, Myers J, Ribeiro JP. Inspiratory muscle strength as a determinant of functional capacity early after coronary artery bypass graft surgery. Arch Phys Med Rehabil. 2009;90(10):1685-1691.
30. Szeles TF, Yoshinaga EM, Alencar W, Brudnieeski M, Ferreira FS, Junior JOC et al. Hipoxemia após revascularização miocárdica: análise dos fatores de risco. Rev Bras Anestesiol. 2008;58(2).
31. Tian Y, Deng P, Li B, Wang J, Li J, Huang Y et al. Treatment models of cardiac rehabilitation in patients with coronary heart disease and related factors affecting patient compliance. Rev Cardiovasc Med. 2019;20(1):27-33.
32. Weiss YG, Merin G, Koganov E, Ribo A, Oppenheim-Eden A, Medalion B et al. Postcardiopulmonary bypass hypoxemia: a prospective study on incidence, risk factors, and clinical significance. J Cardiothorac Vasc Anesth. 2000;14(5):506-513.
33. Winkelmann ER, Dallazen F, Bronzatti ABS, Lorenzoni JCW, Windmöller P. Analysis of steps adapted protocol in cardiac rehabilitation in the hospital phase. Braz J Cardiovasc Surg. 2015;30(1):40-48.
34. World Health Organization. Cardiovascular diseases (CVDs). 2022. Disponível em: <https://www.who.int/news-room/fact-sheets/detail/cardiovascular-diseases-(cvds)>. Acesso em: 1 jun. 2021.

CAPÍTULO **15**

Fisioterapia no pós-operatório de cirurgias ortopédicas

JORGE RICARDO SOARES DOS SANTOS
BEATRIZ HELENA VIEIRA VENTURA

INTRODUÇÃO

Diversas lesões e distúrbios do sistema musculoesquelético podem causar comprometimentos estruturais e funcionais dos segmentos corporais, gerando limitações das atividades cotidianas. A cirurgia é um recurso utilizado a fim de sanar distúrbios osteomioarticulares prévios ou súbitos e deve ser realizada após exames, avaliação do estado funcional do paciente e orientação pré-operatória, sendo seguida por um plano de reabilitação sistematizado com fisioterapia.

A prescrição de exercícios físicos no pós-operatório deve ser individualizada e distinta para os diferentes procedimentos cirúrgicos. É necessário mencionar que a presença de doenças osteoarticulares, como osteoporose, osteoartrite e artrite reumatoide, que causam incapacidades e desequilíbrios, podem contribuir para quedas, principalmente em idosos. Portanto, orientações adequadas, assim como prescrição de dispositivos auxiliares de marcha e exercícios físicos, são fundamentais.

ORIENTAÇÃO PRÉ-OPERATÓRIA DO PACIENTE

É necessário orientar o paciente a respeito do plano de tratamento instituído no pós-operatório, explicando sobre os cuidados com o posicionamento e o apoio de peso corporal, mobilidade no leito e transferências. A realização de exercícios de marcha e exercícios isométricos deve ser estimulada para o segmento operado assim que possível e liberado pela equipe cirúrgica, respeitando as orientações para descarga de peso. Podem ser utilizados dispositivos auxiliares de marcha, como muletas e andadores, para maior segurança, conforto e mobilidade do paciente.

O posicionamento adequado no leito e a mobilização precoce atuam na prevenção de complicações secundárias ao imobilismo. Segundo Cavenaghi (2011), o atendimento fisioterapêutico engloba diversas técnicas, a fim de prevenir as complicações decorrentes do pós-operatório, otimizando o processo de recuperação. Essas técnicas envolvem padrões ventilatórios, pressão positiva contínua nas vias aéreas, incentivadores respiratórios, deambulação precoce, cinesioterapia e estímulo de tosse.

PRINCIPAIS PROCEDIMENTOS CIRÚRGICOS TRAUMATO-ORTOPÉDICOS

Algumas das principais cirurgias realizadas na traumato-ortopedia são artroplastias, osteossínteses e artrodeses.

Artroplastia

Artroplastia é um procedimento cirúrgico em que a articulação é substituída parcial ou totalmente por uma prótese. Há vários tipos de artroplastia, como a artroplastia total de joelho (ATJ), que é a reconstrução de fêmur distal, meniscos e tíbia proximal, com preservação dos ligamentos, e a artroplastia total de quadril (ATQ), que corresponde à substituição do acetábulo e da cabeça do fêmur. Essas cirurgias são indicadas para pacientes acima de 60 anos com disfunções citadas na Tabela 1, que realizaram tratamento conservador sem sucesso. Dessa maneira, a artroplastia geralmente não é o procedimento primário escolhido pelo ortopedista.

Fase pré-operatória

A fase pré-operatória é constituída por exames laboratoriais, exames de imagem (raio X), avaliação funcional e fortalecimento muscular. A avaliação do risco cirúrgico é de extrema importância, em especial

TABELA 1 Indicações para artroplastias de quadril e joelho.

ATQ	ATJ
• Osteoartrose	• Osteoartrose
• Necrose avascular	• Artropatia inflamatória crônica
• Displasia	• Deformidade óssea
• Fratura do colo do fêmur	• Politrauma
• Artrite inflamatória	

ATJ: artroplastia de joelho; ATQ: artroplastia de quadril.

para pacientes cardiopatas, diabéticos, hipertensos e/ou portadores de disfunção vascular.

As cirurgias de artroplastia são invasivas, com cicatrizes grandes e abordagens profundas, sendo necessário, portanto, realizar os cuidados na fase pós-operatória e respeitar o tempo de cicatrização dos tecidos.

Fase pós-operatória

A reabilitação é dividida nos cenários intra-hospitalar (de 1 a 3 dias) e extra-hospitalar (a partir da alta).

É importante que, horas após o procedimento cirúrgico, o paciente seja estimulado a realizar movimentos ativos e a deambular com auxílio de dispositivos de marcha no setor intra-hospitalar, pois, quanto maior for o estímulo, menor serão o tempo de permanência na unidade hospitalar e o risco de infecções e/ou eventos adversos. Para que isso seja realizado com segurança, existem algumas recomendações que devem ser explicadas ao paciente no primeiro dia de reabilitação.

Recomendações no pós-operatório de cirurgia de ATJ (fase intra-hospitalar)

- Aconselhar o paciente a respeitar as recomendações do ortopedista;
- realizar movimentos ativos ou ativo assistidos de flexão e extensão de joelho e bomba tibiotársica (risco de trombose venosa profunda – TVP);
- focar no ganho de arco de movimento de extensão de joelho;
- ensinar o paciente a deambular com o uso dos dispositivos auxiliares de marcha (andador ou muletas);
- durante a deambulação com muletas ou andador, a descarga de peso no membro operado deve ocorrer conforme a tolerância ou recomendação médica.

NOTA: no pós-operatório de ATJ, é preciso ter atenção quanto ao risco de infecção e trombose.

Recomendações no pós-operatório de cirurgia de ATQ (fase intra-hospitalar)

- Aconselhar o paciente a respeitar as recomendações do ortopedista;
- não realizar, inicialmente, os movimentos de adução de quadril (cruzar as pernas), flexão de quadril maior que 110° e rotação interna e externa de quadril em cadeia cinética aberta e fechada (girar o tronco com o pé em contato com o solo);
- explicar sobre a importância do uso do triângulo abdutor (Figura 1), para que seja usado durante o período noturno. Em pacientes pouco cooperativos ou desorientados, é essencial que o dispositivo seja utilizado em tempo integral;
- orientar quanto à sedestação em cadeiras altas ou com almofadas e à utilização do vaso sanitário com cadeira higiênica ou assento elevado;
- ensinar o paciente a deambular com o uso dos dispositivos auxiliares de marcha (andador ou muletas);

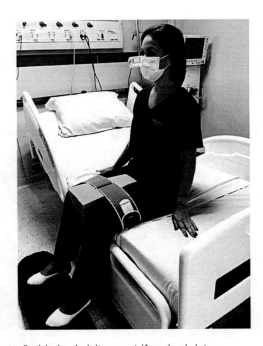

FIGURA 1 Sedestação à beira do leito com triângulo abdutor.
Fonte: acervo do autor.

- durante a deambulação com muletas ou andador, a descarga de peso no membro operado deve ocorrer conforme a tolerância do paciente ou a recomendação médica;
- instruir quanto à modificação da rotina em domicílio, pois existem movimentos que devem ser evitados nos primeiros meses, como: flexionar o tronco ao chão a fim de apanhar um objeto, calçar meias e sapatos, amarrar os sapatos, subir escadas com o membro operado, deambular sem o uso de andador ou muletas e realizar descarga total do peso ou pular sobre o membro operado.

> NOTA: um paciente orientado quanto às recomendações do pós-operatório reduz as taxas de quedas e, consequentemente, de luxação de prótese de quadril.

Artrodese vertebral

A artrodese vertebral é uma cirurgia que tem como objetivos principais reduzir as dores lombares e melhorar a qualidade de vida dos pacientes. Por isso, no procedimento, são realizadas uma descompressão e uma fusão entre os corpos vertebrais.

Essa cirurgia pode ser realizada durante todo o trajeto da coluna vertebral, nas regiões cervical, torácica, lombar e sacral. Além disso, pode ser efetuada de maneira eletiva ou em decorrência de um trauma. Os fatores de risco para a realização da artrodese vertebral estão sumarizados na Tabela 2.

TABELA 2 Fatores de risco para a realização da cirurgia de artrodese vertebral.

Fratura de processo espinhoso
Espondilolistese
Hérnia de disco
Síndrome da cauda equina
Escoliose

As recomendações pós-operatórias no período intra-hospitalar se baseiam em diferentes aspectos, como extensão dos níveis de segmentos abordados na artrodese, orientação do cirurgião, risco cirúrgico, quadro álgico pós-operatório, existência de alguma alteração de sensibilidade periférica ou ocorrência de alguma complicação durante a cirurgia.

A mobilização deve ser realizada no dia 1 da fase pós-operatória, seguindo as seguintes recomendações:
- realizar sedestação na beira do leito com auxílio (cuidado com a hipotensão postural);
- evitar movimentos de grande amplitude de rotação de tronco (artrodese lombar) e rotação de pescoço (artrodese cervical);
- deambular com auxílio do fisioterapeuta (sempre avaliando o nível de dor);
- orientar o paciente quanto à realização de atividade física recreativa, que deve ser realizada após 6 meses da cirurgia ou conforme indicação médica;
- aconselhar o doente a se movimentar, realizar cuidados pessoais e deambular, de modo a prevenir possíveis complicações funcionais.

Osteossíntese

A osteossíntese é uma técnica cirúrgica usada para a correção de fraturas por meio de placas, pinos, parafusos e hastes. O material escolhido depende do tipo de fratura, porém a haste intramedular é o mais utilizado, tratando-se de um procedimento menos invasivo.

As fraturas no fêmur são mais comuns em idosos, em função da maior incidência de doenças que causam a degeneração óssea, como a osteoporose, e da baixa funcionalidade, que aumenta o índice de quedas nessa população.

É importante que, na fase pós-operatória, o paciente esteja orientado quanto à descarga de peso sobre o membro operado, aumentando a segurança durante todo o processo. O fisioterapeuta deve estar apto a avaliar a radiografia, verificar o tipo de material utilizado no procedimento e a posição do material, atentar quanto às recomendações do cirurgião e avaliar a condição funcional do paciente e sua capacidade de utilizar um dispositivo de marcha.

A deambulação deve ser estimulada no período intra-hospitalar, após a cirurgia, a fim de evitar lesões por pressão, disfunções vasculares ou respiratórias, síndrome da imobilidade e fibrose cicatricial.

A descarga de peso no membro operado pode ser realizada conforme a tolerância do paciente, sendo importante avaliar e quantificar a presença e o nível de dor referida durante a marcha, interrompendo o processo se o quadro álgico for relatado como intenso e incapacitante. O uso da descarga parcial de peso no membro operado é necessário para auxiliar o processo de calcificação e, posteriormente, formar um calo ósseo. A fratura também não pode ser exposta a uma carga total/apoio unipodal, pois o material utilizado estará em processo de adaptação ao canal medular e os tecidos adjacentes estão sendo cicatrizados, principalmente no período de pós-operatório imediato.

Cuidados no pós-operatório

- Estar atento aos eventos adversos durante a mobilização do paciente (hipotensão postural, quedas e rebaixamento do nível de consciência);
- não permitir que o paciente deambule sem dispositivo de marcha (muleta ou andador) (Figura 2);
- evitar a descarga de peso total (apoio unipodal) ou que o paciente salte sobre o membro operado;
- evitar que o membro fique imobilizado, incentivando o paciente a realizar movimentos ativos ou ativo assistidos.

ETAPAS DA REABILITAÇÃO PÓS-OPERATÓRIA

Kisner e Colby, em 2016, fizeram observações a respeito dos cuidados no pós-operatório dividindo-os em três fases: fase de proteção máxima, fase de proteção moderada e fase de proteção mínima.

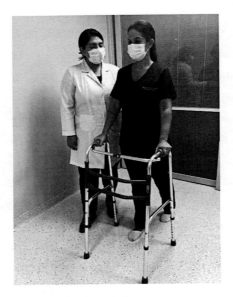

FIGURA 2 Deambulação com auxílio do andador.
Fonte: acervo do autor.

Fase de proteção máxima

É a fase do pós-operatório imediato, quando a proteção dos tecidos operados é importante por causa da inflamação tecidual e da dor. Após algumas cirurgias, é necessário realizar a imobilização da área operada durante essa fase. Em outros casos, é aconselhável posicionar cargas de baixa intensidade sobre os tecidos logo após a cirurgia, fazendo exercícios de amplitude de movimento (ADM) precocemente, passivos ou assistidos, com uma amplitude protegida ou dentro da tolerância do paciente. Também são indicados exercícios isométricos intermitentes leves para prevenir a hipotrofia muscular.

O tempo de duração da proteção máxima varia de poucos dias até 6 semanas.

Fase de proteção moderada

É a fase intermediária da reabilitação, quando a inflamação diminui, a dor e a hipersensibilidade são mínimas e os tecidos são capazes de suportar níveis gradualmente crescentes de carga. Os critérios para progredir para essa fase, em geral, incluem a ausência de dor em repouso. A restauração da ADM e da artrocinemática normal é importante durante o processo de cicatrização, concomitantemente à melhora do controle neuromuscular e à estabilidade do segmento.

Dependendo das características de cicatrização dos tecidos operados, essa fase começa, tipicamente, cerca de 4 a 6 semanas após a cirurgia e continua por 4 a 6 semanas adicionais. Nessa fase, é imprescindível restabelecer a amplitude de movimento e a força muscular, reduzir as complicações motoras e respiratórias e recuperar o equilíbrio e a marcha.

Fase de proteção mínima/retorno da função

Durante essa fase avançada, é exigida pouca ou nenhuma proteção dos tecidos. Para progredir para essa fase, deve ser alcançada ADM ativa completa ou quase completa e indolor. Durante essa etapa, a reabilitação foca na restauração da força e na participação em atividades funcionais, com progressão gradual. A fase de proteção mínima começa cerca de 6 a 12 semanas após a cirurgia e pode continuar por até 6 meses ou mais.

FISIOTERAPIA NO PÓS-OPERATÓRIO TRAUMATO-ORTOPÉDICO

A fisioterapia no pós-operatório de cirurgias ortopédicas envolve exercícios executados de maneira ativa, ativo assistida e marcha livre com ou sem apoio de dispositivo de marcha. A marcha deve ser realizada com a máxima brevidade possível após a cirurgia, com o objetivo de reduzir as complicações pós-operatórias e promover maior funcionalidade.

Não são indicados alongamentos com intensidade acentuada até que a cicatrização dos tecidos moles esteja completa, o que demora, em geral, cerca de 6 a 8 semanas. Todo o planejamento terapêutico decorre da avaliação fisioterapêutica, sendo elaborado conforme a funcionalidade de cada paciente.

Referências

1. Arcênio L, Souza MD, Bortolin BS, Fernandes ADC, Rodrigues AJ, Evora PRR et al. Cuidados pré e pós-operatórios em cirurgia cardiotorácica: uma abordagem fisioterapêutica. Rev Bras Cir Cardiovasc. 2008;23(3).
2. Bento NT, Vidmar MF, Silveira MM, Wibelinger LM. Intervenções fisioterapêuticas no pós-operatório de fratura de fêmur em idosos. Rev Bras Cienc Saude. 2011;9(27).
3. Borg GA. Psychophysical bases of perceived exertion. Med Sci Sports Exerc. 1982;14(5):377-381.
4. Borghi-Silva A, Mendes RG, Costa FSM, Lorenzo VA, Oliveria CR, Luzzi S. The influences of positive end expiratory pressure (PEEP) associated with physiotherapy intervention in phase I cardiac rehabilitation. Clinics. 2005;60(6).
5. Cavenaghi S, Ferreira LL, Marino LHC, Lamari NN. Fisioterapia respiratória no pré e pós-operatório de cirurgia de revascularização do miocárdio. Rev Bras Cir Cardiovasc. 2011;26(3).
6. Dutton M. Fisioterapia ortopédica exame, avaliação e intervenção. 6.ed. Porto Alegre: Artmed, 2010.
7. Kisner C, Colby LA. Exercícios terapêuticos: fundamentos e técnicas. 6.ed. Barueri: Manole, 2016.
8. Lianza S. Medicina de reabilitação. 6.ed. Rio de Janeiro: Guanabara Koogan, 2011.
9. Mesquita GV, Lima MALTA, Santos AMR, Alves ELM, Brito JNPO, Martins MCC. Morbimortalidade em idosos por fratura proximal do fêmur. Texto Contexto Enferm. 2009;18(1):67-73.
10. Morais HCC, Holanda GF, Oliveira ARS, Costa AGS, Ximenes CMB, Araujo TL. Identificação do diagnóstico de enfermagem "risco de quedas em idosos com acidente vascular cerebral". Rev Gaucha Enferm. 2012;33(2):117-124.
11. Nascimento FA, Vareschi AP, Alfieri FM. Prevalência de quedas, fatores associados e mobilidade funcional em idosos institucionalizados. ACM Arq Catarin Med. 2008;37(2):7-12.
12. Pedrinelli A, Garcez-Leme LE, Nobre RSA. O efeito da atividade física no aparelho locomotor do idoso. Rev Bras Ortop. 2009;44(2):96-101.
13. Potteiger JA, Evans BW. Using heart rate and rating of perceived exertion to monitor intensity in runners. J Sports Med Phys Fitness. 2015;35(3):181-186.
14. Silva APP, Maynard K, Cruz MR. Efeitos da fisioterapia motora em pacientes críticos: revisão de literatura. Rev Bras Ter Intensiva. 2010;22(1):85-91.

CAPÍTULO **16**

Fisioterapia no pós-operatório de grandes cirurgias

ADRIANA DA COSTA SILVA REIS
AMANDA DE OLIVEIRA AMORIM
ALAN DE ANDRADE DA SILVA
ANTÔNIA EDNA VIANA MARTINS
CRISTIANNE RAFAEL CAMPOS

INTRODUÇÃO

Graças ao avanço científico e tecnológico da medicina, realizar uma cirurgia eletiva, emergencial, curativa ou reparadora, entre outras, não é mais sinônimo de complicações e aumento da morbidade. Os cuidados pós-cirúrgicos são uma preocupação importante e devem ser planejados ainda no pré-operatório, sendo a orientação ao paciente o diferencial nesse processo.

Entre os perfis de pacientes admitidos em unidade de pós-operatório, há aqueles que foram submetidos a cirurgias de grande porte, como transplante de órgãos, neurocirurgias, cirurgias de tórax e cirurgias abdominais altas e baixas.

Nesse contexto, os profissionais de saúde envolvidos nos cuidados pós-operatórios necessitam de conhecimentos clínicos e cirúrgicos, métodos avaliativos e conhecimentos de dispositivos e drenos que são próprios de sua prática clínica.

PRINCIPAIS CIRURGIAS

As cirurgias são classificadas com base em uma nomenclatura em latim formada por um prefixo que indica o órgão operado e um sufixo que indica o procedimento cirúrgico realizado. Os principais órgãos e procedimentos cirúrgicos realizados estão destacados nas Tabelas 1 e 2.

TABELA 1 Terminologia cirúrgica.

Sufixo	Procedimento
Ectomia	Remoção parcial ou total de um órgão
Pexia	Fixação de um órgão
Rafia	Sutura de uma estrutura
Scopia	Visualização do interior
Stomia	Abertura cirúrgica de um novo orifício (boca)
Tomia	Corte ou abertura

TABELA 2 Prefixos que indicam órgãos.

Prefixo	Órgão
Cisto	Bexiga
Cole	Vesícula
Colo	Cólon
Entero	Intestino delgado
Gastro	Estômago
Nefro	Rim
Proto	Reto

CUIDADOS NO PÓS-OPERATÓRIO IMEDIATO

Os pacientes submetidos à cirurgia apresentam riscos de complicações clínicas e cirúrgicas no período pós-operatório, como dor, sangramento, infecções, deiscência de anastomose, complicações respiratórias e complicações musculoesqueléticas.

O papel do fisioterapeuta no pós-operatório imediato é examinar o paciente quanto ao nível de dor, realizar as avaliações neurológica, hemodinâmica e respiratória, checar dispositivos e drenos e avaliar a força e a funcionalidade, verificando se é possível mobilizar o paciente no leito e fora dele.

Após a avaliação, devem-se estabelecer o diagnóstico fisioterapêutico e a elaboração do plano de tratamento, que deve abranger estratégias preventivas, com o objetivo de reduzir as complicações respiratórias no pós-operatório, e estratégias de tratamento, que visam a tratar condições clínicas observadas durante a avaliação, como hipoventilação, dor e redução da funcionalidade.

O exame físico realizado por profissionais de saúde pode ajudar a identificar e diagnosticar complicações pós-operatórias de modo precoce, proporcionando a reavaliação pela equipe cirúrgica e reabordagem cirúrgica, se indicada.

COMPLICAÇÕES NO PÓS-OPERATÓRIO

As complicações que surgem no pós-operatório podem ser classificadas de duas maneiras: em clínicas e cirúrgicas ou, então, de acordo com o tempo de surgimento, em precoces e tardias. Muitas vezes, essas complicações decorrem da restrição dos pacientes ao leito por diversos motivos, levando à necessidade de intervenções clínicas, ventilatórias e cirúrgicas.

As complicações pós-cirúrgicas podem ser classificadas em três tipos:
- **complicações gerais:** ocorrem independentemente do tipo de procedimento cirúrgico. Por exemplo: hemorragia, atelectasia, tromboembolismo e insuficiência renal;
- **complicações específicas:** têm relação com o órgão operado;
- **complicações especiais:** acometem pacientes com condições clínicas preexistentes ao procedimento cirúrgico.

Complicações clínicas no pós-cirúrgico

As complicações clínicas que surgem no período de internação, após um procedimento cirúrgico, podem ter diferentes origens e são responsáveis pelo prolongamento da estadia hospitalar. Entre as principais complicações clínicas, destacam-se as respiratórias, que geram grande impacto na recuperação clínica e funcional dos pacientes em pós-operatório. Hipoxemia, atelectasia, derrame pleural e pneumonia são as principais complicações clínicas que ocorrem durante esse período.

Já as complicações decorrentes da hipomobilidade estão relacionadas à dor incisional ou a uma eventual restrição cirúrgica de mobilidade. Como consequência, observam-se diminuição da função, redução da força muscular e perda da autonomia, podendo evoluir para trombose venosa profunda.

A indução residual anestésica está relacionada com a diminuição da capacidade pulmonar, quadro propício a infecções do sistema respiratório (como pneumonia), exigindo suporte ventilatório, oxigenoterapia, ventilação mecânica invasiva e não invasiva, quando indicada.

Por fim, vale destacar que pacientes que evoluem com sepse no pós-operatório, independentemente do foco infeccioso e da doença subjacente, têm elevadas morbidade e mortalidade, que variam de 17 a 65%.

Complicações cirúrgicas no pós-cirúrgico

As complicações cirúrgicas estão relacionadas a vários aspectos, como tipo de procedimento, órgão ou tecido abordado, tempo de cirurgia, tipo de anestesia utilizada e, principalmente, perfil do paciente, que pode possuir um histórico extenso de comorbidades. O controle dessas complicações pode ser realizado em unidade de terapia intensiva (UTI) e/ou necessitar de reabordagem em centro cirúrgico.

As lesões por posicionamento cirúrgico ocorrem com frequência três vezes maior em pacientes submetidos a cirurgias com duração maior que 2 horas. O trauma direto do nervo no campo operatório, lesões causadas pelo torniquete e posicionamento forçado do membro geram lesões neurais pós-cirúrgicas. A pressão nas pernas e pés pode acarretar danos ao nervo fibular, causando "queda" plantar. Em cirurgia abdominal baixa, por exemplo, o uso de materiais cirúrgicos, como o afastador, pode gerar compressão do nervo femoral.

Fístula é a comunicação anormal entre duas superfícies epiteliais e pode ocorrer em diferentes procedimentos cirúrgicos, gerando preocupação e, possivelmente, uma nova cirurgia. A fístula cirúrgica representa mais de 90% de todas as fístulas intestinais e é uma das principais complicações da cirurgia do aparelho digestivo.

Uma complicação também complexa é a deiscência, que representa uma descontinuidade parcial em algum ponto de uma anastomose cirúrgica, com presença de fístula ou não, estando relacionada ao posicionamento inadequado, à duração da cirurgia, ao tipo de incisão, ao uso drenos e/ou a comorbidades, como obesidade, diabete, alcoolismo, desnutrição e déficit de albumina. Pode ocasionar sangramento e infecções prenunciadoras de sepse. A importância da mobilização segura conforme indicação da equipe cirúrgica e o uso recomendado de cinta abdominal ajudam na prevenção.

A IMPORTÂNCIA DA EQUIPE MULTIDISCIPLINAR EM PACIENTES CIRÚRGICOS

O atendimento multidisciplinar deve estabelecer relações entre profissionais que favoreçam a prestação de um serviço integrado, com garantia de uma boa qualidade no atendimento, na recuperação e na redução do tempo de internação do paciente cirúrgico. A equipe multidisciplinar é composta por médicos, fisioterapeutas, enfermeiros, técnicos de enfermagem, técnicos de laboratório, técnicos de imagem, nutricionistas, psicólogos, fonoaudiólogos, farmacêuticos e, em alguns casos, dentistas.

A abordagem multidisciplinar mais atual em cuidados cirúrgicos, baseada em evidências, é o protocolo ERAS (*enhanced recovery surgery*), que consiste em cuidados perioperatórios, transoperatórios e pós-operatórios, visando à diminuição de complicações cirúrgicas e acelerando a recuperação e a alta dos pacientes (Figura 1).

O PAPEL DA FISIOTERAPIA EM PACIENTES CIRÚRGICOS

Pacientes submetidos a cirurgias eletivas e que foram avaliados no pré-operatório permitem uma classificação do nível de força muscular e funcionalidade, facilitando a prescrição dos exercícios no pós-operatório. Também se observa que a memória do exercício e as orientações prévias contribuem para a evolução do paciente nos primeiros contatos ainda na UTI.

A realização da avaliação prévia, sempre que possível, e a determinação das metas terapêuticas no pós-operatório imediato fazem parte do papel do fisioterapeuta, assim como seguir o plano terapêutico que envolve as equipes cirúrgicas, clínicas e multidisciplinares.

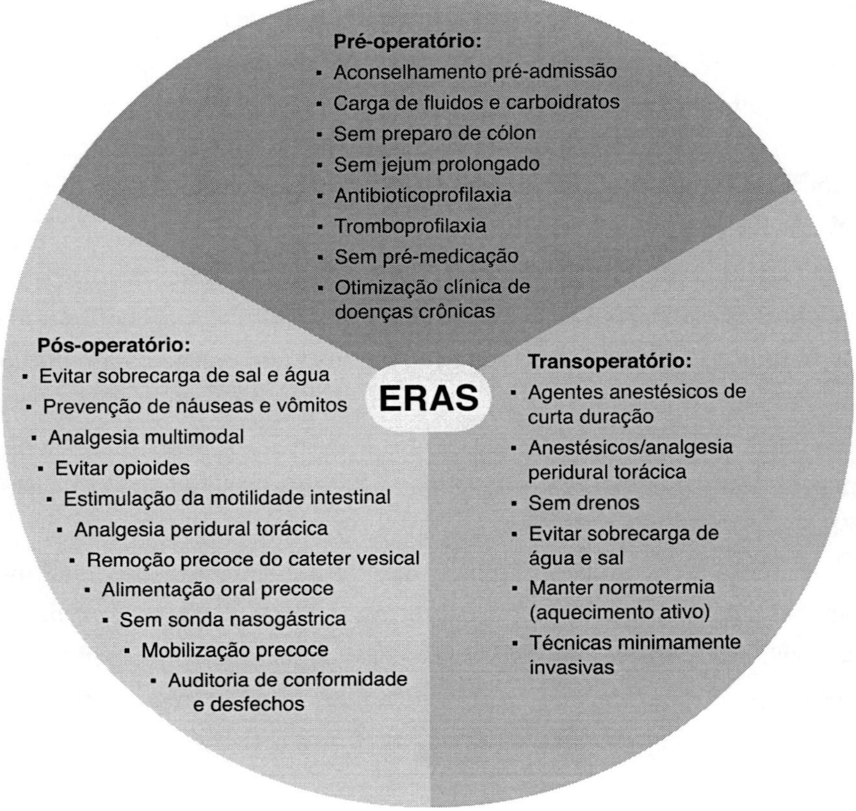

Pré-operatório:
- Aconselhamento pré-admissão
- Carga de fluidos e carboidratos
- Sem preparo de cólon
- Sem jejum prolongado
- Antibioticoprofilaxia
- Tromboprofilaxia
- Sem pré-medicação
- Otimização clínica de doenças crônicas

Pós-operatório:
- Evitar sobrecarga de sal e água
- Prevenção de náuseas e vômitos
- Analgesia multimodal
- Evitar opioides
- Estimulação da motilidade intestinal
- Analgesia peridural torácica
- Remoção precoce do cateter vesical
- Alimentação oral precoce
- Sem sonda nasogástrica
- Mobilização precoce
- Auditoria de conformidade e desfechos

Transoperatório:
- Agentes anestésicos de curta duração
- Anestésicos/analgesia peridural torácica
- Sem drenos
- Evitar sobrecarga de água e sal
- Manter normotermia (aquecimento ativo)
- Técnicas minimamente invasivas

FIGURA 1 Protocolo ERAS.
Fonte: adaptada de <https://academiamedica.com.br>.

A mobilização precoce é um dos fatores primordiais para a redução do tempo na UTI (Figura 2). O repouso prolongado no leito está associado ao risco de desenvolvimento de complicações pulmonares, à diminuição da força muscular esquelética, a complicações tromboembólicas e à resistência à insulina. A mobilização precoce é, portanto, um componente integral da recuperação, tendo sido aprimorada após protocolos cirúrgicos.

O uso de recursos terapêuticos para mobilização fora do leito e ganho cardiovascular deve ser incentivado, como prancha ortostática,

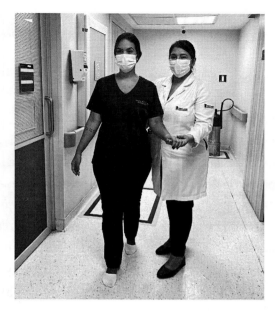

FIGURA 2 Deambulação com apoio simples unilateral na UTI.
Fonte: acervo do autor.

Maximove e MOTOmed. Esse último também é amplamente utilizado com foco no ganho muscular, associado a recursos mais tradicionais de incremento de carga, como halteres e caneleiras.

A abordagem do paciente cirúrgico deve ser feita com segurança, e o fisioterapeuta responsável deve ter conhecimento dos dispositivos que podem estar presentes, reduzindo, assim, o risco de perda de algum dispositivo necessário nesse momento da recuperação. É importante destacar que esses dispositivos não são restrições à fisioterapia e à mobilização. O que pode ser um impeditivo são as alterações relacionadas a sinais clínicos, como instabilidade ou piora hemodinâmica, ou as restrições impostas pela equipe médica cirúrgica, que devem ser respeitadas até a liberação completa.

A capacidade funcional reduzida no pós-cirúrgico é um dos principais fatores para as complicações, estando presente, principalmente, no pós-cirúrgico das cirurgias de tórax e abdômen superior, que foram as grandes responsáveis pelas complicações pulmonares já descritas na literatura. O foco na expansão pulmonar e na recuperação dos volumes e capacidades deve estar associado aos ganhos motores. Alguns recursos importantes serão descritos a seguir.

Incentivador respiratório a volume no pós-operatório

Os espirômetros de incentivo são utilizados pela fisioterapia por fornecerem um *feedback* visual ao paciente durante a execução de exercícios respiratórios. O paciente é incentivado a realizar inspiração máxima e sustentada como modo de prevenir complicações pulmonares. A espirometria de incentivo possui boa reversão de áreas de colapso alveolar em função do aumento da pressão transpulmonar e da redução da pressão pleural durante as manobras, sendo muito utilizada em pós-operatório de cirurgias torácica e abdominal alta. Alguns exemplos desses dispositivos são AirLife e Voldyne.

Ventilação mecânica invasiva (VMI) no pós-operatório

A ventilação mecânica invasiva (VMI) é indicada durante o período da anestesia, permitindo a manutenção da função respiratória na intervenção cirúrgica e pós-operatória. O manejo do suporte ventilatório depende do tipo de cirurgia e das comorbidades presentes, devendo ser individualizado, com variação de pressões e volumes.

O período da VMI no pós-operatório deve ser sempre o menor possível, somente até a estabilização da função respiratória, evitando complicações pulmonares e hemodinâmicas. O desmame da VMI deve ser iniciado a partir da estabilidade hemodinâmica, da recuperação total da anestesia, da melhora do quadro neurológico e da capacidade de proteger as vias aéreas.

Ventilação mecânica não invasiva (VMNI) no pós-operatório

Segundo as Diretrizes Brasileiras de Ventilação Mecânica, a ventilação não invasiva (VMNI) é definida como aquela que substitui total ou parcialmente a ventilação espontânea dos pulmões, sendo uma estratégia para a reexpansão pulmonar. A VMNI realizada através de máscara facial como estratégia de desmame pode ser utilizada em pacientes com repetidas falhas no teste de respiração espontânea; porém, as evidências de seu benefício ainda são consideradas insuficientes na literatura. Portanto, ela deve ser prescrita com critério nos pacientes cirúrgicos. Mais informações a respeito das indicações e contraindicações podem ser encontradas no Capítulo 8 – Ventilação não invasiva.

Referências

1. Aguilar-Nascimento JE, Bicudo-Salomão A, Capporossi C, Silva RM, Cardoso E, Santos TP. Acerto pós-operatório: avaliação dos resultados da implantação de um protocolo multidisciplinar de cuidados peri-operatórios em cirurgia geral. Rev Col Bras Cir. 2006;33(3):181-188.
2. Brull R, McCartney CJ, Chan VW, El-Beheiry H. Neurological complications after regional anesthesia: contemporary estimates of risk. Anesth Analg. 2007;104(4):965-974.
3. Gustafsson UO, Scott MJ, Hubner M, Nygren J, Demartines N, Francis N et al. Guidelines for perioperative care in elective colorectal surgery: Enhanced Recovery After Surgery (ERAS) Society Recommendations: 2018. World J Surg. 2019;43(3):659-695.
4. Neto LJ, Thomson JC, Cardoso JR. Complicações respiratórias no pós-operatório de cirurgias eletivas e de urgência e emergência em um hospital universitário. J Bras Pneumol. 2005;31(1):41-47.
5. Oliveira DC, Oliveira Filho JB, Silva RF, Moura SS, Silva DJ, Egito ES et al. Sepse no pós-operatório de cirurgia cardíaca: descrição do problema. Arq Bras Cardiol. 2010;94(3):352-356.
6. Santos Jr JCM. Complicações pós-operatórias das anastomoses colorretais. Rev Bras Coloproct. 2011;31(1):98-106.
7. Sarmento GJV. Fisioterapia hospitalar – pré e pós-operatórios. 4.ed. Barueri: Manole, 2016.
8. Schettino GPP, Reis MAS, Galas F, Park M, Franca S, Okamoto V. Ventilação mecânica não invasiva com pressão positiva. Rev Bras Ter Intensiva. 2007;19(2):246-257.
9. Shen C, Liu F, Yao L, Li Z, Qiu L, Fang S. Effects of MOTOmed movement therapy on the mobility and activities of daily living of stroke patients with hemiplegia: a systematic review and meta-analysis. Clin Rehabil. 2018;32(12):1569-1580.
10. Torres OJM, Salazar RM, Costa JVG, Corrêa FCF, Malafaia O. Fístulas enterocutâneas pós-operatórias: análise de 39 pacientes. Rev Col Bras Cir. 2002;29(6):359-363.

Fisioterapia nas cirurgias cardíacas

CAPÍTULO 17

CÁSSIA ALMEIDA DE SOUZA

INTRODUÇÃO

Atualmente, as doenças cardiovasculares constituem a principal causa de morte no mundo ocidental, correspondendo a cerca de 35% dos óbitos em geral. A maioria dessas doenças é prevenível e tratável por meio de mudanças de hábitos de vida e uso de medicamentos.

Os principais fatores de risco para as doenças cardiovasculares são idade (mulheres > 55 anos e homens > 45 anos), dislipidemias (LDL aumentado, HDL < 40 mg/dL), sexo masculino, hipertensão arterial, histórico familiar de doença arterial coronária precoce em parentes de primeiro grau, tabagismo, diabete melito, obesidade, sedentarismo e doença vascular periférica.

Quando mudanças de hábitos e uso de terapia farmacológica não são suficientes como forma de tratamento, podem ser necessários procedimentos para corrigir as disfunções cardíacas. As cirurgias podem ser classificadas em três tipos:

- corretoras (p. ex., fechamento de canal arterial, fechamento de defeito de septos atrial e ventricular);
- reconstrutoras (p. ex., revascularização do miocárdio, plastia de valva aórtica, mitral ou tricúspide);
- substitutivas (p. ex., trocas valvares e transplantes).

A indicação cirúrgica deve levar em consideração os contextos clínico, social e cultural do paciente. Além disso, é preciso que haja uma interação entre os cardiologistas clínicos, os cardiologistas intervencionistas e os cirurgiões cardíacos (o *heart team*), para que, juntos, determinem a opção de tratamento mais adequada, sempre esclarecendo, da melhor maneira possível, as eventuais dúvidas dos pacientes e de seus familiares e respeitando suas decisões.

SÍNDROMES CORONARIANAS

A doença arterial coronariana possui manifestações clínicas que devem ser reconhecidas adequadamente e que são determinadas pela extensão da obstrução de luz das artérias coronárias.

As síndromes coronarianas são classicamente definidas como: angina estável, angina instável, choque cardiogênico, infarto do miocárdio.

Angina estável

É uma condição clínica de desconforto ou pressão precordial decorrente de isquemia miocárdica transitória sem infarto. É classicamente iniciada por esforço ou estresse psicológico e aliviada com repouso ou nitroglicerina sublingual. Possui caráter crônico e pode ser tratada com medicações de uso oral.

Angina instável

Resulta da obstrução aguda de uma artéria coronária sem infarto do miocárdio. Os sintomas incluem desconforto torácico com ou sem dispneia, náuseas e diaforese. O diagnóstico é efetuado por eletrocardiograma (ECG) e pela existência ou ausência de marcadores sorológicos. Internação hospitalar e uso de medicações intravenosas são necessários. Nesses casos, existe isquemia do miocárdio.

Choque cardiogênico

Resulta de inadequada perfusão tecidual decorrente de disfunção cardíaca aguda. É necessário o uso de fármacos inotrópicos para manter uma pressão sistólica de 90 mmHg. Em alguns casos, deve-se utilizar balão intra-aórtico. É definido por índice cardíaco < 1,8 L/min/m^2, PVC > 20 mmHg e pressão sistólica < 90 mmHg.

Infarto do miocárdio

O infarto transmural é definido pelo aparecimento de nova onda "Q" em duas ou mais derivações no ECG de 12 canais, enquanto o infarto subendocárdico é definido por ECG sem novas ondas "Q", mas com evidências de necrose miocárdica, como os achados clínicos e as alterações eletrocardiográficas das enzimas cardíacas.

As recentes recomendações para a realização de revascularização do miocárdio (cirúrgica ou percutânea) em pacientes com doença coronariana estável estão bem definidas e levam em consideração o prognóstico e os sintomas do paciente (Tabela 1).

Em pacientes com angina estável e anatomia coronariana adequada tanto para a intervenção cirúrgica quanto para a percutânea, as recomendações sobre qual método deve ser utilizado levam em conta o escore SYNTAX (*SYnergy between percutaneous coronary intervention with TAXus and cardiac surgery*), uma classificação por pontuação que tem em vista a anatomia coronariana do paciente e a localização das lesões. Quanto maior o valor do SYNTAX, mais complexa e grave é a lesão.

TABELA 1 Indicações de cirurgia cardíaca com base no prognóstico e nos sintomas.

Indicações		Classe	Nível
Com base no prognóstico	Lesão de tronco > 50%	I	A
	Lesão proximal na DA > 50%	I	A
	2 ou 3 vasos com lesão > 50% e FE < 36%	I	A
	Grande área de isquemia detectada pelo teste funcional (> 10% VE)	I	B
	Única artéria coronária remanescente com estenose > 50%	I	C
Com base nos sintomas	Estenose com repercussão hemodinâmica em vigência de angina limitante com resposta insuficiente à medicação otimizada	I	A

DA: diagonal anterior; FE: fração de ejeção; VE: ventrículo esquerdo.

CIRURGIA PERCUTÂNEA – ANGIOPLASTIA

A angioplastia coronariana é um procedimento cirúrgico minimamente invasivo do coração, realizado por meio de uma punção arterial percutânea. As artérias mais comumente abordadas são: femoral, radial e braquial. São utilizados cateteres e próteses endovasculares, que realizam a desobstrução das artérias coronárias.

> NOTA: a restrição de mobilização do membro após o procedimento dura de 6 a 12 horas no caso da artéria femoral e de 4 a 6 horas na artéria radial. Após esse período, e com a liberação do médico cardiologista, deve-se deambular com o paciente. Pacientes podem ser mobilizados após a realização da angioplastia por acesso femoral somente após a retirada da bainha do cateter e do curativo compressivo.

CIRURGIA ABERTA – REVASCULARIZAÇÃO

A indicação para essa cirurgia deve considerar lesões com, no mínimo, 70% de oclusão. Os vasos mais utilizados são a veia safena maior e/ou as artérias mamárias direita e esquerda, que ligam os novos vasos da aorta até a parte distal da oclusão (Figura 1). O procedimento dura cerca de 3 a 6 horas e necessita de materiais como próteses, monitores e bombas de circulação extracorpórea (máquina que bombeia o sangue enquanto o coração é operado).

Cuidados no pós-operatório imediato

- Evitar movimento em abdução do braço, em função da esternectomia;
- evitar compressões e/ou vibrações no tórax;

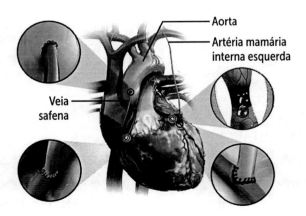

FIGURA 1 Ponte de safena.
Fonte: WikimediaCommons.

- evitar posicionar-se em decúbito lateral;
- em caso de tosse, utilizar o travesseiro para apoiar o esterno;
- comunicar a equipe multiprofissional em caso de constipação intestinal (manobra de Valsalva);
- na presença de drenos pleurais e mediastinais, atentar ao manejo da dor e à limitação de elevação da cabeceira.

CIRCULAÇÃO EXTRACORPÓREA (CEC)

A CEC, em sentido mais amplo, compreende o conjunto de máquinas, circuitos e técnicas que substitui, temporariamente, as funções do coração e dos pulmões enquanto esses órgãos ficam excluídos da circulação (Figura 2).

As funções de bombeamento do coração são desempenhadas por uma bomba mecânica que impulsiona o sangue através do sistema circulatório do paciente, enquanto as funções dos pulmões são substituídas

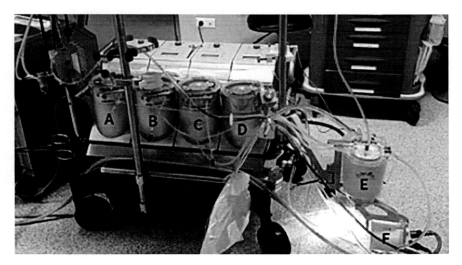

FIGURA 2 Modelo de máquina coração-pulmão: (A) aspirador aórtico; (B) aspirador de cardiotomia/campo operatório; (C) aspirador ventricular; (D) bomba arterial; (E) retorno venoso; (F) oxigenador de membrana.
Fonte: Lima; Cuervo, 2019.

por um aparelho chamado oxigenador, o qual permite as trocas gasosas com o sangue. Um número de tubos plásticos une os diversos componentes desse sistema entre si e ao paciente, constituindo a porção extracorpórea da circulação.

A Tabela 2 lista as vantagens e as desvantagens da circulação extracorpórea.

TABELA 2 Vantagens e desvantagens da circulação extracorpórea (CEC).

Vantagens	Desvantagens
• Protege contra isquemia	• Causa disfunção plaquetária
• Diminui o trauma mecânico aos elementos figurados do sangue	• Aumenta a viscosidade sanguínea
• Reduz o fluxo sanguíneo sistêmico	• A hemodiluição necessária pode interferir nos fatores da coagulação
• Diminui a necessidade de transfusões	• Desvio para a esquerda da curva de dissociação da hemoglobina
• Reduz o hematócrito	
• Diminui o trauma aos elementos figurados do sangue	• Pode provocar empilhamento de hemácias com estase microvascular
	• Efeitos metabólicos adversos (diminui atividade de ATPase da membrana celular)

SÍNDROME DA RESPOSTA INFLAMATÓRIA SISTÊMICA OU SÍNDROME PÓS-PERFUSÃO

A circulação extracorpórea é interpretada pelo organismo como um agente agressor e desencadeia uma série de reações, das quais a resposta inflamatória sistêmica do organismo (RISO) é a mais complexa e nociva.

As principais características da circulação extracorpórea incluem:
- perfusão dos órgãos com fluxo contínuo, não pulsátil;
- contato do sangue com superfícies diferentes do endotélio vascular, no interior do oxigenador e dos circuitos;
- hipotermia;
- hemodiluição;
- inibição do sistema de coagulação.

O aparecimento de alterações no organismo decorre de uma resposta ou reação inflamatória generalizada, desencadeada pela interação de diversos fenômenos, como a ativação do endotélio vascular, a ativação de leucócitos e plaquetas e a ativação de vários sistemas humorais (p. ex., sistemas do complemento e da coagulação, cascata fibrinolítica e sistema calicreína-cinina).

A ação conjunta de todos esses fatores ocorre imediatamente após o início da perfusão. A resposta do organismo é complexa e multifatorial, incluindo desvios da produção e da liberação de hormônios, desvios metabólicos, eletrolíticos e imunológicos, aumento da permeabilidade do endotélio capilar, hemólise, liberação de toxinas e substâncias vasoativas potentes (vasoconstrição), retenção hídrica, febre, disfunção de diversos órgãos, como pulmões, rins e cérebro, e redução da capacidade de defesa humoral e celular (leucocitose) contra o desenvolvimento de infecções.

Sob o ponto de vista prático, a resposta inflamatória do organismo à circulação extracorpórea pode ser minimizada. Há evidências de que, no pós-operatório imediato de pacientes com débito cardíaco adequado, os efeitos deletérios da perfusão são fugazes, provavelmente pela rápida eliminação dos restos proteicos ativos pelo organismo.

O tratamento, que depende da exteriorização clínica e dos órgãos mais afetados, resume-se em manter a função cardíaca adequada, com apoio farmacológico ou mecânico, uso de diuréticos, respiração mecânica prolongada, ultrafiltração para a remoção do excesso de líquidos no interstício e diálise peritonial ou hemodiálise, quando a insuficiência renal é manifesta, além da utilização de ampla cobertura antibiótica.

OXIGENAÇÃO POR MEMBRANA EXTRACORPÓREA – ECMO

O suporte de vida extracorpóreo é uma modalidade terapêutica que possibilita suporte temporário à falência pulmonar e/ou cardíaca refratária ao tratamento clínico convencional (ver Figura 2). A oxigenação por membrana extracorpórea é um dos principais dispositivos de

suporte de vida extracorpóreo utilizados atualmente. Há duas configurações de ECMO (Figura 3):
- ECMO venovenosa (ECMO-VV): modalidade de escolha no contexto de insuficiência respiratória com função cardíaca preservada;
- ECMO venoarterial (ECMO-VA): modalidade indicada para oferecer suporte cardíaco, com função pulmonar preservada ou não.

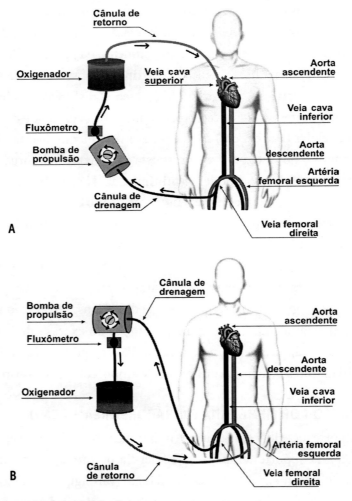

FIGURA 3 (A) ECMO-VV e (B) ECMO-VA.
Fonte: Chaves et al., 2019.

O consenso da Extracorporeal Life Support Organization (Elso) define que não existe contraindicação absoluta ao uso da ECMO, mas os riscos e os benefícios do suporte com ECMO devem ser individualizados para cada paciente. Entretanto, há situações em que o benefício da ECMO é questionável, sendo essa situação considerada uma contraindicação relativa à sua utilização. As principais contraindicações relativas são: hemorragia ativa não controlada, neoplasia sem perspectiva de tratamento, transplante de órgão sólido ou imunossupressão, disfunção irreversível do sistema nervoso central, falência cardíaca ou respiratória irreversíveis ou pacientes não candidatos a transplante e em estágio terminal.

As principais complicações reportadas durante a ECMO são falha na membrana de oxigenação, ruptura do circuito, coagulação do sistema, hemorragia intracraniana, lesão renal aguda e infecções. A retirada da ECMO é condicionada à melhora das disfunções orgânicas e à resolução das condições que levaram à sua indicação.

O desmame da ECMO-VV, empregada em virtude de falência respiratória aguda, hipoxêmica ou hipercápnica, pode ser iniciado quando o paciente for capaz de manter satisfatoriamente a troca gasosa, com parâmetros aceitáveis de ventilação mecânica. Já o desmame da ECMO-VA está condicionado à melhora da função cardíaca. Preditores que indicam a recuperação da função cardíaca incluem manutenção da pressão de pulso arterial contínua por, pelo menos, 24 horas, ecocardiograma com evidência de recuperação da função sistólica e oxigenação arterial adequada.

Uma equipe multidisciplinar treinada e engajada é fundamental para a segurança do paciente em ECMO, uma vez que os desfechos clínicos desses pacientes estão diretamente relacionados à experiência do centro em que estão sendo tratados.

BALÃO INTRA-AÓRTICO

O balão intra-aórtico (BIA) é um recurso amplamente utilizado em cirurgia cardiovascular e em unidades de terapia intensiva, sendo considerado o dispositivo de assistência circulatória mecânica mais utilizado.

O BIA baseia-se no princípio da contrapulsação arterial e é sincronizado com o ciclo cardíaco, descrito pela primeira vez na década de 1960, em modelos animais. Na mesma década, foi desenvolvido o primeiro BIA, que consistia em um balão acoplado a um cateter flexível que inflava durante a diástole e desinflava durante a sístole. A lógica desse sistema é simples: ao inflar durante a diástole, há um aumento no fluxo coronariano e, consequentemente, um aumento no aporte de oxigênio ao miocárdio; ao desinflar na sístole, há redução da pós-carga e, portanto, redução do consumo de oxigênio pelo miocárdio e aumento do débito cardíaco.

Estudos evidenciam benefícios do uso do balão intra-aórtico no choque cardiogênico, reportando maiores perfusões cerebral, renal e periférica. Nota-se, também, diminuição do trabalho cardíaco, aumento da perfusão coronariana e melhora hemodinâmica. Entretanto, não há aumento da contratilidade cardíaca com o emprego do BIA.

COMPLICAÇÕES NO PÓS-OPERATÓRIO IMEDIATO

Nos pacientes submetidos a cirurgias cardíacas, existe a possibilidade da ocorrência de complicações respiratórias, cardiovasculares, neurológicas, renais e urinárias, infecciosas, hidroeletrolíticas, digestivas, entre outras.

No mapeamento dessas condições, as complicações infecciosas estão entre as mais frequentes e destacam-se por sua gravidade. Nas cirurgias cardíacas, as mais comuns são as infecções de sítio cirúrgico.

Quanto aos eventos cardiovasculares, os sangramentos seguidos de fibrilação atrial (FA) e o infarto agudo do miocárdio (IAM) aparecem em muitos estudos como prevalentes.

Nos desfechos neurológicos, a ocorrência de acidente vascular encefálico (AVE), que acontece nas primeiras horas após o procedimento ou tardiamente, varia de 1,6 a 8,4%, podendo ocasionar uma mudança no estilo de vida do indivíduo, e estar relacionado com alguns casos de óbito. Além do AVE, o *delirium* pós-operatório também se destacou em vários estudos.

A insuficiência renal e a lesão renal aguda figuram como as principais alterações relacionadas ao sistema urinário, já que são complicações frequentes e que influenciam adversamente o prognóstico do paciente. Podem ter relação com fatores como isquemia de reperfusão, hipoperfusão renal, inflamação sistêmica e eventos embólicos, especialmente em associação à CEC. Além disso, é essencial ressaltar que a função renal está diretamente relacionada à estabilidade hemodinâmica do paciente, o que demanda uma grande atenção no pós-operatório.

Com relação às complicações respiratórias, destacam-se o derrame pleural e a insuficiência respiratória, as pneumonias, as atelectasias e a congestão pulmonar. Nesses casos, o uso da ventilação não invasiva tem grande relevância para desfechos positivos e para a redução da permanência do paciente na UTI.

FISIOTERAPIA NO PÓS-OPERATÓRIO DE CIRURGIAS CARDÍACAS

Os programas de exercícios para pacientes pós-cirúrgicos devem ser iniciados o mais cedo possível, a fim de restabelecer a função cardiorrespiratória após o procedimento cirúrgico e recuperar a função muscular do paciente, que pode estar afetada. Além disso, a fisioterapia possui um papel fundamental na redução da incidência de complicações pulmonares após a abordagem cirúrgica, podendo o profissional iniciar as orientações já no período pré-cirúrgico.

A cirurgia cardíaca gera redução de volume e capacidade pulmonares em função de fatores intraoperatórios, diminuindo também a complacência pulmonar e aumentando o risco de insuficiência respiratória aguda (IRpA). A ventilação não invasiva (VNI) é um recurso amplamente utilizado para garantir a expansão pulmonar e reduzir o trabalho respiratório, podendo diminuir os índices de reintubação e de complicações, como atelectasias, derrame pleural e pneumonias no período pós-operatório imediato. Os benefícios hemodinâmicos, como redução da pré-carga, diminuição da pós-carga do ventrículo esquerdo por redução da pressão transmural, aumentando o débito cardíaco, melhoram o desempenho do coração. Também pode ser um recurso utilizado para melhorar a tolerância aos exercícios.

A mobilização precoce é preconizada e segue orientações específicas para a segurança nesse tipo de cirurgia, como mostra a Tabela 3.

> NOTA: existem poucos estudos sobre mobilização em pacientes com BIA, porém, com uma equipe multidisciplinar especializada, a fisioterapia fora do leito pode ser segura e muito eficaz para os desfechos clínicos do paciente. Assim como os exercícios ativos, a deambulação durante a ECMO pode ser viável e segura quando realizada por uma equipe experiente e executada em etapas, conforme a gravidade do caso.

VENTILAÇÃO MECÂNICA NO PACIENTE EM ECMO

Após a canulação para ECMO, o paciente deve estar sedado e sob bloqueio neuromuscular, para que possam ser realizados os ajustes iniciais de parâmetros ventilatórios e a titulação de pressão positiva expiratória final (PEEP). Não é recomendado permitir ventilação espontânea nas primeiras 48 horas de ECMO. Recomenda-se que o ajuste inicial da FiO_2 seja realizado no ventilador mecânico e, posteriormente, na membrana, para manutenção da normoxia verificada pela saturação periférica de oxigênio (SpO_2), entre 90 e 96%.

A pressão positiva nas vias aéreas também afeta a pré-carga e a pós-carga tanto do ventrículo direito (VD) como do ventrículo esquerdo (VE). Os pacientes em ECMO-VA com falência de VD podem sofrer efeitos negativos de altos níveis de PEEP, enquanto pacientes com falência de VE podem se beneficiar de níveis elevados de PEEP, reduzindo a probabilidade de edema pulmonar.

TABELA 3 Protocolo institucional em pós-operatório de cirurgia cardíaca.

D0	D1	D2	D3	D4
Dia da cirurgia	**Retirada dos drenos**	**Início da mobilização ativa**	**Progressão da mobilização**	**Progressão da mobilização**
Adaptar em VM	Solicitar e realizar incentivador respiratório (AirLife)	Avaliação: PImax	Treinamento muscular respiratório (Power Breathe)	Treinamento muscular respiratório (Power Breathe)
Melhor modo ventilatório de adaptação do paciente		MRC dinamometria		
		Teste de se sentar e se levantar		
PEEP: 8	Orientações a respeito do pós-operatório	Sedestação à beira do leito		
Cuffometria	Avaliação de MRC e dinamometria	Cinesioterapia ativo livre (preferência: sentado na poltrona)	Cinesioterapia motora resistida (1 kg)	
Desobstrução brônquica e de VAS	Cinesioterapia motora ativa no leito	Ortostase		
Checar RX	Padrões ventilatórios de incentivo	Sedestação na poltrona		
Checar gasometria	Retirada dos drenos	AirLife		
Redução da sedação	Sedestação à beira do leito	Deambulação		
Adaptação em modo espontâneo		Cicloergômetro até 20 min		
Extubação		Titular carga do Power Breath		
Adaptação em MNBZ de O_2				
Vigilância				

MNBZ: macronebulização; MRC: escala de dispneia do Medical Research Council; PEEP: pressão positiva expiratória final; PImax: pressão inspiratória máxima; RX: raio X; VAS: vias aéreas; VM: ventilação mecânica.

Dessa maneira, a ventilação protetora é preconizada em uso de ECMO, sendo a membrana do dispositivo capaz de manter as taxas de O_2 e CO_2 dentro dos valores desejados. Os volumes pulmonares reduzidos são recomendados, porém aumentam as áreas de atelectasia, gerando maior desequilíbrio na relação ventilação/perfusão. Assim, os níveis elevados de PEEP geralmente são recomendados, mantendo-se sempre a vigilância dos parâmetros hemodinâmicos (Tabela 4).

TABELA 4 Parâmetros iniciais sugeridos em ECMO.

Parâmetros iniciais sugeridos	
Volume corrente	3 a 4 mL/kg de peso predito
Monitoração da pressão de platô	$\leq$ 28 cmH$_2$O
Monitoração da *driving pressure* (DP)	$\leq$ 10 cmH$_2$O
Frequência respiratória	5 a 10 irpm
FiO$_2$ na membrana de ECMO	100%
FiO$_2$ no ventilador mecânico	50%
PEEP	10 a 15 cmH$_2$O ou titulação pela menor DP
Relação I:E	2:1 nas primeiras 24-48h (durante ciclo controlado apenas)

ECMO: oxigenação por membrana extracorpórea; irpm: incursões respiratórias por minuto; PEEP: pressão positiva expiratória final.
Fonte: adaptada de Lages; Timenetsky, 2020.

Referências

1. Abrams D, Javidfar J, Farrand E, Mongero LB, Agerstrand CL, Ryan P et al. Early mobilization of patients receiving extracorporeal membrane oxygenation: a retrospective cohort study. Crit Care. 2014;18(1):R38.
2. Cahalin LP, Lapier TK, Shaw D. Sternal precautions: is it time for change? Precautions versus restrictions – a review of literature and recommendations for revision. Cardiopulm Phys Ther J. 2011;22(1):5-15.
3. Chaves RCF, Rabello Filho R, Timenetsky KT, Moreira FT, Vilanova LCF, Bravim BA et al. Oxigenação por membrana extracorpórea: revisão da literatura. Rev Bras Ter Intensiva. 2019;31(3):410-424.

4. Engelman DT, Ali WB, Williams JB, Perrault LP, Reddy VS, Arora RC et al. Guidelines for perioperative care in cardiac Surgery. JAMA Surg. 2019;154(8):755-766.
5. Ferreira DC, Marcolino MAZ, Macagnan FE, Plentz RDM, Kessler A. Segurança e potenciais benefícios da fisioterapia em adultos submetidos ao suporte de vida com oxigenação por membrana extracorpórea: uma revisão sistemática. Rev Bras Ter Intensiva. 2019;31(2):227-239.
6. Lages NCL, Timenetsky KT. Recomendações para a atuação dos fisioterapeutas nos casos de oxigenação por membrana extracorpórea (ECMO). Assobrafir, 2020. Disponível em: <https://assobrafir.com.br/wp-content/uploads/2020/04/ASSOBRAFIR_COVID-19_ECMO_2020.04.22.pdf>. Acesso em: 19 jun. 2023.
7. Lambie N, Marscheider R, Nolan F. First Mobilisation of a patient with femoral intra-aortic balloon pump. Golden Jubilee Foundation. Disponível em: <https://nhsscotlandevents.com/sites/default/files/PC-38-1555507098.pdf>. Acesso em: 19 jun. 2023.
8. Lima GM, Cuervo M. Mecanismo da circulação extracorpórea e eventos neurológicos em cirurgia cardíaca. Rev Soc Portuguesa Anestesiol. 2019;28(1):35-42.
9. Mazullo Filho JBR, Bonfim VJG, Aquim E. Ventilação mecânica não invasiva no pós-operatório imediato de cirurgia cardíaca. Rev Bras Ter Intensiva. 2010;22(4):363-368.
10. Neumann FJ, Sousa-Uva M, Ahlsson A, Alfonso F, Banning A. 2018 ESC/EACTS Guidelines on myocardial revascularization. Eur Heart J. 2019;40(2):87-165.
11. Negrão CE, Barretto AC, Rondon MUPB. Cardiologia do exercício – Do atleta ao cardiopata. 4.ed. Barueri: Manole, 2019.
12. Regenga MMF. Fisioterapia em cardiologia – Da unidade de terapia intensiva à reabilitação. 2.ed. São Paulo: Roca, 2012.
13. Rodrigues AJ, Évora PRB, Vicente WVA. Postoperative respiratory complications. Medicina (Ribeirão Preto). 2008;4(4):469-476.
14. Souza MHL, Elias DO. Fundamentos da circulação extracorpórea. 2.ed. Rio de Janeiro: Centro Editorial Alfa Rio, 2006.
15. Thomaz P, Junior L, Muramoto G, Saad R. Balão intra-órtico no choque cardiogênico: o estado da arte. Rev Col Bras Cir. 2017;44(1):102-106.

CAPÍTULO **18**

Fisioterapia no transplante hepático e renal

ALEXANDRE ROSA DA SILVA
CRISTIANNE RAFAEL CAMPOS
FERNANDA DE SOUZA BARRETO GOMES
SUYAN DA SILVA MAIA
NATÁLIA SARDINHA MARQUES
LÍVIA ALBUQUERQUE ALVES
TAMARA ANTONYELLE MACHADO SEABRA

INTRODUÇÃO

No *ranking* mundial de transplantes, o Brasil é o 4º país que mais realiza transplantes renais e o 3º em relação aos transplantes hepáticos. No entanto, em 2022, foram registradas cerca de 3.500 recusas familiares, mediante, aproximadamente, 29 mil pacientes em lista de espera para receber um rim e 1.200 esperando por um fígado. Dessa maneira, é importante destacar o nosso papel, como profissionais da saúde, na conscientização quanto à doação de órgãos e à orientação a respeito da seriedade e do profissionalismo de todo o processo gerenciado pelo Sistema Único de Saúde (SUS).

Pacientes candidatos a transplantes de órgãos e tecidos apresentam alterações estruturais e funcionais de um determinado órgão que geram impacto sistêmico. As disfunções orgânicas cardiovasculares, pulmonares, hepáticas e renais levam a alterações metabólicas importantes, como desnutrição, perda de massa muscular e modificações nos níveis séricos de proteínas. Essas alterações promovem sarcopenia, fraqueza muscular respiratória e periférica, fadiga e alterações cardiorrespiratórias, acarretando fragilidade, comprometimento funcional e piora da qualidade de vida dos pacientes.

O transplante é indicado como forma de tratamento para pacientes com doença avançada em estágio final que não tenham respondido ou que não irão se beneficiar do tratamento conservador, tendo por objetivos melhorar a qualidade de vida, proporcionar maior independência e autonomia ao paciente e promover aumento da sobrevida.

A abordagem fisioterapêutica em pacientes submetidos a transplante de órgãos requer conhecimentos e cuidados especiais durante a prática clínica. Neste capítulo, serão abordadas as alterações musculoesqueléticas, respiratórias e metabólicas que surgem em decorrência das doenças hepática e renal crônicas, as principais indicações de transplante, as complicações clínicas e cirúrgicas mais comuns e as peculiaridades do cuidado fisioterapêutico com o paciente transplantado.

ALTERAÇÕES METABÓLICAS NO PACIENTE CANDIDATO A TRANSPLANTE

Os pacientes portadores de doença hepática apresentam alterações no metabolismo de carboidratos, proteínas e gorduras, o que resulta em aumento da resistência periférica à insulina, redução das reservas hepáticas de glicogênio, maior aproveitamento das gorduras para a produção de energia, diminuição da absorção e do transporte de nutrientes e aumento do catabolismo proteico. Essas alterações, por sua vez, promovem grave perda da massa celular corpórea, aumento do gasto energético em repouso e desnutrição. Também é comum a presença de alterações no nível sérico de proteínas plasmáticas, como albumina, protrombina e transferrina.

Pacientes nefropatas frequentemente apresentam alterações do equilíbrio ácido-básico, alterações eletrolíticas, como hipercalemia, acidose metabólica, anemia e deficiência de ferro. Nesses pacientes, a anemia é um importante fator limitante para as atividades da vida diária, sendo causada por deficiência da eritropoetina, que promove redução dos níveis de eritrócito. Com isso, há necessidade de o organismo criar uma resposta adaptativa por meio do aumento do débito cardíaco e da extração periférica de oxigênio durante as atividades.

ALTERAÇÕES RESPIRATÓRIAS NO PACIENTE CANDIDATO A TRANSPLANTE

Portadores de doença hepática apresentam uma série de alterações circulatórias, como na autorregulação do tônus vascular, e cursam com um estado hemodinâmico vasoplégico. Essa vasodilatação crônica faz os pacientes manifestarem hipotensão e disfunção diastólicas e prejuízo da função cardiorrespiratória. Alguns pacientes também apresentam vasodilatação pulmonar importante, *shunt* intrapulmonar, hipoxemia, aumento da diferença alvéolo-arterial e disfunção ventricular direita, caracterizando a síndrome hepatopulmonar.

Portadores de hepatopatia comumente apresentam alterações respiratórias decorrentes de um processo mecânico restritivo causado por hepatomegalia, ascite, derrame pleural e atelectasia. A hepatomegalia e a ascite promovem aumento da pressão intra-abdominal, redução da complacência pulmonar, redução do volume e das capacidades pulmonares (volume corrente, capacidade vital e capacidade residual funcional), gerando um padrão ventilatório restritivo e uma redução do volume expiratório forçado no primeiro segundo (VEF_1).

Já os nefropatas apresentam alterações respiratórias decorrentes de sobrecarga volêmica, anemia, alteração eletrolítica e distúrbio ácido-básico.

A doença renal crônica promove um quadro inflamatório que gera aumento da permeabilidade da membrana alvéolo-capilar, aumento da pressão hidrostática capilar pulmonar e congestão pulmonar. A resposta inflamatória recorrente contribui para a alteração da membrana alvéolo-capilar de forma crônica e progressiva, com aumento da deposição de colágeno nas vias aéreas, redução da capacidade de difusão e hipoxemia.

Ambos os grupos de pacientes apresentam fraqueza muscular respiratória e periférica decorrente de alterações metabólicas. A fraqueza muscular reduz a capacidade respiratória, limita as atividades físicas e diminui a capacidade de exercício, comprometendo a independência funcional e a qualidade de vida.

ALTERAÇÕES MUSCULOESQUELÉTICAS NO PACIENTE CANDIDATO A TRANSPLANTE

As alterações metabólicas que acometem nefropatas e hepatopatas causam mudanças na síntese de proteínas e na absorção de nutrientes, ocasionando fraqueza muscular respiratória e periférica, prejuízo da autonomia, redução da capacidade de exercício, redução da distância percorrida no teste de caminhada de 6 minutos (TC6) e sarcopenia.

Estima-se que a prevalência de sarcopenia em portadores de doença renal crônica varie de 11 a 28%. Todos esses fatores expõem o paciente a maiores riscos de complicações, tempo de internação e mortalidade.

Pacientes renais crônicos apresentam atrofia de fibras oxidativas tipo I, aumento da dependência de fibras glicolíticas tipo II e maior dependência do metabolismo anaeróbio para geração de energia e realização de atividades de vida diária, assim como maior concentração de lactato.

A fadiga é uma característica peculiar nos pacientes candidatos a transplante. O impacto funcional que promove intolerância ao exercício e limitação das atividades rotineiras é multifatorial, e alguns desses aspectos ainda não foram totalmente compreendidos. Entretanto, fatores como fraqueza, fadiga e sarcopenia promovem um quadro persistente de descondicionamento físico (Figura 1).

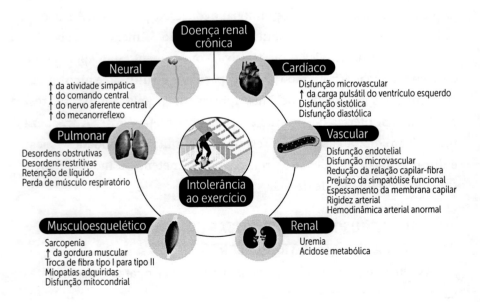

FIGURA 1 Mecanismos fisiopatológicos da intolerância ao exercício relacionada à doença renal.
Fonte: adaptada de Kirkman et al., 2021.

TRANSPLANTE HEPÁTICO

O fígado possui diversas funções importantes, como:
- filtragem e armazenamento de sangue;
- funções metabólicas;
- produção, armazenamento e secreção de bile;
- produção de fatores de coagulação;
- síntese proteica.

Além disso, o fígado desempenha papel de extrema importância no metabolismo, interferindo na função de quase todos os órgãos e sistemas. Portanto, pacientes que apresentam doenças graves do fígado habitualmente apresentam manifestações sistêmicas resultantes da insuficiência hepática. Complicações relacionadas à progressão da doença primária e à falência orgânica, como acúmulo de líquido extravascular, comprometimento da função pulmonar, hemorragia digestiva alta, infecções, distúrbios da coagulação em largo espectro, ascite, encefalopatia hepática, icterícia, perda de massa e de função musculares, alterações da pressão da veia porta e cardíacas, resultam em perda da qualidade de vida.

O transplante hepático (TxH) é um procedimento terapêutico cirúrgico utilizado em portadores de doença hepática crônica ou aguda nos quais os tratamentos conservadores não se mostraram eficazes. Em vista dos altos índices de mortalidade e morbidade, o TxH oferece aos pacientes maior sobrevida e melhoria da qualidade de vida.

O transplante, no entanto, não envolve apenas a cirurgia em si. Trata-se de um complexo conjunto de medidas, que, associado aos conhecimentos teóricos, às técnicas cirúrgicas inovadoras e à avançada tecnologia, permite que órgãos e/ou tecidos sejam removidos de uma pessoa e transferidos com êxito para outra. É, portanto, um procedimento desafiador.

Após apresentarem indicação para entrar na lista de transplante hepático, antes que sejam incluídos, os pacientes são submetidos a uma avaliação detalhada e formal, a fim de confirmar a irreversibilidade natural da doença hepática e a refratariedade do tratamento clínico, além de verificar o comprometimento das principais comorbidades que prejudicam os resultados da cirurgia. Os escores mais utilizados para predizer a mortalidade em pacientes hepatopatas e conduzir o critério de inclusão na lista de transplante são o *Model for End-Stage Liver Disease* (MELD) e o escore Child-Turcotte-Pugh (CTP).

Em virtude de sua alta complexidade, o processo de transplante envolve muitas etapas e depende de um hospital que possua uma boa infraestrutura e recursos humanos qualificados, de modo que o paciente possa ser acompanhado de maneira integral, com menores complicações no curso da internação e melhores desfechos clínicos e funcionais.

A Figura 2 mostra as principais doenças que podem resultar na necessidade de transplante hepático.

Complicações no transplante hepático
Rejeição celular aguda

A rejeição celular aguda ocorre até 3 meses após o transplante hepático; passado esse período, ela passa a ser classificada como tardia. Está relacionada às alterações histológicas pela baixa adesão e efeitos refratários da imunossupressão, ocasionando perda do enxerto, indicação de retransplante e possível morte do paciente.

Infecções

A necessidade de uso de medicação imunossupressora para impedir a rejeição do órgão ocasiona suscetibilidade a infecções de diversas etiologias. Por isso, é imprescindível realizar exame rigoroso dos antecedentes patológicos do doador em função da possível reativação de infecções no receptor. Complicações no ato cirúrgico, como tempo prolongado de cirurgia, politransfusões e alterações biliares ou vasculares, podem estar associadas a infecções, constituindo 75% dos casos. Outras variáveis são decorrentes do uso de dispositivos invasivos, como sonda vesical, cateter percutâneo, drenos, ventilação mecânica entre outros. Para evitar infecções relacionadas a dispositivos, eles devem ser

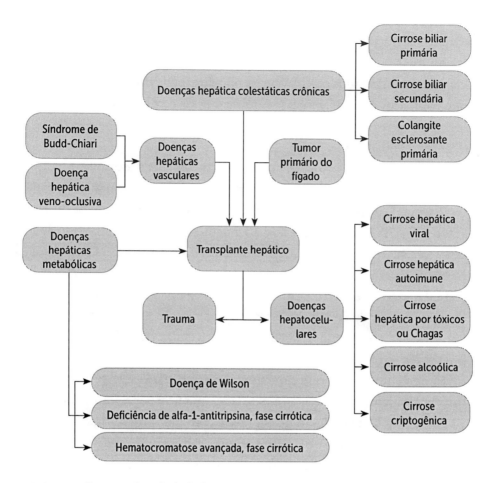

FIGURA 2 Esquema das principais doenças que levam à insuficiência hepática e à necessidade de transplante hepático.
Fonte: acervo dos autores.

removidos o quanto antes. A cicatriz cirúrgica também é um grande foco de infecções e, por isso, culturas de secreções devem ser rotineiras, para orientação terapêutica da equipe médica.

A região da cirurgia, a ocorrência de dor, a imobilidade no leito e a intubação prolongada em função da complexidade cirúrgica propiciam complicações pulmonares, atelectasia e pneumonias, sendo a fisioterapia de grande importância para a diminuição da incidência de infecções abdominais, colangite, abscessos intra ou peri-hepáticos, peritonite, hematomas infectados ou coleções, sendo de grande importância os exames rotineiros de imagem para identificar essas complicações.

Disfunção primária do enxerto

Na captação do órgão a ser transplantado (enxerto), durante o clampeamento da aorta, o enxerto sofre desvascularização com a privação de O_2 e queda de reserva energética aos tecidos. Apesar da falta de nutrição celular, o órgão é submetido à isquemia fria (gelo), mantendo seu aspecto e sua função morfológica. Quando o enxerto é implantado no receptor e revascularizado por meio do desclampeamento aórtico e da reperfusão do enxerto, ocorre uma lesão chamada isquemia-reperfusão em nível tecidual e celular. Essa lesão provoca a liberação de radicais livres que afetam o endotélio, ativando as células de defesa e gerando uma cascata inflamatória, que resulta em danos ao hepatócito e ao infiltrado de neutrófilos, o que caracteriza disfunção do enxerto. Essa disfunção está relacionada ao tempo de isquemia fria; períodos maiores de 14 horas caracterizam lesão mais grave e com pior prognóstico.

Segundo Salviano et al. (2019), alguns fatores referentes ao doador estão relacionados à disfunção primária do enxerto, como: idade acima de 60 anos, sexo feminino, IMC maior que 30 kg/m², nível de sódio sérico acima de 160 mmol/L e esteatose moderada. Além disso, há também os fatores relacionados ao receptor, como trombose venosa profunda, cirrose VHC, níveis séricos de creatinina e bilirrubina aumentados, hipertensão portal, trombose de veia porta e cirurgias abdominais prévias.

Fístula e estenose biliares

Complicações biliares são frequentes. A reconstrução biliar é de grande importância durante o procedimento cirúrgico, sendo mais complicada em transplante hepático intervivos, em função das anomalias anatômicas, gerando complexidade da técnica cirúrgica. Estão associados a fatores que podem resultar em isquemia das vias biliares, evoluindo para fístula biliar e estenose biliar, deiscência por necrose com sinais clínicos de icterícia, anorexia, aumento das transaminases e hiperbilirrubinemia.

Trombose de artéria hepática

É a complicação mais grave e a principal causa de isquemia e necrose das vias biliares de disfunção primária e perda do enxerto. Pode ser precoce, ocorrendo em até 4 semanas após o transplante, ou tardia, quando surge após esse período. A manifestação aguda mais grave leva a necrose hepática e isquemia fulminante. A representação clínica inclui febre, sepse, encefalopatia hepática, hipotensão, coagulopatias, dispneia, aumento das transaminases, bilirrubinas, complicações biliares, colangite e estenose biliar.

O exame ecodoppler é considerado padrão ouro, com precisão de 80 a 95%. É realizado rotineiramente nos primeiros dias após o transplante hepático para avaliar a permeabilidade da artéria hepática e diagnosticar trombose de modo precoce, indicando revisão cirúrgica de urgência.

TRANSPLANTE RENAL

Os rins possuem basicamente três funções: filtragem do sangue, funções endócrinas e metabólicas. A função renal pode ser avaliada por meio da taxa de filtração glomerular (TFG), dos níveis séricos de creatinina e dos níveis de albumina na urina (albuminúria).

A doença renal crônica (DRC), também conhecida como insuficiência renal crônica, consiste no comprometimento lento, insidioso e irreversível da função renal, sendo caracterizada por uma lesão renal estrutural ou funcional presente por mais que 3 meses, com ou sem diminuição da TFG.

A DRC também pode ser caracterizada por uma TFG < 60 mL/min/ 1,73 m^2, com ou sem presença de lesão renal, independentemente da etiologia. A TFG é utilizada para classificar os cinco estágios da DRC, sendo o estágio 5 o estágio terminal (Tabela 1).

TABELA 1 Estadiamento da insuficiência renal crônica.

Estágio	TFG (mL/min)	Grau de insuficiência renal
0	> 90	Função renal normal
1	90	Lesão renal com função renal normal
2	60-89	IR leve
3	30-59	IR moderada
4	15-29	IR severa
5	< 15	IR terminal

IR: insuficiência renal.

Entre as principais causas de doença renal crônica, estão diabete melito, hipertensão arterial e glomerulonefrite (Figura 3). É importante ressaltar que, independentemente da etiologia, o que indica o transplante é o estadiamento da doença renal.

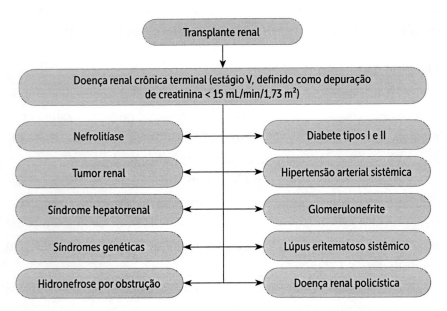

FIGURA 3 Esquema das principais doenças que levam à insuficiência renal crônica e à necessidade de transplante renal.
Fonte: acervo do autor.

Complicações no pós-operatório de transplante renal

Os pacientes submetidos a transplante renal podem apresentar complicações referentes à rejeição do enxerto, a qual pode ser classificada como hiperaguda, aguda e crônica, além de complicações vasculares e urológicas.

Rejeições
Rejeição hiperaguda

A rejeição hiperaguda ocorre minutos ou horas após o transplante e caracteriza-se pela presença de anticorpos naturais, com o desenvolvimento de anti-HLA, dando origem à rejeição hiperaguda, com sinais clínicos de anúria, oligúria, febre e dor sobre o enxerto. Não possui tratamento específico e frequentemente leva à perda do enxerto.

Rejeição aguda

Ocorre, em geral, uma semana após o transplante, com sintomas de febre, hipertensão arterial sistêmica (HAS), diminuição do volume urinário e aumento da creatinina sérica. Está relacionada a vários fatores, como a imunossupressão. O tratamento inclui a pulsoterapia com glicocorticoides ou aumento da dose e troca do esquema imunossupressor.

Rejeição crônica

Pode ocorrer em 2 semanas ou até anos após o transplante, sendo caracterizada por perda da função do enxerto a longo prazo. Indicação de retransplante.

> NOTA: o uso dos imunossupressores com o objetivo de promover a manutenção do enxerto ocasiona uma redução na resposta imune dos pacientes, tornando os pacientes renais hepáticos mais suscetíveis a infecções virais, bacterianas e fúngicas.

Complicações vasculares

Trombose de artéria renal

Comum em vasos de pequeno calibre, está associada a dificuldades técnicas durante o procedimento e a causas imunológicas relacionadas às disfunções aguda ou hiperaguda, em função de dano endotelial mediado por anticorpos, hematócrito elevado e história prévia de trombose arterial ou venosa. Quando diagnosticada, tem indicação cirúrgica precoce com o objetivo de salvar o enxerto; caso contrário, a remoção do enxerto (transplantectomia) é o método indicado.

Trombose de veia renal

Induzida por fatores técnicos como torção, dobradura ou estenose da anastomose, apresenta-se clinicamente por súbita anúria, hematúria, dor local, aumento do enxerto, ruptura renal e hemorragia grave. Por ser diagnosticada pela ausência de fluxo venoso na angioressonância, tem indicação cirúrgica imediata, com tempo limite de 1 hora após o evento trombolítico. Pode ser evitada com o uso de anticoagulantes antiagregantes plaquetários em pacientes com histórico prévio de trombose arterial ou venosa.

Estenose da artéria renal

Pode ser aguda, ocorrendo até 2 dias após transplante, ou tardia, com pico de aparecimento aos 6 meses. Surge em decorrência de pico hipertensivo arterial grave, sendo diagnosticada por arteriografia; grau obstrutivo com comprometimento acima de 50% é considerado grave. Em casos de estenose leve, o tratamento pode ser conservador, com controle por medicações; em estenoses mais graves, é indicada a dilatação com balão e a colocação de *stent*.

Complicações urológicas

Fístula urinária

Pode ocorrer na bexiga, no ureter ou nos cálices renais, com o extravasamento de urina em volta do enxerto ou para o retroperitônio; em alguns casos, pode extravasar pela ferida operatória. Os sinais clínicos englobam abaulamento da região renal e diminuição da diurese, com manutenção da função renal. Também pode surgir por problemas na implantação do ureter e por necrose de ureter. O tratamento varia desde reimplante de ureter à colocação de cateter duplo J.

Hematoma em loja renal

Ocorre nas primeiras horas após o transplante renal, manifestando-se por abaulamento na loja renal, anúria, oligúria e queda do hematócrito, com ruptura total ou parcial da anastomose arterial, ocasionando compressão e isquemia do enxerto, insuficiência renal aguda e infecção da loja renal. É diagnosticado por ultrassonografia. O tratamento é cirúrgico, com drenagem do hematoma, lavagem da cavidade, sutura da lesão e, em alguns casos mais graves, nefrectomia.

FISIOTERAPIA NO TRANSPLANTE

Os cuidados fisioterapêuticos devem englobar as fases pré e pós-transplante, sendo ideal que o programa de reabilitação de pacientes candidatos a transplante inicie na fase pré-operatória e siga por até 6 meses após a fase de internação hospitalar (Figura 4). Durante o período de reabilitação, os profissionais gradativamente transferem a responsabilidade do cuidado e da adesão às atividades físicas ao paciente, para que ele se mantenha ativo e com hábitos mais saudáveis após o transplante. No entanto, muitas vezes, a abordagem fisioterapêutica ocorre apenas na fase pós-operatória, já que muitos centros transplantadores não possuem um programa de reabilitação que envolva a fase pré-habilitação.

TRANSPLANTE DE FÍGADO

Fase 1 Pré-transplante Pré-habilitação	Fase 2 Pós-transplante Hospitalar	Fase 3 Pós-transplante 3 semanas a 3 meses	Fase 4 Pós-transplante 3 a 6 meses	Fase 5 Pós-transplante Longo prazo
• Avaliação e orientações ao paciente • Avaliação do nível de atividade e estado de saúde • Definir objetivos pré-habilitação individualmente (o quê, como, onde e com que frequência) • Controle e ajuste dos objetivos • Objetivos: prevenção da perda muscular, contribuição para minimizar as complicações do transplante de fígado	• Fisioterapia para a primeira mobilização do paciente (exercícios respiratórios, sentar-se, caminhar e subir escadas) • Avaliação da condição física do paciente; planejar atividades físicas no pós-operatório • Preparação para a alta; realizar orientações fisioterapêuticas antes da alta hospitalar • Em casos de condição física inadequada, esclarecimentos sobre como conduzir a reabilitação	• Fisioterapia individual com fortalecimento; objetivo de retorno independente às atividades de vida diária • Definir objetivos individuais para as atividades físicas (o quê, como, onde e com que frequência) • Monitoração estrita e ajuste dos objetivos, se necessário • Evitar atividade física extenuante até que a ferida operatória esteja cicatrizada, para reduzir o risco de deiscência e hérnia no pós-operatório	• Mudar a abordagem de fisioterapia individual para abordagem em grupo; incluir programas com *personal trainer* ou atividades independentes • Continuar a promover resistência/hipertrofia muscular • Controle mensal e ajuste dos objetivos • Transferir lentamente as responsabilidades dos profissionais para o paciente transplantado • Oferecer consultoria: qual esporte combina comigo?	• Paciente deve assumir a responsabilidade por sua atividade física regular • Informações a respeito dos jogos mundiais de transplante (*World Transplant Games*) e iniciativa apto para a vida • Monitoramento da atividade física ao longo da vida, pelo menos 2 vezes ao ano (clínicos gerais, hepatologistas) • Se necessário, represcrição de fisioterapia e atividade física

FIGURA 4 Programa de reabilitação pré e pós-transplante.
Fonte: adaptada de Beekman et al., 2018.

Na fase pré-operatória, realiza-se a avaliação das condições respiratória, musculoesquelética e funcional, além da estratificação de risco de complicações respiratórias que podem surgir no pós-operatório. Nessa fase, o paciente deve ser orientado a respeito do período de recuperação pós-operatória, incluindo a importância da saída precoce do leito e da adesão aos exercícios, o uso de dispositivos como incentivadores respiratórios e o papel da ventilação não invasiva.

Na fase pós-operatória, os objetivos fisioterapêuticos englobam prevenir as complicações cardiorrespiratórias e musculoesqueléticas, além de manter e restabelecer a capacidade funcional dos pacientes.

Fase pré-transplante

Essa fase compreende o período em que o paciente é inscrito no programa de transplante e ingressa na lista de espera até o momento em que é chamado para realizar a cirurgia. Nessa fase, a avaliação fisioterapêutica pré-operatória deve ser realizada de maneira ampla, considerando os aspectos nutricionais, respiratórios e funcionais do paciente, com o objetivo de estratificar o potencial risco de complicações respiratórias e maximizar essas funções, a fim de que a recuperação no período pós-operatório seja mais rápida e favorável.

Os aspectos que devem ser avaliados ainda no período pré-operatório são: força muscular respiratória a partir da pressão inspiratória máxima (PImáx) e da pressão expiratória máxima (PEmáx), capacidade vital (CV) e capacidade de exercício. Já é bem descrito na literatura que pacientes em fila de espera apresentam alterações respiratórias e musculoesqueléticas que os deixam mais suscetíveis a complicações clínicas e cirúrgicas durante o período pós-operatório e que muitos pacientes evoluem para óbito antes mesmo de conseguirem realizar o procedimento cirúrgico.

É importante que, nessa fase, além do acompanhamento, o fisioterapeuta também forneça orientações educacionais ao paciente a respeito da importância da realização de exercícios físicos em casa enquanto espera pelo transplante, sobre as complicações existentes no pós-operatório e como minimizá-las e quanto aos procedimentos que podem ser utilizados como tratamento durante a fase intra-hospitalar.

Fase pós-transplante

Como visto anteriormente, as complicações musculoesqueléticas e cardiorrespiratórias são esperadas em pacientes transplantados. Dessa maneira, iniciar uma abordagem precoce pode ser uma boa estratégia para evitar ou minimizar diversas complicações que possam surgir no pós-operatório.

É comum imaginar que o transplante seja uma barreira à abordagem fisioterapêutica e à mobilização precoce, seja pela complexidade envolvida no procedimento, seja pela presença de dispositivos e drenos conectados ao paciente. Por isso, é importante que a equipe multiprofissional seja orientada, treinada e capacitada para avaliar, identificar e tratar o paciente de maneira ampla, considerando todos os aspectos biopsicossociais, e que os profissionais se comuniquem assertivamente para que o paciente possa se beneficiar de um cuidado multiprofissional voltado às suas necessidades e aos seus objetivos.

Nessa fase, o fisioterapeuta deve avaliar as mesmas variáveis já mensuradas antes da cirurgia e verificar o grau de comprometimento das funções cardiorrespiratórias e musculoesqueléticas, comparando-as com os dados obtidos na fase pré-operatória. A partir de então, deve traçar estratégias terapêuticas que possam promover a manutenção ou a melhora das funções cardiorrespiratórias e musculoesqueléticas. Se necessário, pode solicitar apoio das outras equipes (p. ex., avaliação e indicação de suplementação proteica à equipe de nutricionistas e nutrólogos), sobretudo em pacientes que evoluem com alguma complicação e acabam apresentando uma evolução mais lenta e um quadro clínico mais crônico. Também pode solicitar apoio psicológico, a fim de melhorar a adesão do paciente ao programa de reabilitação intra-hospitalar.

Mobilização precoce

A mobilização precoce do paciente transplantado pode ser desafiadora em função de diversos fatores, como cultura local, *expertise* profissional da equipe multiprofissional e número de dispositivos e drenos. Apesar disso, não há contraindicações à mobilização.

Não existe um protocolo pré-determinado para a mobilização do paciente transplantado, e sua evolução depende tanto da condição clínica como da aceitação e tolerância do paciente em relação aos exercícios propostos. As atividades devem ser iniciadas após conversa com equipe cirúrgica e liberação para a participação do programa de mobilização precoce.

As atividades nesse período incluem:
- exercícios na cama de forma assistida ou ativa;
- sedestação à beira do leito;
- ortostatismo com ou sem auxílio;
- sedestação na poltrona de forma ativa ou por transferência;
- deambulação.

A progressão das atividades é importante para prevenir complicações clínicas que acometem os pacientes nos pós-operatório e também para manter ou melhorar a capacidade funcional dos pacientes. Dentro dessa estratégia de progressão, podem ser utilizados exercícios com carga e cicloergômetro, a fim de promover melhores resultados funcionais e maior percepção dos pacientes.

É importante ressaltar que esses pacientes, enquanto internados na UTI, estão com dispositivos e infusões medicamentosas. Assim, o fisioterapeuta deve atentar para instabilidades hemodinâmicas, dispneia, hipotensão postural ou quaisquer outros eventos que possam ocorrer durante os atendimentos de fisioterapia.

Quando encaminhado para unidades de internação, espera-se que a mobilidade desse paciente esteja mais livre e que o tratamento se intensifique. Nesse momento, deve-se orientar o paciente que continue o tratamento a longo prazo e que se mantenha fora do leito o máximo possível.

> NOTA: pacientes submetidos a transplante renal frequentemente fazem uso de timoglobulina como imunossupressor e, por vezes, podem apresentar reações como mal-estar e hipotensão. Assim, frequentemente é solicitado que os pacientes se mantenham no leito durante o período de infusão da droga ou que seja combinado entre as equipes o melhor momento para a mobilização, para que os pacientes não deixem de ser mobilizados.

> NOTA: pacientes submetidos a transplante renal precisam de estrita reposição volêmica, monitoração do débito urinário e reposição eletrolítica; por vezes, eles apresentam poliúria. É recomendado que a sonda vesical não seja clipada em nenhum momento durante o período pós-transplante, para que não ocorra obstrução e sobrecarga volêmica dos enxertos renais.

Fisioterapia respiratória

A fisioterapia respiratória objetiva a redução de complicações respiratórias, a manutenção da capacidade residual funcional e a preservação da função respiratória. Para isso, o paciente, além de ser estimulado a realizar mobilização fora do leito, deve ser avaliado quanto à força muscular respiratória, à capacidade vital e à capacidade de praticar exercício.

É comum a utilização dos padrões ventilatórios e o uso de incentivadores respiratórios para estimular os pacientes a inspirarem profundamente, já que, muitas vezes, eles apresentam um padrão ventilatório mais monótono em função da dor ou do medo de sentirem dor, por causa da grande incisão cirúrgica. O uso dos exercícios respiratórios e incentivadores é um ponto de muito debate entre os fisioterapeutas, considerando-se o baixo nível de evidência na prevenção de complicações respiratórias. No entanto, pode ser uma estratégia interessante para pacientes que evidentemente apresentam hipoventilação e capacidade vital > 20 mL/kg.

A ventilação não invasiva (VNI) pode ser uma estratégia ventilatória adotada para pacientes que apresentem maior risco de complicações pulmonares, identificados ainda no período pré-operatório, ou para aqueles que, no pós-operatório, apresentam comprometimento mais acentuado, com capacidade vital < 20 mL/kg. Por vezes, os pacientes mais graves cursam com derrame pleural, atelectasia e hipoxemia, em razão da fraqueza muscular prévia e da própria manipulação cirúrgica. Nesse sentido, o uso da VNI é normalmente indicado para casos hipoxemia, redução do trabalho respiratório e maior tolerância aos exercícios.

Referências

1. Ajzen H, Schor N. Nefrologia. 2.ed. Barueri: Manole, 2005.
2. Akerman PA, Jenkins RL, Bistrian BR. Preoperative nutrition assessment in liver transplantation. Nutrition. 1993;9(4):350-356.
3. Associação Brasileira de Transplante de Órgãos. Dimensionamento dos transplantes no Brasil e em cada estado. 2019. Disponível em: <http://www.abto.org.br/abtov03/Upload/file/RBT/2019/RBT-2019-leitura.pdf>. Acesso em: 19 jun. 2023.
4. Barcelos S, Dias AS, Forgiarini LA, Monteiro MB. Transplante hepático: repercussões na capacidade pulmonar, condição funcional e qualidade de vida. Arq Gastroenterol. 2008;45(3):186-191.
5. Beekman L, Berzigotti A, Banz V. Physical activity in liver transplantation: a patient's and physicians' experience. Adv Ther. 2018 Nov;35(11):1729-1734. doi: 10.1007/s12325-018-0797-7.
6. Carvalho EM, Isern MRM, Lima PA, Machado CS, Biagini AP, Massarollo PCB. Força muscular e mortalidade na lista de espera de transplante de fígado. Rev Bras Fisioter. 2008;12(3):235-240.
7. Carvalho CRF, Paisani DM, Lunardi AC. Incentive spirometry in major surgeries: a systematic review. Rev Bras Fisioter. 2011;15(5):343-350.
8. Coelho JCU, Matias JEF, Parolin MB, Martins EL, Salvalaggio PRO, Gonçalves CG. Complicações vasculares pós-transplante hepático. Rev Col Bras Cir. 2000;27(6):378-382.
9. Dangelo JG, Fattini CA. Anatomia humana sistêmica e segmentar. 3.ed. São Paulo: Atheneu, 2011.
10. Dwight MM, Kowdley KV, Russo JE, Ciechanowski PS, Larson AM, Katon WJ. Depression, fatigue, and functional disability in patients with chronic hepatitis. J Psychosom Res. 2000;49(5):311-317.
11. Feitoza CL, Jesus PKS, Novais RO, Gardenghi G. Eficácia da fisioterapia motora em unidades de terapia intensiva, com ênfase na mobilização precoce. Rev Eletrônica Saúde e Ciência. 2014;4(1):2238-4111. Disponível em: <https://www.rescceafi.com.br/vol4/n1/artigo02paginas19a27.pdf>. Acesso em: 19 jun. 2023.
12. Feliciano VA, Albuquerque CG, Andrade FMD, Dantas CM, Lopez A, Ramos FF et al. A influência da mobilização precoce no tempo de internamento na unidade de terapia intensiva. Assobrafir Ciência. 2012;3(2):31-42.

13. Fernandes M, Pupim MMO, Cavenaghi OM, Mello JRC, Brito MVC, Ferreira LL et al. Capacidade funcional e força muscular inspiratória de candidatos a transplante de fígado. Ciência Saúde. 2019;12(3):e34217.
14. Ferreira LL, Arroyo PCC, Silva RCMA, Lamari NM, Cavenaghi OM. Perfil de pacientes em pré-operatório para transplante de fígado em hospital de ensino. J Health Sci Inst. 2013;31(3):84-87.
15. Flores R, Thomé E. Percepções do paciente em lista de espera para o transplante renal. Rev Bras Enferm. 2004;57(6):687-690.
16. Furtado MVC, Costa ACF, Silva JC, Amaral CA, Nascimento PGD, Marques LM et al. Atuação da fisioterapia na UTI. Braz J Health Rev. 2020;3(6):16335-16349.
17. Galant LH, Forgiarini Jr LA, Marroni CA. Condição funcional, força muscular respiratória e qualidade de vida em pacientes cirróticos. Rev Bras Fisioter. 2012;16(1):30-34.
18. Gao F, Gao R, Li G, Shang MZ, Hao JY. Health-related quality of life and survival in Chinese patients with chronic liver disease. Health Qual Life Outcomes. 2013;11:131.
19. Guyton AC, Hall JE. Fundamentos de fisiologia. 12.ed. Rio de janeiro: Elsevier, 2012.
20. Hasse JM. Nutritional implications of liver transplantation. Henry Ford Med J. 1990;38(4):235-240.
21. Justiniano AN. Interpretação de exames laboratoriais para o fisioterapeuta. 2.ed. Rio de Janeiro: Rubio, 2012.
22. Junior LAF, Carvalho AT, Ferreira TS, Monteiro MB, Bosco AD, Gonçalves MP et al. Atendimento fisioterapêutico no pós-operatório imediato de pacientes submetidos à cirurgia abdominal. J Bras Pneumol. 2009;35(5):455-459.
23. Kierszenbaum AL. Histologia e biologia celular. Uma introdução à patologia. 3.ed. São Paulo: Elsevier, 2012.
24. Kirkman DL, Bohmke N, Carbone S, Garten RS, Rodriguez-Miguelez P, Franco RL et al. Exercise intolerance in kidney diseases: physiological contributors and therapeutic strategies. Am J Physiol Renal Physiol. 2021;320(2):F161-F173.
25. Knobel E. Condutas no paciente grave. 4.ed. São Paulo: Atheneu, 2016.
26. Kowal G, Rydzewski A. The effects of respiratory muscle training in chronic kidney disease patients on hemodialysis and peritoneal dialysis: a review. Med Stud. 2018;34(1):78-85.
27. Luiz APW, Silva CL, Machado MC. Fisioterapia respiratória e terapia intensiva. Respiratory physiotherapy and intensive care. Braz J Health Rev. 2021;4(6):24540-24564.
28. Machado CS, Massarolo PCB, Carvalho EM, Isern MRM, Lima PA, Mies S et al. Efeito da força da musculatura respiratória pré-operatória no resultado do transplante de fígado. J Bras Transpl. 2008;11(3):948-953.
29. Mattos AA. Tratado de hepatologia. 1.ed. Rio de Janeiro: Rubio, 2010.
30. Martins C, França A, Dias RSC, Costa RCO, Lemos APL, Santos AM et al. Prevalence of sarcopenia in kidney transplants and their association with determinant factors of muscle homeostasis. Rev Assoc Med Brasil. 2020;66(9):1235-1240.

31. Martins FP, Tafarel J, Ferrari AP. Terapêutica endoscópica nas complicações biliares pós-transplantes hepáticos. Einstein. 2008;6(4):422-427.
32. McCullough AJ. Malnutrition and liver disease. Liver Transplant. 2000;6(4 Suppl):S85-S96.
33. Moraes K, Paisani DM, Pacheco NCT, Chiavegato LD. Effects of nephrectomy on respiratory function and quality of life of living donors: a longitudinal study. Braz J Phys Ther. 2015;19(4):264-270.
34. Mussalem MAM, Silva ACSV, Couto LCLV, Marinho L, Florencio ASM, Araújo VS et al. Influência da mobilização precoce na força muscular periférica em pacientes na unidade coronariana. Assobrafir Ciência. 2014;5(1):77-88.
35. Neder JA, Andreoni S, Lerario MC, Nery LE. Reference values for lung function tests: II. Maximal respiratory pressures and voluntary ventilation. Braz J Med Biol Res. 1999;32(6):719-727.
36. Noronha IL, Ferraz AS, Filho APS, Saitovich D, Carvalho DBM, Paula FJ et al. Transplante renal: complicações cirúrgicas. Rev Assoc Med Brasil. 2007;53(3):189-207.
37. Nompleggi DJ, Bonkovsky HL. Nutritional supplementation in chronic liver disease: an analytical review. Hepatology. 1994;19(2):518-533.
38. Onofre T, Junior JFF, Amorim CF, Minamoto ST, Paisani DM, Chiavegato LD. Impacto de um programa precoce de fisioterapia após transplante renal durante a internação: um estudo clínico randomizado controlado. J Bras Nefrol. 2017;39(4):424-432.
39. Pereira J, Galant L, Rosa LHT, Garcia E, Brandão ABM, Marroni CA. Capacity of exercise and survival in patients with cirrhosis with and without hepatopulmonary syndrome after liver transplantation. Arq Gastroenterol. 2020;57(3):262-266.
40. Pereira JLF, Figueredo TCM, Galant LH, Forgiarini Jr LA, Marroni CA, Monteiro MB et al. Capacidade funcional e força muscular respiratória de candidatos ao transplante hepático. Rev Bras Med Esporte. 2011;17(5):315-318.
41. Prudente GFG, Pessoa GS, Ferreira SRR, Nunesa NP, Bravo LG, Macena RHM et al. Atuação fisioterapêutica no transplante hepático: revisão bibliográfica narrativa e integrativa. UNOPAR Cient Ciênc Biol Saúde. 2015;17(1):51-55.
42. Rodrigues Jr, Hanto DW, Curry MP. Patients' expectations and success criteria for liver transplantation. Liver Transplantation. 2011;17(11):1309-1317.
43. Rosa CB, Klein MB, Forgiarini Jr LA, Galant LH, Dal Bosco A, Monteiro MB et al. Alterações cardíacas e qualidade de vida em doentes hepáticos candidatos ao transplante ortotópico de fígado. Ciência em Movimento. 2012;13(27):27-33.
44. Salviano MEM, Lima AS, Tonelli IS, Correa HP, Chianca TCM. Disfunção e não função primária do enxerto hepático: revisão integrativa. Rev Col Bras Cir. 2019;46(1):e2039.
45. Silva A, Cliquet Jr A, Boin FSF. Profile of respiratory evaluation through surface electromyography, manovacuometry, and espirometry in candidates on the liver transplant waiting list. Transplant Proc. 2012;44(8):2403-2405.
46. Silva DCB, Filho LSS. Fisioterapia respiratória no pós-operatório de cirurgia abdominal alta: uma revisão de literatura. Rev Aten Saúde. 2018;16(55):115-123.

47. Silva S, Caulliraux H, Araujo C, Rocha E. Uma comparação dos custos do transplante renal em relação às diálises no Brasil. Cad Saúde Pública. 2016;32(6):e00013515.
48. Thrall MA, Weiser G, Allison RW, Campbell TW. Hematologia e bioquímica clínica veterinária. 2.ed. Rio de Janeiro: Guanabara Koogan, 2015.
49. Williamson MA, Snyder ML. Interpretação de exames laboratoriais. 10.ed. Rio de Janeiro: Guanabara Koogan, 2016.
50. Zhang L, Guo Y, Ming H. Effects of hemodialysis, peritoneal dialysis, and renal transplantation on the quality of life of patients with end-stage renal disease. Rev Assoc Med Brasil. 2020;66(9):1229-1234.

CAPÍTULO 19

Fisioterapia aplicada à oncologia

CÁSSIA ALMEIDA DE SOUZA

INTRODUÇÃO

A denominação câncer é atribuída a um conjunto de mais de 100 doenças que podem afetar qualquer parte do corpo, em função do crescimento desordenado (maligno) de células que invadem tecidos e órgãos, podendo se espalhar (metástase) para outras regiões do corpo.

Toda informação genética encontra-se inscrita nos genes por uma "memória química", o DNA. Os genes são segmentos do DNA que controlam as funções normais das células; quando danificados (mutações), a célula se divide de modo descontrolado, produzindo células anormais. Se os sistemas de reparo ou imunológico falharem na tarefa de destruir essas células anormais, as novas vão se tornando cada vez mais anormais, terminando por produzir células cancerosas. Quanto menos células são diferenciadas, mais maligno é o câncer.

A Figura 1 mostra a distribuição por sexo dos 10 tipos de câncer mais incidentes estimados para o ano de 2023 no Brasil.

No Brasil, estima-se que, para cada ano do triênio de 2023 a 2025, haverá 704 mil novos casos de câncer, 483 mil se excluídos os casos

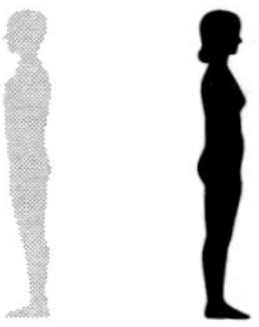

Localização Primária	Casos	%			Localização Primária	Casos	%
Próstata	71.730	30,0%	Homens	Mulheres	Mama feminina	73.610	30,1%
Cólon e reto	21.970	9,2%			Cólon e reto	23.660	9,7%
Traqueia, brônquio e pulmão	18.020	7,5%			Colo do útero	17.010	7,0%
Estômago	13.340	5,6%			Traqueia, brônquio e pulmão	14.540	6,0%
Cavidade oral	10.900	4,6%			Glândula tireoide	14.160	5,8%
Esôfago	8.200	3,4%			Estômago	8.140	3,3%
Bexiga	7.870	3,3%			Corpo do útero	7.840	3,2%
Laringe	6.570	2,7%			Ovário	7.310	3,0%
Linfoma não Hodgkin	6.420	2,7%			Pâncreas	5.690	2,3%
Fígado	6.390	2,7%			Linfoma não Hodgkin	5.620	2,3%

*Números arredondados para múltiplos de 10.

FIGURA 1 Distribuição proporcional por sexo dos 10 tipos de câncer mais incidentes estimados para 2023 no Brasil, exceto pele não melanoma.
Fonte: Brasil, 2022.

de câncer de pele não melanoma, que é considerado o mais incidente, com 220 mil novos casos (31,3%), seguido pelos cânceres de mama, com 74 mil (10,5%), de próstata, com 72 mil (10,2%), de cólon e reto, com 46 mil (6,5%), de pulmão, com 32 mil (4,6%), e de estômago, com 21 mil (3,1%).

A fisioterapia oncológica tem como objetivo preservar, manter ou recuperar a integridade cinético-funcional de órgãos e sistemas, assim como prevenir os distúrbios causados pelo tratamento oncológico, buscando o bem-estar e a qualidade de vida do paciente.

As indicações para assistência fisioterapêutica são determinadas pelas disfunções causadas pela doença do paciente, assim como pelos tipos de tratamento adotados. A reabilitação deve atender às necessidades específicas de cada paciente, com medidas que visem à restauração anatômica e funcional, ao suporte físico e psicológico e à paliação dos sintomas.

EFEITOS DA QUIMIOTERAPIA

A quimioterapia é um método que utiliza compostos químicos no tratamento de doenças causadas por agentes biológicos, afetando tanto as células normais como as neoplásicas. Por não atuarem exclusivamente sobre as células tumorais, estruturas normais como a medula óssea, os pelos, a mucosa oral e o tubo digestivo também são atingidas pela ação dos fármacos antineoplásicos.

Cada droga tem um perfil de toxicidade e gera diferentes efeitos colaterais. Os efeitos mais comuns são náuseas, vômitos, alopecia, neuro, cardio e mielotoxicidade, mucosite, constipação intestinal ou diarreia e fadiga oncológica.

> NOTA: a neurotoxicidade ao tratamento quimioterápico é um evento que merece atenção especial, pois pode retardar o tratamento, em razão da redução da dose, ou, até mesmo, resultar em interrupção do tratamento; e as sequelas podem acarretar grande queda na qualidade de vida do paciente.

Neuropatia periférica

A neuropatia periférica induzida pela quimioterapia é uma condição definida pela degeneração ou disfunção dos nervos periféricos em seu trajeto da medula espinal até a periferia, podendo ocasionar alterações motoras, sensitivas e autonômicas.

Essa complicação neurológica é a mais comum do tratamento antineoplásico e afeta, aproximadamente, um terço dos pacientes submetidos a fármacos citostáticos (taxanos e oxaliplatina).

Os sintomas são caracterizados por formigamento, adormecimento e dor nas mãos e nos pés, alterações motoras finas, dificuldade de andar, mialgias e artralgias transitórias. Alguns pacientes podem também apresentar alterações na propriocepção, aumentando o risco de queda.

A avaliação desse distúrbio é realizada por meio da graduação da parestesia, conforme mostra a Tabela 1.

TABELA 1 Graduação da parestesia.

Grau 1	Parestesia discreta, redução dos reflexos
Grau 2	Parestesia moderada, redução da sensibilidade
Grau 3	Parestesia intolerável, redução acentuada da sensibilidade
Grau 4	Ausência de reflexos e sensibilidade

Fonte: adaptada de Brasil, 2022.

Não existe consenso para o tratamento fisioterapêutico nos casos de neuropatia periférica. O uso de eletroterapia, como a neuroestimulação elétrica transcutânea (TENS) com variação de intensidade e frequência (VIF) e a *laser*terapia de baixa potência (doses de 1 a 4 J/cm² por ponto), tem sido preconizado por alguns autores.

Fadiga oncológica

A fadiga oncológica é uma condição de origem multifatorial, cuja fisiopatologia ainda não é totalmente conhecida. Entre os mecanismos propostos, podem ser citados:

- estado hipermetabólico associado ao crescimento tumoral;
- febre;
- infecção no pós-cirúrgico;
- competição entre o organismo e o tumor por nutrientes;
- efeitos deletérios da quimio e da radioterapia;
- ingestão nutricional inadequada, associada a náusea e vômitos decorrentes da terapêutica antineoplásica;
- anemia;
- distúrbios do sono;
- incerteza quanto ao futuro;
- medo da morte;
- medo das mutilações;
- perda do papel de manutenção da família.

A fadiga do doente oncológico geralmente é crônica, e o estresse prolongado e as metástases podem ser a principal causa.

O tratamento da fadiga oncológica tem por objetivo melhorar a capacidade cardiovascular, diminuir a gordura corporal em excesso e aumentar a resistência muscular, a força e a flexibilidade. O tratamento farmacológico inclui antidepressivos, psicoestimulantes, corticoides e correção da anemia, medicamentos que devem ser avaliados e prescritos pelo médico especialista.

A programação fisioterapêutica inclui exercícios supervisionados, alternando alta intensidade, treinamento cardiovascular e trabalho de resistência com baixa intensidade, relaxamento e massoterapia. Também existem evidências científicas mostrando que abordagens alternativas, como ioga, acupuntura, massagem, musicoterapia e relaxamento, podem reduzir a fadiga em sobreviventes do câncer.

Os exercícios podem melhorar o apetite, promover sensação de bem-estar e melhorar a autoestima e a autopercepção, resultando na melhora da qualidade de vida. No entanto, se prescritos inadequadamente, deixam de ser benéficos.

EFEITOS DA RADIOTERAPIA

Os efeitos adversos do tratamento radioterápico (Tabela 2) são observados durante e após o tratamento. Os efeitos colaterais da radiação dependem do volume da radiação, da dose total e do fracionamento diário, do tipo de aparelho de radioterapia, da possível associação com quimioterapia e outras variáveis, como idade e estado nutricional.

A radiodermite é uma lesão cutânea aguda e localizada, resultante do excesso de exposição à radiação ionizante, sendo considerada uma queimadura complexa.

A área da pele irradiada costuma desenvolver sinais de reação após duas semanas do tratamento. É muito comum apresentar prurido e descamação, além de dermatite exsudativa. A resposta inicial se dá na forma de eritema, em decorrência dos danos à célula da parede capilar.

A prevenção e o tratamento da radiodermite devem ser feitos pela equipe multidisciplinar. A maior parte do tratamento baseia-se no uso de compressas de chá de camomila em temperatura ambiente, aplicação de babosa ou calêndula e pomadas de corticoides. A utilização de cremes tópicos que contenham metais, minerais ou derivados de petróleo e zinco devem ser proibidos, pois aumentam a absorção da dose de radiação na pele.

A literatura cita o uso da *laser*terapia de baixa potência (com doses de 2 a 4 J/cm² por ponto), que deve ser aplicada sobre a região irradiada. Equipamentos de alta frequência têm função vasodilatadora, sedante e antisséptica.

TABELA 2 Os principais efeitos adversos da radioterapia.

• Odinofagia	• Disfagia	• Disfonia
• Tosse	• Dermatites	• Pneumonites
• Pericardite e endocardite	• Cardiotoxicidade	• Citopenia
• Fibrose tecidual	• Fibrose pulmonar	• Linfedema
• Osteorradionecrose	• Fratura de ossos	• Fadiga oncológica
• Telangiectasias	• Plexopatias	• Esofagites

ATUAÇÃO DA FISIOTERAPIA HOSPITALAR NOS DISTÚRBIOS ONCOLÓGICOS

Emergências oncológicas

Os problemas clínicos encontrados nos pacientes oncológicos, em razão da própria natureza da doença, são muito específicos e complexos. Eles podem surgir tanto no local do tumor (por compressão tumoral a órgãos vizinhos) como em locais distantes (metástases). Incluem também distúrbios metabólicos sistêmicos e efeitos colaterais da quimioterapia.

As urgências oncológicas acometem vários sistemas e devem ser detectadas e tratadas o quanto antes, pois a rapidez no tratamento está associada a melhores resultados e sobrevida.

Os principais sistemas acometidos em pacientes oncológicos são:
- cardiovascular: derrame e tamponamento cardíaco, síndrome de veia cava superior;
- respiratório: obstrução de vias aéreas por tumor, linfangite carcinomatosa e leucostase pulmonar;
- neurológico: síndrome da compressão medular e hipertensão intracraniana.

Eles também podem ocasionar emergências metabólicas (hipercalcemia, nefropatia por ácido úrico, hiponatremia, acidose láctica e síndrome de lise tumoral).

A fisioterapia tem um papel importante nas complicações oncológicas, principalmente quando acometem os sistemas respiratório e neurológico. Esse tipo de terapia visa a melhorar vários aspectos, como dispneia, hipersecreção pulmonar, dor, função pulmonar e capacidade funcional, além de prevenir e reabilitar o paciente que sofre com a síndrome do imobilismo.

PACIENTE ONCOLÓGICO NO AMBIENTE DE TERAPIA INTENSIVA

Atualmente, com os avanços no tratamento do paciente oncológico, há maior probabilidade de controle ou mesmo de cura da doença.

Contudo, tratamentos quimioterápicos e cirúrgicos mais agressivos aumentam o número de internações em setores de terapia intensiva.

Há evidências substanciais que apoiam o papel da fisioterapia no tratamento respiratório de pacientes críticos, considerando que esses cuidados são fundamentais na promoção da função pulmonar, na redução da incidência de pneumonia associada à ventilação mecânica (VM) e na prevenção de atelectasias e outras complicações pulmonares, além de facilitarem o desmame ventilatório.

Algumas das intervenções de fisioterapia mais usadas em unidade de terapia intensiva (UTI) são: posicionamento, hiperinflação manual, ventilação não invasiva (VNI), aspiração de vias aéreas, fortalecimento dos músculos respiratórios, exercícios respiratórios, exercícios motores, mobilização precoce e condução e manejo da VM, desde o preparo e ajustes de parâmetros até o processo de desmame e extubação.

Uma UTI oncológica, embora apresente rotinas semelhantes aos demais tipos de UTI, tem particularidades na condução dos pacientes, a depender do estádio da doença e do tipo de tratamento oncológico recebido, que podem gerar complicações ímpares. Cabe ao fisioterapeuta identificar as disfunções nas quais ele tem potencial de intervir efetivamente, de maneira preventiva ou terapêutica.

A perda de função física, condição comum em pacientes internados na UTI, pode ser potencializada pela doença e seu tratamento, exigindo da fisioterapia ações precoces, a fim de prevenir a síndrome do imobilismo e suas possíveis consequências na sobrevida e na qualidade de vida dos pacientes oncológicos, uma vez que a perda funcional tem um impacto negativo direto nos desfechos de saúde.

A reabilitação deve ser realizada conforme as necessidades do paciente e depende do nível de consciência, do estado psicológico e da força muscular prévia de cada indivíduo. A fisioterapia precoce e progressiva, com foco em mobilidade e deambulação, ao mesmo tempo em que o paciente recebe suporte ventilatório, é essencial para minimizar o declínio funcional. Se esse processo não é realizado na UTI, há aumento dos custos com a saúde, uma vez que esses pacientes tendem a necessitar de longos períodos de internação e reabilitação.

FISIOTERAPIA NO CÂNCER DE CABEÇA E PESCOÇO

Anualmente, cerca de 600 mil novos casos de câncer de cabeça e pescoço são diagnosticados no mundo. Os homens são significativamente mais afetados do que as mulheres. Embora a incidência seja relativamente baixa, o prognóstico de sobrevida com o tratamento é ruim.

Os principais fatores de risco relacionados a esse tipo de câncer são: etilismo, tabagismo, sexo masculino, idade acima de 40 anos, deficiência vitamínica, má higiene oral, maus hábitos alimentares, imunodeficiências, infecção viral e portadores de um tumor primário do trato aéreo-digestivo alto.

Os objetivos do tratamento são melhorar a sobrevida e preservar a estrutura e a função dos órgãos. Os tratamentos avançados incluem a combinação de cirurgia e radioterapia, podendo ser acrescida de quimioterapia ou não.

A maioria dos casos é diagnosticada em estádios avançados, e a disseminação da doença se dá por via linfática, sendo a dissecção cirúrgica dos linfonodos cervicais uma relevante estratégia de controle. Contudo, é um tratamento extremamente agressivo, com grande potencial de gerar disfunções nos sistemas respiratório e digestivo. Sequelas como dor, xerostomia, edema e fibrose afetam negativamente tanto a abertura da boca, provocando trismo (Figura 2), quanto a mastigação, a deglutição e a fala; em alguns casos, também é realizada a traqueostomia.

Os eventos adversos dos tratamentos a longo prazo tendem a ser persistentes e graves, em especial o trismo, a disfunção de ombro, a deglutição, o estado nutricional e as disfunções respiratórias. A Tabela 3 explica o tratamento fisioterapêutico para algumas dessas alterações.

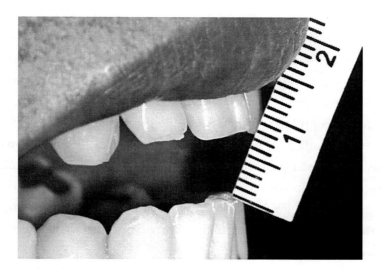

FIGURA 2 Trismo é a incapacidade de abrir a boca adequadamente, uma das sequelas mais comuns do tratamento para o câncer de cabeça e pescoço.
Fonte: Santos et al., 2011.

TABELA 3 Tratamento fisioterapêutico dos principais acometimentos do câncer de cabeça e pescoço.

Alterações	Tratamento fisioterapêutico
Respiratórias	Cuidados com a traqueostomia
	Higiene brônquica
	Exercícios respiratórios reexpansivos
Trismo	Exercícios ativos da musculatura facial
	*Laser*terapia para dor
	Utilização de abaixadores de língua para forçar a abertura mandibular
Ombro caído	Alongamento e fortalecimento da musculatura de ombro
	Utilização de eletroestimulação, visando à melhora da dor
Xerostomia	Utilização de eletroestimulação para aumentar o fluxo salivar (nas regiões das glândulas parótidas e submandibulares)
Paralisia facial	Utilização de massoterapia de relaxamento na hemiface não comprometida e cinesioterapia e eletroestimulação na hemiface paralisada

FISIOTERAPIA NO CÂNCER HEMATOLÓGICO

Os pacientes com distúrbios onco-hematológicos decorrentes do câncer têm em comum duas principais disfunções: a fadiga oncológica e a síndrome do imobilismo.

O repouso prolongado no leito pode gerar diversas complicações, como fraqueza, fadiga, encurtamentos musculares, hipotrofia, osteoporose, hipotensão postural, pneumonia e eventos tromboembólicos. Portanto, esse grupo de pacientes deve ser encorajado a realizar atividades durante o período de internação hospitalar, como saída precoce do leito, treino de marcha, exercícios respiratórios, fortalecimento muscular e orientações posturais.

O fisioterapeuta deve pautar suas condutas levando em consideração os níveis séricos de hemoglobina, hematócrito, leucócitos, neutrófilos e plaquetas, sendo considerados os valores possíveis de limite inferior:

- hemoglobina < 10 g/dL;
- hematócrito < 35%;
- leucócitos < 4.000/mm^3;
- neutrófilos < 2.000/UI;
- plaquetas < 150.000/mm^3.

Os sintomas relacionados à diminuição dos glóbulos vermelhos são fadiga e astenia, que podem ocasionar intolerância ao exercício físico, taquicardia, apatia e palidez. A queda dos glóbulos brancos predispõe o paciente a quadros infecciosos, e a plaquetopenia, a um maior risco de sangramentos e hemorragias.

A diminuição nos valores do hemograma e do leucograma não é fator para interrupção da fisioterapia. Pacientes que se mantêm inativos podem desenvolver a síndrome do imobilismo e a fadiga oncológica. Sendo assim:

- pacientes com valores de plaquetas entre 20 e 30 mil podem realizar exercícios ativos livres, sem resistência; acima de 30 mil, podem fazer exercícios ativos moderados e sem resistência; acima de 50 mil, podem realizar exercícios ativos com resistência;

- quando os níveis de hemoglobina e hematócrito estiverem abaixo de 8 g/dL e menores que 25%, respectivamente, podem ser realizados somente exercícios passivos e atividades rotineiras da vida diária; com hematócritos entre 25 e 35% e hemoglobina entre 8 e 10 g/dL, podem ser realizadas atividades aeróbicas leves.

A fisioterapia no transplante de medula óssea é de extrema importância durante a internação. Devem ser realizados exercícios ativos livres e resistidos de acordo com a força muscular do paciente e as complicações adquiridas ao longo do tratamento. Se o paciente estiver em boas condições clínicas, a equipe médica pode autorizar a saída do quarto para deambulação no corredor, sempre com o uso de máscara.

FISIOTERAPIA NO CÂNCER DE PULMÃO

Os sinais e sintomas do câncer de pulmão são decorrentes de aspectos como crescimento local, tamanho e localização do tumor, invasão ou obstrução das estruturas adjacentes e disseminação linfática. As opções de tratamento incluem cirurgia, quimioterapia e/ou radioterapia.

A cirurgia para ressecção de neoplasia maligna dos pulmões é geralmente de grande porte e feita em pacientes com comorbidades associadas; por isso, as taxas de morbidades e mortalidades são altas. Em alguns casos, a baixa reserva funcional cardiopulmonar não permite que a cirurgia seja o tratamento de escolha.

Uma rigorosa avaliação pré-operatória, principalmente da função cardiopulmonar, é de fundamental importância para identificar e modificar as características determinantes de maior risco e diminuir a taxa de complicações no pós-operatório.

Estudos demonstram que exercícios respiratórios associados a treino aeróbico por 30 minutos, com 50% da frequência cardíaca máxima, realizados em cinco dias na semana, durante quatro semanas, em pacientes com doença pulmonar obstrutiva crônica (DPOC) candidatos à ressecção de pulmão, melhoram a capacidade pulmonar.

Exercícios domiciliares, realizados diariamente no período pré-operatório, têm efeito positivo na percepção do bem-estar em pacientes com câncer de pulmão.

A abordagem fisioterapêutica no pós-operatório visa prevenir as possíveis complicações cirúrgicas, que incluem: atelectasias, broncoespasmos e pneumonias – que podem causar insuficiência respiratória, com necessidade de ventilação mecânica artificial –, além de derrame pleural, fístula aérea, embolia pulmonar e, até mesmo, síndrome da angústia respiratória do adulto. As complicações cardíacas também podem estar presentes, como arritmias ou infarto agudo do miocárdio.

A presença de dor em incisões abdominais e torácicas, depressão do centro respiratório por uso de anestesia, drenos torácicos, paralisia temporária dos músculos respiratórios durante a cirurgia torácica e retirada de segmentos pulmonares causam grandes alterações nos volumes e na capacidade respiratória. A dispneia é o principal sintoma, e a queda da saturação pode resultar em indicação de oxigenoterapia ou ventilação não invasiva.

O posicionamento no leito tem por objetivo diminuir as queixas de dor e estimular a mobilização do paciente. A posição sentada tende a aumentar os volumes pulmonares e reduzir o trabalho respiratório. A utilização de incentivadores respiratórios é uma maneira de melhorar a *performance* respiratória, uma vez que esses pacientes tendem a apresentar uma respiração superficial.

Exercícios respiratórios, aeróbicos e de fortalecimento muscular são os pilares para a reabilitação pulmonar.

FISIOTERAPIA NO CÂNCER DE PRÓSTATA

O câncer de próstata tem papel fundamental na saúde masculina, uma vez que é a terceira causa de morte entre homens. A introdução do antígeno prostático específico (PSA) aumentou o diagnóstico dessa patologia nas últimas décadas. Os principais sintomas são disúria (dor ao urinar), jato de urina fraco, noctúria (aumento da frequência urinária no período noturno), poliúria (aumento da frequência urinária), dor para ejacular e hematúria (sinais de sangramento na urina).

O tratamento pode ser feito por meio de prostatectomia radical (PR) ou ressecção transuretral (RTU), realizadas por via retropúbica aberta ou perineal, por videolaparoscopia ou robótica.

As cirurgias de ressecção de próstata podem desencadear complicações pós-operatórias decorrentes de lesões dos feixes vasculonervosos, sendo as mais comuns a incontinência urinária, a estenose uretral e a disfunção erétil.

No pós-operatório imediato, os pacientes são orientados a deambular precocemente para restabelecer o fluxo urinário e evitar estenose no canal uretral. Após a retirada da sonda vesical, são orientados a realizar fisioterapia ambulatorial, para melhorar a força, a função e o tônus dos músculos do assoalho pélvico.

> NOTA: no pós-operatório, os pacientes utilizam um sistema de irrigação vesical contínua, por meio do qual a bexiga é lavada constantemente com soro fisiológico, com o objetivo de minimizar a presença de coágulos e a obstrução das vias urinárias. Assim, durante a mobilização do paciente, é proibido clipar a sonda vesical. A eletroestimulação é comumente utilizada nesses pacientes.

FISIOTERAPIA NO CÂNCER DE MAMA

É o tipo mais comum entre as mulheres, superado apenas pelo câncer de pele não melanoma. Se detectado precocemente, tem 95% de chance de cura. Entretanto, no Brasil, cerca de 50% dos casos são diagnosticados em estágios avançados.

O tratamento do câncer de mama consiste em cirurgia, quimioterapia e radioterapia na maioria dos casos. A hormonioterapia pode ser associada em pacientes que tenham tumores com receptores hormonais positivos. Muitos desses tratamentos acarretam déficits na função física e alterações da imagem corporal e da sexualidade, impactando diretamente a vida dessas mulheres.

A fisioterapia desempenha um papel imprescindível na abordagem das pacientes mastectomizadas. Independentemente do tipo de cirurgia de mama, a fisioterapia precoce tem como objetivos prevenir complicações, promover adequada recuperação funcional e, consequentemente, propiciar melhor qualidade de vida às mulheres.

O pós-operatório imediato é marcado por dificuldades na movimentação do membro superior e do ombro, além de dor. Geralmente, há redução de força na musculatura que envolve o ombro e a cintura escapular. Essa limitação é causada pela tração que é feita na pele e nos músculos da axila, do tórax e do membro superior após a manipulação cirúrgica.

A deambulação é primordial, e o máximo de independência deve ser estimulado a essas pacientes, visando à recuperação funcional, psicológica e social.

O objetivo da fisioterapia é restabelecer brevemente a função do membro superior, prevenir complicações respiratórias, diminuir a dor e prevenir a formação de edema, seroma, fibrose e aderências.

O fisioterapeuta deve orientar quanto ao posicionamento do membro superior na cama com auxílio de travesseiros, devendo ser o mais confortável possível. Nessa fase, os exercícios respiratórios são muito importantes, pois ajudam a recuperar a função pulmonar e prevenir complicações. Também é imprescindível ensinar as pacientes a realizarem a autodrenagem, para prevenção do linfedema. No início, com a presença de drenos e pontos, os exercícios isométricos de membros superiores podem ser instituídos.

Após a retirada dos drenos, é importante que a mulher seja acompanhada por um fisioterapeuta especializado, a fim de orientá-la na terapia física complexa e em outras terapias, como o *linfotaping* e a *laser*terapia.

> NOTA: a terapia física complexa consiste em: cuidados com a pele, drenagem linfática manual, enfaixamento e exercícios físicos passivos e/ou ativos.

FISIOTERAPIA NO CÂNCER ABDOMINAL

A cirurgia é a principal modalidade de tratamento do câncer gástrico (gastrectomias) e do esôfago (esofagectomias), que são complexos e relacionados a sérias complicações.

O tratamento fisioterapêutico consiste em restabelecer volumes e capacidades pulmonares, fortalecer a musculatura respiratória e favorecer a remoção de secreção brônquica. Além disso, a mobilização precoce melhora os movimentos peristálticos e restabelece a força muscular periférica desses pacientes, muitas vezes consumida pelo estado nutricional ruim em decorrência do câncer.

> NOTA: na maioria das vezes, pacientes em pós-operatório de esofagectomia e gastrectomia não podem realizar VNI pelo risco de aerofagia e deiscência de anastomose, que podem gerar fístula esofágica, gástrica ou esofagogástrica e piorar o desfecho clínico. O uso da VNI deve ser acordado com a equipe cirúrgica, observando-se a presença de distensão abdominal e aerofagia. Ainda há poucas evidências relativas ao uso de VNI nessa população.

FISIOTERAPIA NOS TUMORES DO SISTEMA NERVOSO CENTRAL

Os tumores do sistema nervoso central (SNC) podem ser classificados como primários, quando o local de origem é o cérebro ou a medula espinal, ou secundários, também denominados metástases cerebrais, quando advindos de outras regiões do corpo (comumente de mama, rim e pulmão). Tumores do SNC também são classificados em benignos e malignos, influenciando diretamente o tratamento e o prognóstico. O tratamento consiste em cirurgia, radioterapia e, em alguns casos, quimioterapia.

A cirurgia é realizada sempre visando à máxima ressecção possível da lesão, levando em consideração a avaliação de risco e os benefícios na funcionalidade e na qualidade de vida do paciente. No entanto, por vezes, a ressecção total da lesão é inviável por se localizar em áreas cerebrais críticas.

Frequentemente, durante a investigação diagnóstica, alguns pacientes apresentam sinais de hipertensão craniana, sendo necessária a implantação de derivações ventriculares externas ou peritoneal (DVE ou DVP). Essas válvulas, denominadas derivações, são sistemas que drenam o excesso de liquor do cérebro para outras regiões do corpo.

Nas primeiras 48 horas após a colocação da DVE, geralmente se recomenda decúbito a 0° e, posteriormente, a 30°. Se liberada a mobilização, devem-se realizar exercícios leves; sempre que for progredir posturas, deve-se fechar a DVE, para que não ocorra drenagem liquórica excessiva.

Os indivíduos com tumores do SNC podem apresentar uma variedade de déficits funcionais e cognitivos. O objetivo da fisioterapia é melhorar ou manter o *status* funcional. Cada paciente deve ter um atendimento individualizado e focado nas suas necessidades, além de orientações em longo prazo. Os tumores do SNC possuem diferentes apresentações e prognósticos, podendo causar sequelas permanentes.

Referências

1. Battaglini CL, Bottaro M, Campbell JS, Novaes J, Simão R. Atividade física e níveis de fadiga em pacientes portadores de câncer. Rev Bras de Medicina Esporte. 2004;10(2).
2. Bensadoun RJ, Riesenbeck D, Lockhart PB, Elting LS, Spijkervet FK, Brennan MT. A systematic review of trismus induced by cancer therapies in head and neck cancer patients. Support Care Cancer. 2010;18(9):1033-1038.
3. Blecha FP, Guedes MTS. Tratamento de radiodermite em cliente oncológico: subsídios para intervenções de enfermagem. Rev Bras Cancerol. 2006;52(2):161-163.
4. Brasil. Instituto Nacional de Câncer. Incidência de Câncer no Brasil – Estimativa 2023. 2022. Disponível em: <https://www.inca.gov.br/publicacoes/livros/estimativa-2023-incidencia-de-cancer-no-brasil>. Acesso em: 19 jun. 2023.
5. Flowers A. Brain tumors in the older person. Cancer Control. 2000;7(6):523-538.

6. Girão JBCM, Sartori GFM, Ribeiro MR, Castro AR, Jármy-Di Bella IKZ. Tratado de uroginecologia e disfunções do assoalho pélvico. 1.ed. Barueri: Manole, 2015.
7. James MC. Physical therapy for patients after bone marrow transplantation. Phys Ther. 2017;67(6):946-952.
8. Mota DDCF, Pimenta CAM. Fadiga em pacientes com câncer avançado: conceito, avaliação e intervenção. Rev Bras Cancerol. 2002;48(4):577-583.
9. Munaretto J, Baiocchi T. Fisioterapia em oncologia. 1.ed. Curitiba: Appris, 2017.
10. Nagarajan K, Bennett A, Agostini P, Naidu B. Is preoperative physiotherapy pulmonary rehabilitation beneficial in lung resection patients? Interact Cardiovasc Thorac Surg. 2011;13(3):300-302.
11. Oliveira MMF, Souza GA, Miranda MS, Okubo MA, Amaral MTP, Silva MPP et al. Exercícios para membros superiores durante a radioterapia para câncer de mama e qualidade de vida. Rev Bras Ginecol Obstet. 2010;32(3):133-138.
12. Ridder T. Orofacial physiotherapy after radiotherapy in the head and neck region. J Craniomandibular Practice. 1993;11(3):242-244.
13. Sabas CV, Coelho EG. Oncologia básica. 1.ed. Teresina: Fundação Quixote, 2012.
14. Santos MBP, Araujo MM, Cavalieri I, Vale DS, Canellas JVS. Tratamento de anquilose da articulação temporomandibular. Relato de um caso. Rev Port Estomatol Med Dent Cir Maxilofac. 2011;52(4):205-211.
15. Vital MRF. Fisioterapia em oncologia – Protocolo assistenciais. 1.ed. Rio de Janeiro: Atheneu, 2017.
16. Wyld IL, Markopoulos C, Leidennis M, Senkus-Konefka E. Breast cancer management for surgeons – A european multidisciplinary textbook. Heidelberg: Springer, 2018.

CAPÍTULO 20

Cuidados paliativos hospitalares: o papel do fisioterapeuta no cuidado

SABRINA LAFAYETTE PIRES FERREIRA
BRUNA NERES DA SILVA

INTRODUÇÃO

Os grandes avanços tecnológicos e os esforços da medicina no tratamento e cura das doenças são feitos notáveis. Novas drogas, aparelhos e esperanças surgem a todo momento; porém, quando a cura não é mais possível e a doença se torna ameaçadora à vida, o conforto e o cuidado passam a ser mais importantes. É nesse contexto que se inserem os cuidados paliativos.

No Brasil, os cuidados paliativos surgiram no final da década de 1990, sendo atualmente reconhecidos pelo Sistema Único de Saúde (SUS) por meio da Resolução n. 41, de 31 de outubro de 2018, que dispõe sobre as diretrizes para organização dos cuidados paliativos.

A Organização Mundial de Saúde (OMS) definiu os cuidados paliativos como:

> Uma abordagem para melhoria da qualidade de vida de pacientes e familiares que enfrentam uma doença ameaçadora da vida, através da prevenção e do alívio do sofrimento. Requer identificação precoce, avaliação e tratamento da dor e outros problemas físicos, psicossociais e espirituais.

São princípios que norteiam esses cuidados:
- promover o alívio da dor e de outros sintomas desagradáveis;
- afirmar a vida e considerar a morte um processo natural da vida;
- não acelerar a morte;
- integrar aspectos psicológicos e espirituais no cuidado ao paciente;
- oferecer um sistema de suporte que possibilite ao paciente viver tão ativamente quanto possível até o momento de sua morte;
- focar nas necessidades dos pacientes e de seus familiares, incluindo acompanhamento no luto, por meio de uma abordagem multiprofissional;
- melhorar a qualidade de vida e influenciar positivamente o curso da doença;

- iniciar o cuidado paliativo o mais precocemente possível, junto com outras medidas de prolongamento da vida, como quimio e radioterapia, e incluir todas as investigações necessárias para melhor compreender e controlar situações clínicas estressantes;
- oferecer cuidado paliativo a todo paciente com doença ameaçadora da vida, por qualquer diagnóstico, em qualquer fase da vida e em qualquer estágio da doença.

A Tabela 1 explica alguns conceitos fundamentais no que diz respeito aos cuidados paliativos.

Segundo a Associação Nacional de Cuidados Paliativos (ANCP), deve-se sempre pensar em uma abordagem paliativa para pacientes não candidatos à terapia curativa e para pacientes portadores de doenças graves que preferem não ser submetidos a tratamentos de prolongamento da vida, bem como em internações frequentes (mais de 1 vez ao mês pelo mesmo diagnóstico nos últimos 30 dias), internações

TABELA 1 Conceitos fundamentais em cuidados paliativos.

Ortotanásia	É definida como o ato de proporcionar ao paciente uma morte digna, sem prolongá-la ou abreviá-la, evitando a utilização de procedimentos que depreciem a dignidade humana na finitude da vida. O indivíduo em estágio terminal é direcionado pelos profissionais envolvidos em seu cuidado para uma morte sem sofrimento, que dispensa a utilização de métodos desproporcionais de prolongamento da vida, como ventilação artificial ou outros procedimentos invasivos
Eutanásia	É conceituada como a prática para abreviar a vida, a fim de aliviar ou evitar sofrimento para o paciente. Apesar de ilegal no Brasil, a eutanásia é aceita em alguns países, como a Holanda e a Bélgica. O Código de Ética Médica brasileiro, de 1988, possui todos os artigos alusivos ao tema contrários à participação do médico na eutanásia e no suicídio assistido
Distanásia	É definida como uma morte difícil ou penosa. Indica o prolongamento do processo da morte por meio de tratamento que apenas estende a vida biológica do paciente, sem qualidade de vida e sem dignidade

Fonte: adaptada de Felix et al., 2013.

prolongadas sem evidências de melhora, internações prolongadas em UTI e prognóstico reservado documentado pela equipe médica.

DIFERENÇA ENTRE CUIDADOS PALIATIVOS E CUIDADOS DE FIM DE VIDA

O pilar dos cuidados paliativos é promover o alívio da dor e de outros sintomas que geram sofrimento, além de reafirmar a vida e enxergar a morte como um processo natural, sem pretender antecipar nem postergar a morte, mas, sim, integrar os aspectos psicossociais e espirituais ao cuidado.

Esse sistema de suporte é oferecido no estágio inicial do curso de uma doença progressiva, avançada e incurável, e os cuidados devem ser aplicados ao paciente em conjunto com outros tratamentos pertinentes. Dessa maneira, os cuidados paliativos auxiliam o paciente a viver tão ativamente quanto possível até a morte, amparando a família e os entes queridos durante todo o processo da doença e no luto (Figura 1).

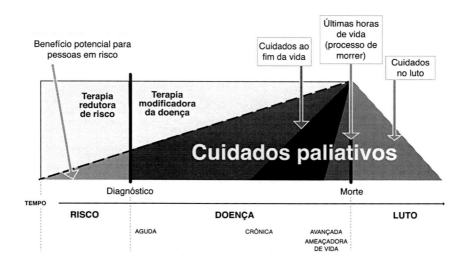

FIGURA 1 Curso dos cuidados paliativos ao longo da evolução da doença.
Fonte: adaptada de Brasil, 2017.

Os cuidados ao fim da vida são uma parte importante da paliação, referindo-se à assistência que um paciente deve receber durante a última etapa de sua vida, quando ele se encontra em um estado de declínio progressivo e irreversível, aproximando-se da morte.

FISIOTERAPIA E CUIDADOS PALIATIVOS

A fisioterapia contribui de maneira fundamental para o cuidado do paciente paliativo, oferecendo uma visão holística e incluindo, em sua avaliação, aspectos respiratórios, cardiológicos, neurológicos e linfáticos, além de capacidades motoras e funcionais, a fim de identificar as reais necessidades do paciente e traçar metas e estratégias objetivando melhorar o conforto, aliviar os sintomas e oferecer mais qualidade de vida e bem-estar ao paciente.

A comunicação é fundamental nesse processo. O fisioterapeuta deve ter uma escuta empática, lembrando que, muitas vezes, o elo entre a equipe multiprofissional e o paciente se dá de maneira mais íntima por meio do vínculo criado nas sessões de fisioterapia.

Durante o atendimento fisioterapêutico, é comum que desejos e vontades sejam manifestados pelos pacientes. É dever do fisioterapeuta realizar o registro dessas falas em prontuário, já que auxilia a equipe multidisciplinar a traçar melhores estratégias para o cuidado e o conforto.

REABILITAÇÃO E CUIDADOS PALIATIVOS

A reabilitação e os cuidados paliativos compartilham princípios comuns, como a melhora da qualidade de vida do paciente e seus familiares, o envolvimento da família nos planos de cuidado do paciente e o trabalho relativo às metas do paciente.

A reabilitação em cuidados paliativos deve auxiliar o paciente a alcançar suas metas e objetivos pessoais e, para que isso seja possível, toda a equipe multidisciplinar (médicos, enfermeiros, fonoaudiólogos, psicólogos, terapeutas ocupacionais, assistentes sociais, nutricionistas e farmacêuticos) e a família devem estar envolvidas no processo de capacitar o paciente a viver plenamente até o dia de sua morte.

A Tabela 2 explica detalhadamente qual o papel da reabilitação nos cuidados paliativos.

Na prática, a reabilitação em cuidados paliativos deve ser centrada no paciente, e as metas devem variar de acordo com a capacidade e as prioridades de cada indivíduo. É importante lembrar que estabelecer metas não significa oferecer falsas esperanças. O paciente precisa entender, durante a reabilitação, sua nova condição, facilitando a transição quando o declínio funcional for inevitável pela progressão da doença.

TABELA 2 Reabilitação paliativa.

Reabilitação paliativa É:	Reabilitação paliativa NÃO É:
Centrada na pessoa, atendendo às metas e respeitando as prioridades	Centrada na agenda dos profissionais de saúde, sem focar nas prioridades dos pacientes
Uma maneira de proporcionar às pessoas maior independência, autonomia, escolha e dignidade	Afastar-se do espírito e dos valores dos cuidados paliativos, exercendo escolhas baseadas apenas na reabilitação, sem considerar a vontade do paciente
Interdisciplinar e multiprofissional	Centrada em um profissional
O processo de otimizar a capacidade das pessoas de funcionar no sentido mais amplo, incluindo mover-se, comer e desfrutar da comida, comunicar-se com outras pessoas, gerenciar atividades da vida diária e participar de atividades significativas	A promoção de falsas esperanças de que o paciente se recupere ou retorne a um nível anterior de função, quando isso não for realista
Uma abordagem capacitadora para fornecer aos pacientes e seus familiares ou cuidadores apoio suficiente para que sejam capazes de gerenciar a doença por conta própria	Uma abordagem menos cuidadosa, oferecendo menos recursos terapêuticos de reabilitação e deixando de lado apoio e treinamento
Viver com a morte	Ignorar a morte ou fingir que isso não está acontecendo

Fonte: adaptada de Tiberini; Richardson, 2015.

Garantir o controle de sintomas proporciona ao paciente desenvolver seu máximo potencial, capacitando-o para que tenha o máximo controle de sua própria vida. Também é preciso capacitar a família e encorajá-los aos cuidados que se façam necessários.

Trabalhar estratégias de autogerenciamento pode devolver o paciente à posição de comando de sua própria vida, assumindo os riscos e os benefícios de suas escolhas, cabendo aos profissionais de saúde aceitarem-nas.

A avaliação físico-funcional do paciente em cuidados paliativos é essencial para que sejam trabalhadas metas individuais. Uma escala amplamente utilizada e adotada é a Escala de Desempenho em Cuidados Paliativos, mais conhecida por PPS (do inglês *Palliative Performance Scale*), traduzida e validada oficialmente para o Brasil.

A escala PPS, desenvolvida pelo Victoria Hospice, no Canadá, é composta por cinco colunas de atividades (deambulação, atividade da doença, autocuidado, ingesta e nível de consciência) e 11 níveis de *performance*, divididos em intervalos de 10 pontos percentuais. Vale ressaltar que as colunas de deambulação e atividade de evidência de doença são balizadoras para o início da avaliação (Tabela 3).

A Escala de Estado Funcional em Unidade de Terapia Intensiva, mais conhecida por FSS-ICU (do inglês *Functional Status Score for the ICU*), foi desenvolvida para avaliar pacientes internados em unidades de terapia intensiva, mas também pode ser uma boa escala de avaliação funcional para ser aplicada em outras situações, sendo uma ferramenta de avaliação objetiva para perda, manutenção ou ganho funcional. O total de pontos da escala varia de 0 a 35, e maiores pontuações indicam maior independência (Tabela 4).

TABELA 3 Escala PPS.

PPS	Deambulação	Atividade de evidência de doença	Autocuidado	Ingesta	Nível de consciência
PPS 100%	Completa	Atividade normal e trabalho Sem evidência de doença	Completo	Normal	Completo
PPS 90%	Completa	Atividade normal e trabalho Alguma evidência de doença	Completo	Normal	Completo
PPS 80%	Completa	Atividade normal com esforço Alguma evidência de doença	Completo	Normal ou reduzida	Completo
PPS 70%	Reduzida	Incapaz para o trabalho Doença significativa	Completo	Normal ou reduzida	Completo
PPS 60%	Reduzida	Incapaz para *hobbies*/ trabalho doméstico Doença significativa	Completo	Normal ou reduzida	Completo ou períodos de confusão
PPS 50%	Maior parte do tempo sentado ou deitado	Incapaz para qualquer trabalho Doença extensa	Assistência considerável	Normal ou reduzida	Completo ou sonolência ± confusão
PPS 40%	Maior parte do tempo acamado	Incapaz para a maioria das atividades Doença extensa	Assistência quase completa	Normal ou reduzida	Completo ou sonolência ± confusão
PPS 30%	Totalmente acamado	Incapaz para qualquer atividade Doença extensa	Dependência completa	Normal ou reduzida	Completo ou sonolência ± confusão
PPS 20%	Totalmente acamado	Incapaz para qualquer atividade Doença extensa	Dependência completa	Mínima a pequenos goles	Completo ou sonolência ± confusão
PPS 10%	Totalmente acamado	Incapaz para qualquer atividade Doença extensa	Dependência completa	Cuidados com a boca	Sonolento ou coma ± confusão
PPS 0%	Morte	–	–	–	–

Fonte: adaptada de ANCP, 2012.

TABELA 4 Escala FSS-ICU.

Transferências posturais	Pontuação	
DD - DL	7	Independência completa
DD - Sentado	6	Independência modificada (bengala, andador etc.)
SBL sem apoio	5	Supervisão (estimulação verbal SEM contato físico)
SBL - Ortostase	4	Ajuda mínima (paciente realiza > 75% da atividade)
Deambulação > 50 m	3	Ajuda moderada (paciente realiza 50% da atividade)
	2	Ajuda máxima (paciente realiza > 25% da atividade)
	1	Ajuda total (+ de 1 pessoa – dependência completa)
	0	Não é possível avaliar

DD: decúbito dorsal; DL: decúbito lateral; SBL: sedestação beira leito.
Fonte: autoria própria.

O acompanhamento da evolução pelas escalas permite o estabelecimento de metas individuais durante o período de hospitalização, utilizando as informações para otimizar passagens de plantão e planejamentos de metas de atendimento diários.

DOR E O CONCEITO DE DOR TOTAL

A dor é uma experiência genuinamente subjetiva e pessoal, considerada uma resposta neurofisiológica notavelmente diferenciada de qualquer outra experiência sensorial. A percepção da dor é caracterizada como uma experiência multidimensional, diversificando-se na qualidade e na intensidade sensorial.

O conceito de dor total foi proposto pela primeira vez por Cicely Saunders, em 1967, mostrando que a dor nem sempre é necessariamente física e que, muitas vezes, engloba aspectos psicológicos, sociais e espirituais (Figura 2).

No ambiente hospitalar, há, em muitos casos, a exacerbação de sentimentos, como medo da solidão, da perda de autonomia e dignidade e a percepção do fim da vida, resultando em uma dificuldade de mobilização e, consequentemente, problemas, como perda da capacidade funcional, predisposição a eventos tromboembólicos, *delirium*

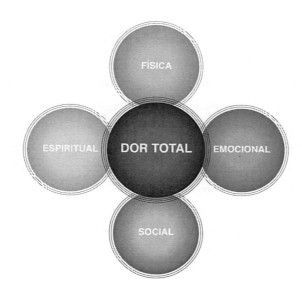

FIGURA 2 Aspectos multidimensionais da dor.
Fonte: acervo do autor.

e aumento do tempo de internação. Os medicamentos tratam a dor física, mas não aliviam o sofrimento, e, sem o atendimento de uma equipe multidisciplinar, o paciente pode continuar se queixando de dor, até que se entenda que o principal sintoma não pode ser anulado com remédios, mas, sim, com abordagens mais amplas, envolvendo aspectos religiosos, sociais e psicológicos.

Muitos são os recursos e métodos que podem ser utilizados pelo fisioterapeuta para alívio da dor, como: eletroestimulação nervosa transcutânea (TENS), crioterapia, cinesioterapia, órteses, alongamentos, relaxamentos, posicionamentos e mudanças de decúbito, entre outros. Para ocorrer o alívio da dor por meios não farmacológicos, a equipe multidisciplinar precisa estar atenta às ações pessoais e aos recursos utilizados.

A TENS é muito utilizada nos sintomas de dor aguda e crônica, por ser uma técnica com fins analgésicos simples e não invasivos, com risco mínimo de efeitos adversos ou toxicidade.

A utilização da crioterapia é muito útil nas dores musculoesqueléticas, principalmente nos processos agudos. São poucas as contraindicações desse método, mas deve-se evitar o uso em pessoas que tenham alergia ao frio, diabete avançado e infecções de pele.

Devemos lembrar que, para todas essas técnicas (calor superficial, crioterapia, eletroestimulação), são contraindicadas as aplicações diretamente sobre áreas tumorais, tecidos que apresentem lesões dérmicas e tecidos recentemente irradiados.

A redução dos movimentos e as atividades físicas podem acarretar síndromes de imobilização por desuso. A cinesioterapia propõe mobilidade, flexibilidade, ganho de força muscular e condicionamento cardiovascular e respiratório, por ser uma terapia que utiliza os movimentos como forma de tratamento.

A indicação de órteses deve ser incentivada. Os dispositivos externos podem ser de uso definitivo ou temporário, com o objetivo de prevenir deformidades, reduzir a dor e alinhar e manter as funções do segmento corporal.

DISPNEIA E OXIGENOTERAPIA

A dispneia, um dos sintomas mais comuns em pacientes em cuidados paliativos, é definida como a sensação subjetiva de desconforto respiratório, podendo estar associada a alterações fisiológicas, psicológicas, espirituais e sociais.

Os mecanismos fisiológicos da dispneia já foram amplamente discutidos em capítulos anteriores, assim como o uso da oxigenoterapia. Para pacientes em paliação, as indicações e as contraindicações ao uso de oxigênio não se diferem, mas devem ser avaliadas com maior critério, sempre tendo os princípios bioéticos como norteadores de decisões.

Alguns estudos demonstram os benefícios do uso de oxigenoterapia suplementar em pacientes com hipoxemia leve para redução da percepção do cansaço, estratégia que também pode ser utilizada durante os atendimentos fisioterapêuticos, proporcionando sensação de bem-estar ao paciente.

Outra estratégia descrita para o controle da ansiedade gerada pela dispneia é a utilização de ventilador (ou ar resfriado) em direção ao rosto do paciente. Acredita-se que essa técnica promova a estimulação do ramo maxilar do nervo trigêmeo, gerando conforto. É importante lembrar também que o posicionamento adequado no leito, com elevação da cabeceira a 45°, auxilia a expansão pulmonar.

As mesmas recomendações são aplicadas ao uso de ventilação não invasiva e à terapia por cateter nasal de alto fluxo. As opções devem ser discutidas em conjunto por paciente, família e equipe multiprofissional, com o objetivo de promover o alívio dos sintomas, sem causar continuidade do sofrimento no processo de morte.

> NOTA: finalizando este capítulo, tenha em mente que:
> - a fisioterapia tem papel fundamental no cuidado do paciente em cuidados paliativos;
> - o cuidado deve ser centrado no paciente, atendendo as metas e prioridades;
> - deve-se considerar o uso de terapias adjuvantes;
> - o uso de tecnologia de apoio ao tratamento fisioterapêutico pode ser bastante útil;
> - deve-se sempre promover a discussão interdisciplinar do cuidado.

Referências

1. Academia Nacional de Cuidados Paliativos (ANCP). Manual de cuidados paliativos. Rio de Janeiro, 2012. Disponível em: <http://biblioteca.cofen.gov.br/wp-content/uploads/2017/05/Manual-de-cuidados-paliativos-ANCP.pdf>. Acesso em: 19 jun. 2023.
2. Astudillo W, Mendinueta C. La rehabilitación y los cuidados paliativos. Revista Rehabilitación Geriátrica. 2006;1-10. Disponível em: <https://www.paliativossinfronteras.org/wp-content/uploads/AstudilloWilson-Cuidados-paliativos-y-rehabilitacion_1.pdf>. Acesso em: 19 jun. 2023.
3. Blinderman CD, Billings JA. Comfort care for patients dying in the hospital. N Engl J Med. 2015;373(26):2549-2561.

4. Brasil. Ministério da Saúde. Sistema Universidade Aberta do SUS. Cuidados paliativos. 2017. Disponível em: <https://telessaude.hc.ufmg.br/wp-content/uploads/2016/07/CUIDADOS-PALIATIVOS_LIVRO.pdf>. Acesso em: 19 jun. 2023.
5. Burlá C, Py L. Cuidados paliativos: ciência e proteção ao fim da vida. Cad Saúde Pública. 2014;30(6):1-3.
6. Davidson PM, Johnson MJ. Update on the role of palliative oxygen. Curr Opin Support Palliat Care. 2011;5(2):87-91.
7. Felix ZC, da Costa SFG, Alves AMPM, de Andrade CG, Duarte MCS, de Brito FM. Eutanásia, distanásia e ortotanásia: revisão integrativa da literatura. Ciênc Saúde Coletiva. 2013;18(9):2733-2746.
8. Florentino D, Sousa F, Maiworn AI, Carvalho AC, Silva KM. A fisioterapia no alívio da dor: uma visão reabilitadora em cuidados paliativos. Rev HUPE. 2012;11(2):50-57.
9. Gomes ALZ, Othero MBC. Cuidados paliativos. Estud Av. 2016;30(88):155-166.
10. Grzybek M, Mularczyk, Ostrowski AK, Krajnik M. The influence of rehabilitation (kinesiotherapy) on the quality of life of cancer patients provided with palliative care. Advances in Palliative Medicine. 2007;6(2):53-57.
11. Lau F, Maida V, Downing M, Lesperance M, Karlson N, Kuziemsky C. Use of the Palliative Performance Scale (PPS) for end-of-life prognostication in a palliative medicine consultation service. J Pain Symptom Manage. 2009;37(6):965-972.
12. Mehta A, Chan LS. Understanding of the concept of "total pain": a prerequisite for pain control. Journal of Hospice and Palliative Nursing. 2008;10(1):26-32.
13. Silva EPDA, Sudigursky D. Conceptions about palliative care: literature review. Acta Paulista de Enfermagem. 2008;21(3):504-508.
14. Silva VZMD, Araújo JAD, Cipriano G, Pinedo M, Needham DM, Zanni JM et al. Brazilian version of the Functional Status Score for the ICU: translation and cross-cultural adaptation. Rev Bras Ter Intensiva. 2017;29(1):34-38.
15. Tiberini R, Richardson H. Rehabilitative palliative care: enabling people to live fully until they die. A challenge for the 21st century. UK: Sharperprint Ltd, 2015. (Hospice UK). Disponível em: <https://www.eolc.co.uk/uploads/rehabilitative-palliative-care-enabling-people-to-live-fully-until-they-die.pdf>. Acesso em: 19 jun. 2023.
16. Vasconcelos GB, Pereira PMC. Cuidados paliativos em atenção domiciliar: uma revisão bibliográfica. Rev Adm Saúde. 2018;18(70).

CAPÍTULO **21**

Suporte básico e avançado de vida

PATRÍCIA AZEVEDO FERREIRA
NATALIA CARDOSO NOGUEIRA

INTRODUÇÃO

O suporte básico de vida (SBV), ou *basic life support* (BLS), é definido como o conjunto de manobras e medidas realizadas para dar suporte de vida à vítima de potencial parada cardiorrespiratória (PCR), que pode ser definida como a cessação súbita de atividade mecânica cardíaca e ventilatória, passível de reversão, confirmada por ausência de pulso detectável, ausência de responsividade e apneia ou respiração irregular.

Dentro de unidades hospitalares, as manobras podem ser realizadas por qualquer profissional treinado, porém, diante de potenciais vítimas fora do ambiente hospitalar, tem se enfatizado a importância do início da ressuscitação cardiopulmonar (RCP) por socorristas leigos, de acordo com as recomendações das diretrizes da American Heart Association. O BLS é realizado até que se inicie a fase de suporte avançado de vida (ACLS), que se trata de um suporte mais avançado e invasivo, no intuito de reverter a PCR.

DIAGNÓSTICO DE PCR

A confirmação diagnóstica da PCR é feita pela tríade: inconsciência, ausência de respiração (ou apenas *gasping* – respiração agônica) e ausência de pulso central.

Avaliação de consciência

A checagem do nível de consciência, chamando a vítima de modo vigoroso e tentando fazer com que ela desperte, é capaz de fornecer, rapidamente, informações a respeito do grau de atividade do sistema nervoso central (SNC). Quando o paciente responde ao chamado, mesmo que a resposta seja incompreensível, fica assegurada uma condição funcional mínima do SNC, afastando a possibilidade de PCR. Para o diagnóstico nos casos das vítimas não responsivas, será necessária a checagem dos outros sinais da tríade.

Avaliação respiratória

A não visualização de respiração superficial (apneia) ou a observação de padrão ventilatório tipo *gasping* indicam a ocorrência de PCR.

Avaliação de pulso central

A avaliação de pulso central é, talvez, a avaliação mais importante para o diagnóstico de PCR e deve ser realizada por meio da checagem dos pulsos femoral e carotídeo:

- **pulso carotídeo:** a avaliação deve ser iniciada com a localização da traqueia, posicionando lateralmente os dedos indicador e médio (Figura 1). Avaliar a presença de pulsação da artéria carótida por, no mínimo, 10 segundos;
- **pulso femoral:** a avaliação deve ser iniciada com a localização do ligamento inguinal, posicionando lateralmente os dedos indicador e médio (Figura 2). Avaliar a presença de pulsação da artéria femoral por, no mínimo, 10 segundos.

POSSÍVEIS CAUSAS DE PCR

As causas mais prováveis de PCR estão listadas na Tabela 1.

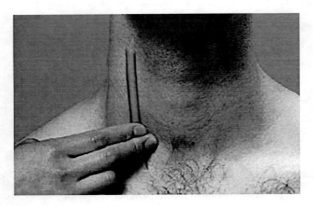

FIGURA 1 Pulso carotídeo.
Fonte: Bickley; Szilagy, 2018.

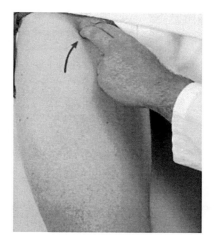

FIGURA 2 Pulso femoral.
Fonte: Bickley; Szilagy, 2018.

TABELA 1 Possíveis causas de PCR: 5 Hs e 5 Ts.

5 Hs	5 Ts
Hemorragia	Infarto agudo do miocárdio (trombose coronariana)
Hipóxia	Tromboembolismo pulmonar
H+ (acidose)	Intoxicação
Hipo/hipercalemia	Tamponamento cardíaco
Hipotermia	Pneumotórax hipertensivo

Fonte: adaptada de Knobel, 2016.

MODALIDADES DE PCR

A ausência de pulso central pode ser atribuída a quatro formas de ritmo cardíaco, como mostra a Tabela 2.

ALGORITMO DE SBV ADULTO SIMPLIFICADO

Após a constatação de PCR, devem-se iniciar imediatamente as manobras de RCP com o atendimento de SBV, utilizando o algoritmo CABD.

TABELA 2 Modalidades de PCR.

Modalidade de PCR	Características
Taquicardia ventricular	É caracterizada pela sequência rápida de batimentos ectópicos ventriculares (superiores a 100 bpm), chegando à ausência de pulso por deterioração hemodinâmica
Fibrilação ventricular	Caracterizada pela ausência de atividade organizada, com distribuição caótica de complexos de amplitude variada. É a forma mais comum de PCR fora do ambiente hospitalar
Assistolia	É a ausência de qualquer atividade elétrica ventricular em, pelo menos, duas derivações cardíacas. É a modalidade de PCR mais comum em ambientes hospitalares
Atividade elétrica sem pulso	Caracterizada pela ausência de pulso, na presença de atividade elétrica organizada. Pode apresentar uma ampla variedade de ritmos cardíacos

CABD

- **C:** início das compressões. Comprima profundamente (5 a 6 cm de profundidade) e comprima com rapidez (100 a 120 bpm), aguardando o retorno total do tórax (Figura 3). A compressão torácica deve ser suficiente para manter a pressão de perfusão coronariana (PPC), que resulta da diferença entre a pressão diastólica da aorta e a pressão do átrio direito, variando entre 15 e 25 mmHg.
- **A:** abertura de via aérea (Figura 4). Em caso de via aérea avançada, manter uma ventilação a cada 6 segundos, fazendo, em média, 10 irpm (incursões ventilatórias por minuto).
- **B:** avaliação da respiração (Figura 5). Verificar se a vítima mantém apneia.
- **D:** desfibrilação. Assim que houver um desfibrilador disponível, deve-se posicionar as pás da maneira correta (Figura 6), enquanto outro socorrista continua realizando as compressões torácicas. Quando as pás estiverem conectadas, todos os socorristas devem se afastar da vítima para que seja realizado o choque.

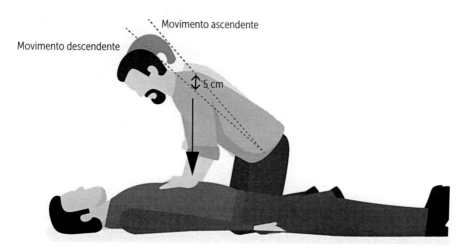

FIGURA 3 Compressões torácicas.
Fonte: adaptada de AHA, 2020.

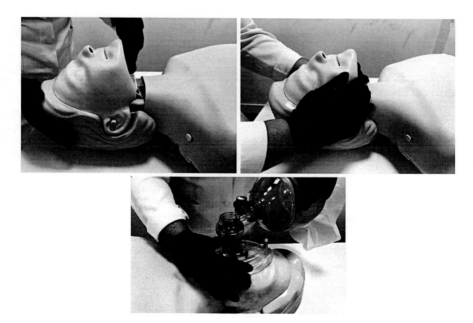

FIGURA 4 Sequência de abertura de vias aéreas com elevação do ângulo da mandíbula, facilitando a ventilação através do ambu.
Fonte: acervo do autor.

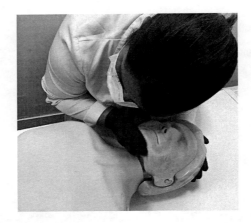

FIGURA 5 Avaliação da respiração.
Fonte: acervo do autor.

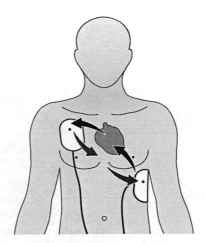

FIGURA 6 Posicionamento das pás do desfibrilador externo automático (DEA).
Fonte: adaptada de AHA, 2020.

RESSUSCITAÇÃO CARDIOPULMONAR

Uma RCP bem-sucedida depende de uma sequência de procedimentos, que pode ser sistematizada no conceito de corrente de sobrevivência (Figura 7). Essa corrente de sobrevivência é composta por elos, que se refletem em ações importantes a serem realizadas, cujos impactos

CAPÍTULO 21 | SUPORTE BÁSICO E AVANÇADO DE VIDA

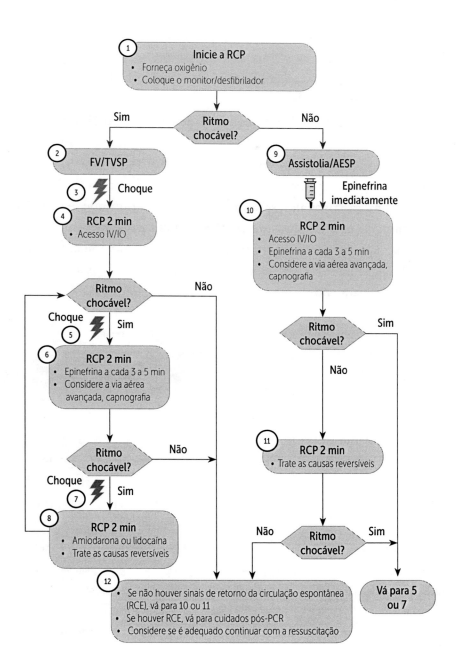

FIGURA 7 Algoritmo para RCP.
AESP: atividade elétrica sem pulso; FV: fibrilação ventricular; IO: intraósseo; IV: intravenoso; RCP: ressuscitação cardiopulmonar; TVSP: taquicardia ventricular sem pulso.
Fonte: adaptada de AHA, 2020.

na sobrevivência de uma vítima de PCR são grandes. Essas ações não podem ser consideradas isoladamente, pois nenhuma delas pode, sozinha, reverter a maioria das PCR.

A realização efetiva das manobras é de suma importância para o sucesso da RCP e o retorno de funções vitais da vítima. Como mencionado anteriormente, um dos destaques das diretrizes da American Heart Association recomenda o início da RCP por socorristas leigos em ambientes extra-hospitalares, já que estudos mostram que, ao iniciar imediatamente as manobras de compressão em pacientes em PCR, a sobrevida das vítimas aumenta substancialmente em comparação aos indivíduos que não recebem atendimento imediato, e os riscos de lesão torácicas são pequenos.

> NOTA: é recomendado utilizar a monitoração do dióxido de carbono exalado ao final da expiração ($ETCO_2$) durante as manobras de ressuscitação, com o objetivo de avaliar a qualidade da RCP.

Em ambiente extra-hospitalar, as compressões devem ser feitas de maneira ininterrupta até que chegue ajuda especializada e, posteriormente, o suporte avançado de vida, assegurando, assim, o suporte adequado para minimizar os danos de uma PCR para a vítima (Figura 8).

> NOTA: em casos de PCR, o fisioterapeuta deve participar de todas as medidas para o suporte de vida, podendo identificar os ritmos ou a falta de pulso central e realizar manobras de RCP até a chegada de outros profissionais, assumindo a responsabilidade do suporte ventilatório com o ambu (bolsa-válvula-máscara). O fisioterapeuta também auxilia a intubação orotraqueal e a adaptação da ventilação mecânica, realizando os ajustes necessários no cuidado pós-PCR.

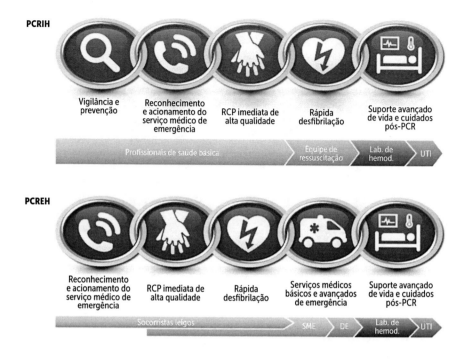

FIGURA 8 Cadeias de sobrevivência de PCR intra e extra-hospitalar.

PCR: parada cardiorrespiratória; PCREH: parada cardiorrespiratória extra-hospitalar; PCRIH: parada cardiorrespiratória intra-hospitalar; RCP: ressuscitação cardiopulmonar; SME: serviço médico de emergência; DE: departamento de emergência; UTI: unidade de tratamento intensivo.
Fonte: adaptada de AHA, 2020.

SUPORTE AVANÇADO DE VIDA

O suporte avançado de vida é realizado depois que as técnicas de suporte básico de vida forem efetivas. Trata-se da continuação do tratamento de suporte de vida. Entre as principais técnicas para suporte avançado de vida, podem ser citadas:

- **via aérea artificial:** intubação endotraqueal ou via aérea extraglótica avançada (Figura 9);
- **suporte de oxigênio:** oxigenação durante PCR na tentativa de preservar a atividade de órgãos vitais;

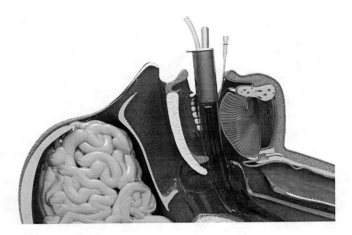

FIGURA 9 Via aérea avançada (intubação endotraqueal).
Fonte: Yandex.com.

- **ventilação mecânica invasiva:** após as manobras de BLS eficazes, a manutenção e o controle da ventilação da vítima são realizados com ventilador mecânico, com parâmetros a serem mantidos dentro das diretrizes. Deve-se titular FIO_2 para manutenção de $SatO_2$ entre 92 e 98% e $PaCO_2$ entre 35 e 45 mmHg. Recomenda-se, também, a instalação de capnografia ao monitor, para manejo *on-line* de $PaCO_2$ e confirmação de posicionamento do tubo e ventilação protetora;
- **punção venosa:** acesso venoso para administração de fármacos, para auxílio na PCR e, posteriormente, para manutenção de hemodinâmica estável;
- **administração de drogas:** durante e após a PCR, são administrados fármacos para reverter a PCR e para a manutenção da hemodinâmica.

CUIDADOS PÓS-PCR

Além das técnicas já citadas para reverter o quadro de PCR, incluindo estabilização, manutenção e suporte de vida da vítima, são recomendadas algumas ações após a estabilização para manter o suporte avançado de vida. São elas:

- **otimização hemodinâmica e da perfusão tecidual:** realizar medidas para controle de parâmetros hemodinâmicos, visando a uma pressão arterial sistólica maior que 90 mmHg ou a uma pressão arterial média (PAM) maior que 65 mmHg;
- **controle da temperatura:** realizar a hipotermia terapêutica por 24 horas, mantendo a temperatura central entre 32 e 36°C, com a finalidade de prevenir lesão neurológica irreversível e melhorar o prognóstico pós-PCR, sendo recomendada principalmente para indivíduos em coma após RCP;
- **otimização da ventilação e oxigenação:** manutenção de normóxia (SpO_2 entre 92 e 98%) e da normocapnia – não hiperventilar;
- **controle da glicemia:** manter a euglicemia, preservando a glicose sérica no pós-PCR entre 140 e 180 mg/dL;
- **avaliação e manejo neurológico:** monitoramento contínuo ou intermitente de função cerebral por meio de eletroencefalograma (EEG);
- **exames complementares:** devem ser solicitados exames de imagem, como ultrassom à beira do leito, raio X de tórax e tomografia de tórax (TC); exames laboratoriais, como gasometria arterial, eletrólitos e hemograma; e eletrocardiograma (ECG), para avaliar a possibilidade de síndrome coronariana aguda e arritmias.

> NOTA: o time de resposta rápida (TRR) foi criado por recomendação do Institute for Healthcare Improvement (IHI), com o intuito de minimizar a incidência de casos de PCR nos hospitais e reduzir as taxas de mortalidade. O TRR é uma equipe multidisciplinar formada por médicos, profissionais da enfermagem e fisioterapeutas. O objetivo principal do TRR é evitar a deterioração clínica do paciente, intervindo de maneira ativa por meio de avaliação, triagem e tratamento durante a internação.

CONSIDERAÇÕES FINAIS

Como contribuição, este capítulo traduz a importância de o suporte básico de vida, com manobras de RCP, ser realizado o mais rápido e eficazmente possível, para que a vítima tenha maior probabilidade de sobrevivência. Em seguida, as intervenções mais avançadas aumentam a possibilidade de que a vítima não apenas sobreviva, mas que também saia com o menor percentual de sequelas possível, sejam elas neurológicas, pulmonares ou cardíacas.

Referências

1. American Heart Association (AHA). Destaque das Diretrizes de RCP e ACE de 2020 da American Heart Association. 2020. Disponível em: <https://cpr.heart.org/-/media/cpr-files/cpr-guidelines-files/highlights/hghlghts_2020eccguidelines_portuguese.pdf>. Acesso em: 19 jun. 2023.
2. Bernoche C, Timerman S, Polastri TF, Giannetti NS, Siqueira AWDS, Piscopo A et al. Atualização da diretriz de ressuscitação cardiopulmonar e cuidados de emergência da Sociedade Brasileira de Cardiologia – 2019. Arq Bras Cardiol. 2019;113(3):449-663.
3. Bickley LS, Szilagy PG (eds.). Bates – Propedêutica médica. Rio de Janeiro: Guanabara Koogan, 2018.
4. Grupo de Estudos e Investigações Cardiológicas. Parada cardiorrespiratória. Disponível em: <https://geicpe.tripod.com/clin_emerg_parada.htm>. Acesso em: 05 maio 2021.
5. Knobel E. Condutas no paciente grave. 3.ed. São Paulo: Atheneu, 2016.
6. Werle RW, Kutchak F, Piccoli A, Rieder MM. Indicações para inserção do profissional fisioterapeuta em uma unidade de emergência. Assobrafir Ciência. 2013;4(1):33-41.

CAPÍTULO 22

Exames complementares I: exames laboratoriais

DEBORA PEDROZA GUEDES DA SILVA
RAQUEL DE OLIVEIRA VIEIRA MAGALHÃES

INTRODUÇÃO

Apesar de o diagnóstico clínico das doenças não ser responsabilidade do fisioterapeuta, saber interpretar os exames laboratoriais que normalmente fazem parte da rotina nas unidades de terapia intensiva (UTI) é fundamental para o manejo do paciente crítico, tendo em vista que algumas alterações laboratoriais podem interferir na tomada de decisão do profissional que atua nessa área.

A seguir, serão abordados os principais pontos na interpretação dos exames laboratoriais normalmente pedidos na rotina desses pacientes.

HEMOGRAMA

O hemograma é o exame de rotina mais comum nas unidades de terapia intensiva (UTI) e tem como objetivo avaliar as células do sangue, produzidas na medula óssea, e que podem ser divididas em série branca (leucócitos), série vermelha (eritrócitos) e plaquetas. A série vermelha fornece informações sobre hemácias, hemoglobina e hematócrito. A seguir, cada uma delas será discutida.

Eritrograma
Hemoglobina (Hb)

É uma proteína responsável pela coloração vermelha do sangue, cuja principal função é carrear oxigênio (O_2) e gás carbônico (CO_2) para o organismo. A quantidade de hemoglobina no sangue está relacionada ao conteúdo das hemácias. É importante considerar que a anemia pode causar um desvio da curva de dissociação da Hb à direita, reduzindo o aporte de O_2 aos tecidos, e prejudicar o transporte de O_2 aos tecidos, reduzindo a tolerância ao exercício e podendo influenciar o início e a interrupção da mobilização, quando houver sintomas como vertigem, náusea, taquicardia ou angina.

Denomina-se anemia a condição em que o paciente apresenta baixos níveis de hemoglobina. Já a policitemia é definida como o aumento dos níveis de hemoglobina.

> NOTA: para o desmame da ventilação mecânica, preconizam-se níveis de hemoglobina (Hb) acima de 7 g/dL, já que baixos níveis de Hb reduzem a capacidade de transporte de oxigênio e podem gerar menor tolerância ao desmame ventilatório.

Hemácias

São as células do sangue também conhecidas como glóbulos vermelhos. São responsáveis pela coloração vermelha do sangue e têm papel importante na oxigenação dos tecidos. Essas células têm a função de transportar a Hb.

Hematócrito

Representa a proporção do volume de hemácias na amostra de sangue, ou seja, é o valor percentual de hemácias em 100 mL de sangue. O aumento pode estar relacionado à desidratação grave, enquanto a diminuição ocorre quando há redução do número de hemácias, em casos de anemias ou administração excessiva de líquidos, ocasionando hemodiluição.

A Tabela 1 lista os valores de referência do eritrograma para a população adulta.

Leucograma

O leucograma reflete a contagem das células de defesa do organismo, que são incolores e divididas em dois grupos, relacionados à presença ou não de granulócitos.

A quantidade de leucócitos é medida por milímetro cúbico (mm^3) no sangue. O aumento do número dessas células no sangue é chamado de **leucocitose**, e a redução dos leucócitos, **leucopenia**.

TABELA 1 Valores de referência do eritrograma, do leucograma e da plaquetometria.

Exame	Valores de referência para adultos
Eritrograma	
Hemácia	Homens: 4,5 a 5,5 milhões células/mm^3 Mulheres: 4,0 a 5,5 milhões células/mm^3
Hemoglobina	Homens: 13 a 16 g/dL Mulheres: 11,5 a 14 g/dL
Hematócrito	40 a 53%
Leucograma	**5 a 10 mil células/mm^3**
Eosinófilos	2 a 4%
Neutrófilos	55 a 65%
Basófilos	0 a 1%
Linfócitos	21 a 35%
Monócitos	4 a 8%
Plaquetometia (trombócitos)	200 a 400 mil células/mm^3

Os leucócitos são divididos, em valores percentuais, em eosinófilos, monócitos, linfócitos, basófilos e neutrófilos (os valores de referência podem ser encontrados na Tabela 1). Os neutrófilos podem ainda ser divididos em mielócitos, metamielócitos e bastões. O aumento no número dessas células no sangue é chamado de desvio para esquerda e, normalmente, está associado à presença de infecções bacterianas, sendo um importante marcador para a avaliação de processos infecciosos. São células imaturas que são liberadas quando há produção excessiva de neutrófilos.

Pacientes que apresentam leucopenia (número total de leucócitos abaixo da normalidade) são mais suscetíveis a quadros infecciosos, inclusive, durante condutas fisioterapêuticas, podendo comprometer sua estabilidade.

> NOTA: quando há um processo infeccioso, com a presença de leucocitose, pode ocorrer instabilidade clínica. Nesse caso, o desmame da ventilação mecânica deve ser conduzido com cautela e, em alguns casos, até interrompido.

Plaquetometria

Plaquetas são os menores elementos encontrados no sangue e fazem parte do processo de hemostasia do sangue. Sua quantidade é medida em mm^3. As plaquetas funcionam como tampão e auxiliam o processo de coagulação do sangue.

Pacientes que apresentam plaquetas acima de 600 mil células/mm^3 possuem maior chance de eventos tromboembólicos; quando esse número é inferior a 100 mil células/mm^3, podem ocorrer hematomas durante atendimento fisioterapêutico.

Valores abaixo de 20.000/mm^3 representam risco de sangramento em procedimentos como mobilização, sedestação e aspiração de vias aéreas. Assim, esses procedimentos devem ser avaliados com cautela e contraindicados quando possível.

BIOQUÍMICA DO SANGUE
Glicose sérica

Exame útil para diagnóstico e monitoração terapêutica do diabete melito, avaliação de distúrbios do metabolismo de carboidratos, diagnóstico diferencial das acidoses metabólicas e desidratação e avaliação de secreção inapropriada de insulina.

Valores aumentados podem indicar diabete melito, hipertireoidismo, feocromocitoma, pancreatite aguda, estresse e uso de fármacos. Valores reduzidos podem ser ocasionados por insulinomas, tumores extrapancreáticos, insuficiência da glândula suprarrenal, hipotireoidismo, hipopituitarismo, hiperinsulinismo, pancreatite crônica, desnutrição, síndrome da má absorção, alcoolismo, lesão hepática e uso de fármacos.

Ureia sérica

É o metabólito quantitativamente mais importante no catabolismo das proteínas e na disseminação de aminoácidos. Produzida pelo fígado, a ureia é degradada em nível intersticial e eliminada por suor, trato gastrointestinal e rim. Sua concentração é influenciada por fatores como grau de hidratação, dieta proteica e função renal. Juntamente com a creatinina, é utilizada para a avaliação do funcionamento renal.

Creatinina sérica

A creatinina é uma substância presente no sangue e tem relação direta com a massa muscular. Homens e atletas produzem quantidades maiores desse produto metabólico do que crianças, idosos e mulheres. A creatinina não é afetada pela dieta. A concentração de creatinina torna-se anormal quando aproximadamente metade ou mais dos néfrons já estiverem comprometidos.

ELETRÓLITOS
Sódio

É o responsável por quase metade da osmolaridade do plasma, desempenhando papel fundamental na distribuição da água corporal.

Valores aumentados (hipernatremia) podem indicar desidratação, acidose diabética, excesso de solução salina no tratamento, entre outros. Já valores reduzidos sugerem baixa ingestão ou reposição inadequada de sódio, uso abusivo de diuréticos, hipotireoidismo, hipoproteinemia, secreção inadequada de hormônio antidiurético, cirrose, entre outros.

Potássio

As variações da concentração de potássio prejudicam a capacidade de contração muscular. Níveis abaixo de 3 mEq/L estão associados a sintomas neuromusculares e alterações eletrocardiográficas. Níveis superiores a 10 mEq/L são, na maioria dos casos, fatais.

Valores aumentados (hipercalemia) indicam oligúria, anúria, choque, transfusões, desidratação, insuficiência renal, hipertireoidismo, administração excessiva de potássio, entre outros. Já valores reduzidos (hipocalemia) podem estar associados a vômitos, diarreia, uso de diuréticos, nefrites, alcaloses, fibrose cística, entre outros.

Cloro

Representa a maioria dos componentes de osmolaridade no plasma juntamente ao sódio. Está envolvido no equilíbrio hidroeletrolítico e na pressão osmótica. A maior parte do cloro é absorvida, e o excesso, excretado na urina.

Valores aumentados (hipercloremia) estão relacionados a insuficiência renal aguda, desidratação, diabete melito, acidose metabólica associada à diarreia prolongada, entre outros. Valores reduzidos (hipocloremia) estão relacionados à acidose respiratória, à alcalose metabólica, ao vômito prolongado, entre outros.

Cálcio

Desenvolve papel importante em variados aspectos, como contração e relaxamento do miocárdio, coagulação sanguínea, condução neuromuscular, ossificação, manutenção da integridade da membrana celular, ação de alguns hormônios e ativação de algumas enzimas. É encontrado no sangue de forma difusível e não difusível (associado a proteínas).

Valores aumentados (hipercalcemia) estão presentes em condições como sarcoidose, hiperparatireoidismo, hipervitaminose D, carcinoma de mama, entre outras. Valores reduzidos (hipocalcemia) podem ser ocasionados por deficiência de vitamina D, acidose crônica, má absorção intestinal, uremias, entre outras condições.

A Tabela 2 lista os valores de referência da bioquímica do sangue e dos eletrólitos.

TABELA 2 Valores de referência da bioquímica do sangue e eletrólitos.

Exame de bioquímica do sangue e eletrólitos	Valores de referência para adultos
Glicose sérica	70 a 99 mg/dL
Ureia sérica	10 a 50 mg/dL
Creatinina sérica	0,4 a 1,4 mg/dL
Sódio sérico	136 a 146 mEq/L
Potássio sérico	3,5 a 5,3 mEq/L
Cloro sérico	96 a 106 mEq/L
Cálcio sérico	8,4 a 10,6 mg/dL

ENZIMAS CARDÍACAS

As doenças cardiovasculares, especialmente a síndrome coronariana aguda (SCA), são uma importante causa de mortalidade no Brasil, e seu contínuo crescimento representa uma relevante questão de saúde pública atualmente. Nesse sentido, os biomarcadores de necrose miocárdica constituem elementos fundamentais tanto para o diagnóstico quanto para o prognóstico da SCA. Entre os biomarcadores mais estudados, destacam-se a troponina I, a creatinoquinase (CK) e a mioglobina.

Com base na maior sensibilidade e especificidade, a troponina é o biomarcador de preferência para detecção da lesão miocárdica.

Os valores de referência dessas enzimas podem ser consultados na Tabela 3.

TABELA 3 Valores de referência das enzimas cardíacas.

Exame de enzimas cardíacas	Valores de referência para adultos
CK-MB	Até 25 UI/L
Troponina I	< 2 µg/mL
Mioglobina	Até 90 µg/mL

Creatinoquinase (CK)

É uma enzima de origem essencialmente muscular, encontrada em músculos esqueléticos (CK-MM), no miocárdio (CK-MB) e no cérebro (CK-BB). No miocárdio, são identificadas aproximadamente 40% das isoenzimas MB, que se elevam no infarto agudo do miocárdio (IAM), no traumatismo cardíaco, em certas distrofias musculares, bem como na polimiosite.

A CK-MB aparece no soro em até 4 horas após o evento isquêmico, atingindo seu pico em 12 a 24 horas e declinando entre 48 e 72 horas. Uma medida isolada apresenta baixa sensibilidade para IAM, devendo ser coletada, de forma seriada, entre 3 e 4 horas e, posteriormente, entre 6 e 9 horas após o evento.

Troponina I

A troponina é um complexo proteico regulador da contração muscular, associado ao filamento de actina nas células musculares. A troponina I é liberada na circulação sanguínea pouco tempo após o início do dano cardíaco (aproximadamente, entre 4 e 6 horas após o IAM). As troponinas cardíacas são os biomarcadores padrão-ouro para o diagnóstico de necrose miocárdica, pois apresentam elevada especificidade tecidual miocárdica e alta sensibilidade clínica, refletindo, portanto, zonas microscópicas de necrose miocárdica.

Mioglobina

A mioglobina é uma proteína encontrada em todas as fibras musculares estriadas, músculos esqueléticos e cardíacos. Essa enzima é liberada rapidamente na corrente sanguínea, tanto após uma lesão muscular esquelética quanto na necrose cardíaca. Tipicamente, a mioglobina se eleva de 1 a 3 horas após a morte da célula miocárdica, com pico entre 6 e 12 horas, e normalizando-se entre 12 e 24 horas.

Para a rápida determinação do IAM, a mioglobina pode ser mais útil quando associada a outros marcadores cardíacos, principalmente em pacientes com alterações eletrocardiográficas inespecíficas ou dor torácica atípica, que chegam ao hospital em até 4 horas após o início dos sintomas. Amostras seriadas a cada 1 ou 2 horas podem elevar a sensibilidade e a especificidade.

GASOMETRIA ARTERIAL

A gasometria arterial é um exame frequente nas unidades de terapia intensiva (UTI) e tem papel importante no direcionamento de condutas e tomada de decisões. Sua análise determina quais fatores interferem no equilíbrio ácido-básico, além da avaliação e controle da oxigenação (Tabela 4).

O pH sanguíneo influencia na adequada oferta de oxigênio aos tecidos, além disso o equilíbrio ácido-básico interfere em inúmeros processos biológicos do organismo. Quando o pH do sangue aumenta, é possível observar maior afinidade da hemoglobina ao O_2 e reduzindo a oferta de gás aos tecidos ao contrário; quando há redução do pH, ocorre menor afinidade da hemoglobina com o O_2 e, consequentemente, maior oferta de oxigênio aos tecidos.

TABELA 4. Valores de referência da gasometria arterial.

Valores de normalidade	
pH	7,35 a 7,45
$PaCO_2$	35 a 45 mmHg
PaO_2	80 a 100 mmHg
HCO_3^-	22 a 26 mEq/L
BE	−2 a +2

Fonte: adaptada de Medeiros et al., 2021.

EQUILÍBRIO ÁCIDO-BÁSICO

A regulação da concentração dos íons H^+ é necessária para a atividade de diversos sistemas enzimáticos. A manutenção das funções celulares também é influenciada pelo equilíbrio do pH.

A manutenção do pH sanguíneo dentro dos níveis fisiológicos (7,35-7,45) determina o equilíbrio ácido-básico e, por vezes, ocorre mediante mecanismos de compensação. Esses mecanismos envolvem três sistemas de regulação: tampão, renal e respiratório.

O principal sistema tampão é o bicarbonato, que atua fazendo o HCO_3^- ligar-se aos íons H^+, formando H_2CO_3, sendo esse um ácido fraco, que se dissocia em H_2O e CO_2 e, por fim, é eliminado pela ventilação.

Os rins também participam do equilíbrio ácido-básico do pH por meio da absorção de HCO_3^- e da excreção de ácidos fixos. Dessa maneira, quando há aumento na absorção de bicarbonato pelo rim ou quando ácidos são excretados na urina, o pH aumenta, tornando-se mais básico. Ao contrário, quando os rins reduzem a reabsorção de bicarbonato ou não excretam ácidos fixos na urina, ocorre queda do pH, com desvio para o lado ácido. Esse mecanismo pode ocorrer como forma de compensação quando há aumento da $PaCO_2$, podendo levar de minutos a dias para acontecer.

Já o mecanismo de compensação do sistema respiratório é mais rápido e pode levar de minutos a horas para acontecer. Ocorre por meio da eliminação de CO_2 pela ventilação alveolar (VA).

Para que haja elevação do pH, a ventilação alveolar e a eliminação de CO_2 precisarão aumentar. Já para a redução do pH sanguíneo, é necessária a diminuição da VA.

DISTÚRBIO ÁCIDO-BÁSICO

Uma das maiores diferenças entre os ácidos e bases é que as bases, em contato com solução aquosa, liberam íons negativos, as hidroxilas (OH^-). Já os ácidos, em contato com água liberam íons positivos de hidrogênio (H^+). Os distúrbios do equilíbrio ácido-básico podem estar relacionados a diversas situações clínicas e são definidos como:

- acidemia, quando o pH apresenta valor menor que 7,35;
- alcalemia, quando o valor do pH é superior a 7,45.

Esses distúrbios podem ser de etiologia respiratória ou metabólica, como mostra a Figura 1. A Tabela 5 correlaciona os distúrbios ácido-básicos com as condições clínicas dos pacientes.

Os distúrbios ácido-básicos também são definidos como simples ou mistos, podendo haver alterações, apesar de o valor do pH estar dentro da normalidade. Para verificar a validade da gasometria, é possível utilizar a equação de Henderson-Hasselbalch, que geralmente é empregada para verificar a fidelidade dos dados.

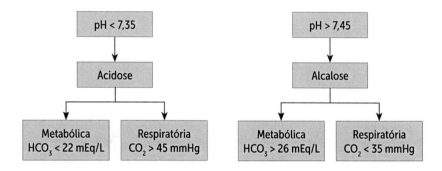

FIGURA 1 Classificação dos distúrbios ácidos-básicos.
Fonte: adaptada de Medeiros et al., 2021.

TABELA 5 Correlação entre condições clínicas e distúrbios ácido-básicos.

Condição clínica	Distúrbio associado
Sepse	Acidose metabólica
Vômito	Alcalose metabólica
Insuficiência renal	Acidose metabólica
DPOC	Acidose respiratória
Diuréticos	Alcalose metabólica
Lesões do SNC	Acidose respiratória
Febre	Alcalose respiratória
Ingesta excessiva de bicarbonato	Alcalose metabólica

DPOC: doença pulmonar obstrutiva crônica; SNC: sistema nervoso central.
Fonte: adaptada de Rocco, 2003.

Para utilizar a fórmula, colocam-se os valores de $PaCO_2$ e HCO_3^- encontrados na gasometria e compara-se o valor do pH obtido pela fórmula com o da gasometria arterial:

$$pH = 6{,}10 + \log([HCO_3^-]/[PaCO_2 \times 0{,}003060])$$

Se o valor do pH for muito próximo ou igual ao da gasometria, é possível dizer que a gasometria é válida.

Quando o componente alterado na gasometria acompanha a alteração do pH, diz-se que o distúrbio é primário. Por exemplo: pH = 7,30; $PaCO_2$ = 49 mmHg e HCO_3^- = 25 mEq/L; nesse caso, o pH abaixo do valor de normalidade (pH < 7,35) revela uma condição de acidemia, e o componente $PaCO_2$ acima do valor de normalidade ($PaCO_2$ > 45 mmHg) indica um distúrbio puramente ventilatório.

Como já explicado anteriormente, todo distúrbio do equilíbrio ácido-básico leva a uma resposta compensatória do organismo, ou seja, quando há alteração do HCO_3^-, por exemplo, ocorrerá concomitantemente um ajuste dos níveis de CO_2, como forma de compensar e manter o pH dentro da normalidade, como demonstrado na Tabela 6.

TABELA 6 Respostas compensatórias dos distúrbios ácido-básicos.

Distúrbio	Compensação
Acidose metabólica – diminuição do HCO_3^-	Acarreta diminuição da $PaCO_2$
Alcalose metabólica – aumento do HCO_3^-	Acarreta aumento da $PaCO_2$
Acidose respiratória aguda – aumento da $PaCO_2$	Acarreta aumento do HCO_3^-
Acidose respiratória crônica – aumento da $PaCO_2$	Acarreta maior aumento do HCO_3^-
Alcalose respiratória aguda – diminuição da $PaCO_2$	Acarreta diminuição do HCO_3^-
Alcalose respiratória crônica – diminuição da $PaCO_2$	Acarreta maior diminuição do HCO_3^-

Fonte: adaptada de Rocco, 2003.

Quando existe alteração nos componentes metabólico e ventilatório, com o valor de pH dentro da normalidade, o distúrbio será definido como misto.

Referências

1. Andrade Filho LO, Campos JR, Haddad R. Pneumotórax. J Bras Pneumol. 2006;32(supl. 4):S212-S216.
2. Alencar JRM, Taumaturgo ICB. A importância da utilização de exames radiológicos no diagnóstico da Covid-19. Braz J Dev. 2021;7(7):66545-66554.
3. Amorim CMA, Pinhal JP. Os efeitos biológicos e os riscos associados aos raios X. Unilus Ensino e Pesquisa. 2016;13(30).
4. Araujo-Filho JA, Sawamura MV, Teixeira FB, Apanavicius A, Costa NA. Evolução temporal dos achados tomográficos da infecção pulmonar na COVID-19. Einstein (São Paulo). 2020;18:1-3.
5. Kacmarek RM. EGAN Fundamentos da terapia respiratória. 7.ed. Barueri: Manole, 2000. p. 271-295.
6. Brentano VB, Schonorr A, Lima MR, Perez JA. Interpretando a radiografia de tórax na emergência. Acta Méd. 2014;35(8):1-8.
7. Capone D, Capone R, Rolim A, Bruno LP, Lopes AJ. Imagem em doença pulmonar obstrutiva crônica. Rev HUPE. 2013;12(2):54-61.
8. Chandrasekhar AJ. Chest X-ray atlas. 2006. Disponível em: <https://www.meddean.luc.edu/lumen/meded/medicine/pulmonar/cxr/atlas/cxratlas_f.htm>. Acesso em: 19 jun. 2023.
9. Connes P, Machado R, Hue O, Reid H. Exercise limitations, exercise testing and exercise recommendation in sickle cell anemia. Clin Hemorheol Microcirc. 2011;49(11-4):151-163.
10. Donato H, Silva FP, Antunes C, Oliveira PB, Alves FC. Sinais em radiologia torácica. Serviço de Imagem Médica do Centro Hospitalar e Universitário de Coimbra. 2013. Disponível em: <https://core.ac.uk/download/pdf/61497567.pdf>. Acesso em: 19 jun. 2023.
11. Elicker B, Pereira CAC, Webb R, Leslie KO. Padrões tomográficos das doenças intersticiais pulmonares difusas com correlação clínica e patológica. J Bras Pneumol. 2008;34(9):715-744.
12. Fortuna FP, Perin C, Bortoli J, Geyer GR, Porto NS, Rubin AS. O espectro clínico e radiológico da pneumonia em organização: análise retrospectiva de 38 casos. J Pneumol. 2002;28(6).
13. Gomes EB, Pereira HC. Interpretação de gasometria arterial. Rev Ciênc Saúde. 2021;33(1):203-218.
14. Harrison P, Mackie I, Mumford A, Brings C, Liesner R, Winter M et al. Guidelines for the laboratory investigation of heritable disorders of platelet function. Br J Haematol. 2011;155(1):30-44.

15. Justiniano AN. Exames de rotina em terapia intensiva. Fisioterapia intensiva. Rio de Janeiro: Atheneu, 2007. p. 43-74.
16. Justiniano AN. Interpretação de exames laboratoriais para o fisioterapeuta. Rio de Janeiro: Rubio, 2012.
17. Justiniano AN. Exames laboratoriais em terapia intensiva: o que o fisioterapeuta deve saber. In: Associação Brasileira de Fisioterapia Cardiorrespiratória e Fisioterapia em Terapia Intensiva. PROFISIO – Programa de Atualização em Fisioterapia em Terapia Intensiva Adulto. Ciclo 11. Porto Alegre: Artmed Panamericana, 2020. p. 11-65.
18. Lauand LM, Junior EB, Andrade BJ, Sprovieri SRS. Contribuição da interpretação da radiografia simples de tórax na sala de emergência. Arq Méd Hosp Fac Ciênc Méd Santa Casa SP. 2008;53(2):64-76.
19. Marinho SMS, Silva JF. Uso da tomografia computadorizada de tórax como método diagnóstico da COVID 19. Braz J Dev. 2021;7(7):69354-69359.
20. Martins LO. O segmento da medicina diagnóstica no Brasil. Rev Fac Ciênc Méd Sorocaba. 2014;16(3):139-145.
21. Martins NF. Uma síntese sobre os efeitos biológicos da radiação ionizante e o papel da alanina utilizada para dosagem de radiações. Rev Biol Cienc Terra. 2011;11(1):144-146.
22. Medeiros JLD, Medeiros AIC, Bernardes Neto SCG. Acidemia, alcalemia, acidose e alcalose: ventilando o paciente e não a gasometria. In: Associação Brasileira de Fisioterapia Cardiorrespiratória e Fisioterapia em Terapia Intensiva. PROFISIO – Programa de Atualização em Fisioterapia em Terapia Intensiva Adulto. Ciclo 11. Porto Alegre: Artmed Panamericana, 2021. p. 43-72.
23. Muller NL, Richard W, Naidich DP. TC de alta resolução do pulmão. 4.ed. Rio de Janeiro: Guanabara Koogan, 2010.
24. Rosa ME, Matos MJR, Furtado RSOP, Brito VM, Amaral LT, Beraldo GL et al. Achados da COVID-19 identificados na tomografia computadorizada de tórax. Einstein (São Paulo). 2020;18:1-6.
25. Rocco JR. Diagnóstico dos distúrbios do metabolismo ácido-base. Rev Bras Terapia Intensiva. 2003;15(4).
26. Souza LP, Souza JS, Pinheiro FA, Lima MG. Gasometria arterial: da coleta à interpretação por enfermeiros. In: Associação Brasileira de Enfermagem. PROENF – Programa de atualização em enfermagem: terapia intensiva. Ciclo 5. Porto Alegre: Artmed Panamericana, 2021. p. 41-76.
27. Silva G. Derrames pleurais: fisiopatologia e diagnóstico. Medicina (Ribeirão Preto). 1998;31:208-215.
28. Silva JD, Lima CSFR, Reinaux CMA, Brandão DC, Andrade AD. Repercussões da cardiomegalia na função pulmonar de indivíduos adultos com insuficiência cardíaca crônica: uma revisão sistemática. Fisioter Pesqui. 2011;18(1):84-91.
29. Souza Jr. AS. Curso de diagnóstico por imagem do tórax. J Pneumol. 1999;25(2).
30. Souza Jr. AS, Araújo Neto CA, Jasinovodolinsky D, Marchiori E, Kavakama J, Irion KL et al. Terminologia para a descrição de tomografia computadorizada do tórax. Radiol Bras. 2002;35(2):125-128.

31. Wada DT, Rodrigues JAH, Santos MK. Sinais radiológicos no tórax. Medicina (Ribeirão Preto). 2019;52(Supl. 1):45-56.
32. Wada DT, Rodrigues JAH, Santos MK. Aspectos técnicos e roteiro de análise da radiografia de tórax. Medicina (Ribeirão Preto). 2019;52(Supl. 1):5-16.
33. Wada DT, Rodrigues JAH, Santos MK. Anatomia normal da radiografia de tórax. Medicina (Ribeirão Preto). 2019;52(Supl. 1):17-29.

CAPÍTULO 23

Exames complementares II: exames de imagem

DEBORA PEDROZA GUEDES DA SILVA
RAQUEL DE OLIVEIRA VIEIRA MAGALHÃES

INTRODUÇÃO

Os diferentes métodos de imagem têm papel importante no diagnóstico e na conduta das doenças pleuropulmonares. A radiologia passou por grande evolução no último século. O desenvolvimento de equipamentos para procedimentos diagnósticos com tecnologia digital melhorou consideravelmente a qualidade das imagens, proporcionando maior precisão diagnóstica e contribuindo para o sucesso dos tratamentos e a elevação da expectativa de vida.

Na prática clínica, a avaliação dos exames de imagem do tórax utiliza sinais radiológicos para identificar os padrões das doenças e, assim, estreitar o diagnóstico diferencial.

Sinais radiológicos são padrões utilizados em estudos de imagem por auxiliarem no diagnóstico e, consequentemente, na orientação terapêutica. Isso se deve ao fato de que, muitas vezes, esses sinais são característicos ou altamente sugestivos de um determinado grupo de patologias. O conhecimento desses sinais pode reduzir a lista de diagnósticos diferenciais. Particularmente no tórax, a interpretação bem-sucedida dos estudos radiológicos requer o reconhecimento desses sinais.

RADIOGRAFIA (RAIO X)

Mesmo os grandes avanços tecnológicos obtidos nas últimas décadas, com o surgimento de outros métodos de imagem, como a tomografia computadorizada (TC), a ressonância nuclear magnética (RNM) e a ultrassonografia (US), não foram capazes de diminuir a importância do raio X (RX) de tórax no atendimento emergencial. Em função de suas características, como ampla disponibilidade, baixo custo e rapidez, além da vantagem de ser móvel, é possível realizar exames em pacientes acamados, no centro cirúrgico, nas unidades de terapia intensiva (UTI) ou nas salas de atendimento de urgência e trauma, o que o torna um dos principais exames complementares a serem solicitados na maioria dos casos atendidos em âmbito hospitalar. Contudo, a imagem radiográfica é uma representação bidimensional de estruturas tridimensionais, dessa maneira, a sobreposição de estruturas na imagem é sua grande desvantagem, algo que não acontece com os métodos seccionais, como a TC e a RNM.

Radiografia de tórax

O RX de tórax foi uma das primeiras utilizações clínicas dessa técnica, que continua, ainda hoje, a ser um dos exames mais solicitados. O método é capaz de fornecer grande quantidade de informações anatômicas e fisiológicas, porém sua interpretação objetiva é, muitas vezes, difícil, uma vez que variações da técnica, assim como idade e *status* fisiológico do paciente, podem influir na avaliação.

Podemos dividir a avaliação de um RX de tórax nas seguintes etapas: incidência, técnica, posicionamento e grau de inspiração.

Incidência

O primeiro passo na avaliação do RX consiste em identificar quais as incidências obtidas e se são suficientes para responder à questão clínica a ser investigada.

As incidências ideais para a visualização do tórax são posteroanterior (PA) e perfil (Figura 1). Há outras incidências realizadas de maneira complementar ou em situações específicas, como anteroposterior (AP), em pacientes acamados, e decúbito lateral (Laurel), para identificação de derrame pleural e diferenciação entre derrame e espessamento pleural. A imagem em AP tem pior qualidade e pode atrapalhar a avaliação de área cardíaca, trama vascular pulmonar e opacidades pulmonares. Em função da divergência dos feixes de raios X emitidos pela ampola, a imagem em PA é preferível em relação à AP, pois aproxima o coração do detector, reduz sua magnitude e auxilia a retirar as escápulas dos campos pulmonares.

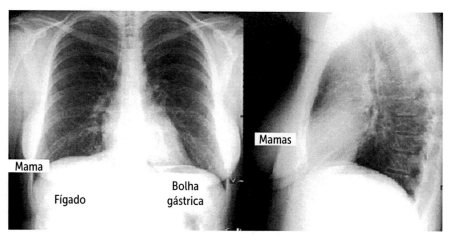

FIGURA 1 Incidência posteroanterior e perfil.
Fonte: Wada et al., 2019.

Técnica

Na avaliação da técnica, verifica-se se o exame foi bem executado, ou seja, se a técnica utilizada foi adequada, a quantidade de radiação e se há artefatos que possam prejudicar a interpretação do exame, respeitando a semiologia e a terminologia radiológica, para que todas as informações contidas no RX sejam adequadamente identificadas, interpretadas e relatadas.

Posicionamento, grau de inspiração e penetração

A postura inadequada do paciente para a realização do exame pode gerar sobreposição de imagens, dificultar a avaliação radiológica e até mesmo sugerir achados radiológicos inexistentes. A postura adequada do paciente para a realização do exame é com o tronco ereto e centrado, evitando a rotação do tronco.

Após o paciente estar posicionado de maneira adequada, é solicitado que realize uma inspiração profunda. Nos exames realizados com inspiração correta, devem-se identificar de 9 a 11 arcos costais posteriores (Figura 2) projetados sobre os campos pulmonares.

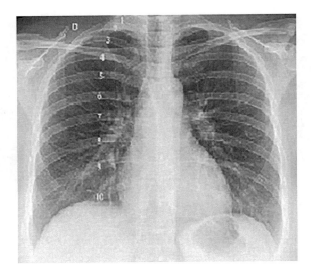

FIGURA 2 Grau de inspiração: 1 a 10.
Fonte: Wada et al., 2019.

A penetração consiste na quantidade de radiação necessária para realizar o exame. Cada tecido tem absorção diferente e, para que o exame seja realizado de maneira correta, é necessário que o técnico de radiologia ajuste a dose de radiação.

Cada estrutura corporal tem um nível de absorção da radiação, formando imagens em tonalidades diferentes na radiografia. As estruturas que contêm maior absorção não permitem a passagem da radiação até a placa de captação, tornando as áreas mais claras (brancas) enquanto aquelas com menor captação de radiação permitem a passagem da radiação para a placa, tornando-as mais escuras (pretas). As densidades radiológicas podem ser verificadas na Tabela 1.

NOTA: atualmente, com o avanço tecnológico, os filmes de radiografia são inseridos em um sistema de computador, que permite ajustar o contraste das imagens, facilitando a análise e minimizando a preocupação com a técnica. Anteriormente, havia a necessidade de realizar um novo exame, caso fosse utilizada muita ou pouca radiação.

TABELA 1 Densidades radiológicas.

Densidade	Absorção	Imagem	Terminologia
Metal	Total	Muito clara	Radiopaco
Cálcio	Grande	Branca	Radiopaco
Água (partes moles)	Média	Cinza	Hipotransparente
Gordura	Baixa	Quase preta	Transparente
Ar	Nenhuma	Preta	Hipertransparente

Fonte: adaptada de Chen et al., 2012.

TOMOGRAFIA COMPUTADORIZADA

A TC é um método de diagnóstico por imagem amplamente utilizado em todo o mundo atualmente, com aquisição da imagem baseada também na utilização da radiação ionizante (raios X), porém captada e processada digitalmente por sistemas de computadores. Entre os exames de diagnóstico por imagem, pode-se considerar que a TC é um dos mais utilizados nos hospitais, visto que pode fornecer um estudo rápido e preciso de casos particulares, como pacientes acometidos por politraumas, distúrbios abdominais, torácicos e outros.

Nesse exame, as imagens são fornecidas por cortes nos planos transversal, sagital ou coronal. Há aumento da distinção entre as estruturas pelo fato de esse exame identificar melhor os contrastes naturais entre os órgãos; é possível distinguir até 0,5% de diferença na densidade de tecidos, enquanto, na radiografia convencional, essa distinção é de 5%. Além disso, a TC é capaz de diferenciar mais de mil tons de cinza (o olho humano tem a capacidade de diferenciar apenas 20 tons de cinza). O meio de contraste utilizado é o iodo ou bário, que frequentemente traz muitos efeitos adversos para o paciente.

O diagnóstico diferencial das alterações radiológicas baseia-se em diversos aspectos, como densidade, tamanho, número, homogeneidade, nitidez, definição de margens, localização e presença ou não de calcificações ou escavações.

Neste capítulo, serão apresentados os principais sinais radiográficos das alterações pleuropulmonares e cardíacas. A maioria das doenças que causam aumento da densidade pulmonar acomete os espaços alveolares e o interstício pulmonar. São três os padrões nesse grupo: doença alveolar, doença intersticial e doença mista.

ALTERAÇÕES PLEUROPULMONARES

A seguir, serão abordadas as principais patologias e os achados radiológicos observados na prática clínica.

Atelectasia

Atelectasia é o colapso de parte ou de todo o pulmão, caracterizada radiologicamente por imagem radiodensa e com desvio do brônquio fonte para o lado da região colapsada (região ipsilateral), nos casos mais graves (Figura 3). Atelectasias laminares ocorrem quando uma quantidade de alvéolos (geralmente nas bases) está hipoventilada por obstrução (impactação mucoide) ou por redução da expansibilidade pulmonar (ascite, cirurgias abdominais, decúbito etc.). Podem existir

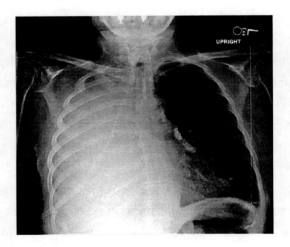

FIGURA 3 Atelectasia total.
Fonte: Patel et al., 2019.

os sinais diretos e indiretos de colapso, como retração intercostal e elevação do diafragma colapsado (região ipsilateral), nos casos mais graves (Figura 4).

Sinais radiológicos da atelectasia:
- hipotransparência no hemitórax com atelectasia;
- desvio do mediastino para o lado da lesão;
- redução dos espaços intercostais;
- elevação da cúpula diafragmática.

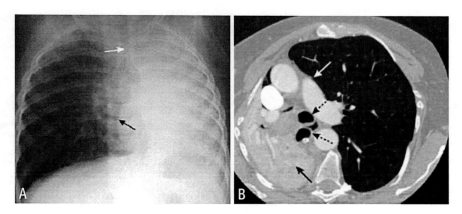

FIGURA 4 (A) Atelectasia total na radiografia (RX) de tórax e (B) na tomografia computadorizada (TC).
Fonte: Herring, 2016.

Broncograma aéreo

A árvore brônquica intrapulmonar não é visualizada em uma radiografia simples, por apresentar paredes finas e estar preenchida por ar e circundada pelo ar alveolar. É necessário que o brônquio esteja cercado por estruturas de densidade diferentes para que possa ser visualizado. O broncograma aéreo aparece quando os brônquios se mantêm arejados no seio de uma consolidação (Figura 5). Sua presença indica consolidações e ajuda a excluir lesão obstrutiva em vias aéreas centrais, mas sua ausência tem pouco significado.

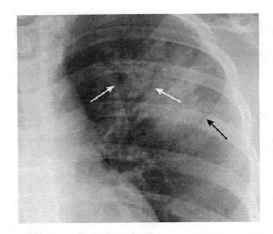

FIGURA 5 Broncograma aéreo na radiografia.
Fonte: Herring, 2016.

Bronquiectasias

Bronquiectasia é uma dilatação irreversível do brônquio em decorrência de mecanismos diversos. Os métodos de imagem têm importante papel no diagnóstico de bronquiectasia, tendo se tornado mais acurados e menos invasivos e sendo úteis para a detecção da doença em seus diferentes estágios. A radiografia apresenta limitações para o diagnóstico da doença, mesmo em estágios avançados. Já a tomografia computadorizada de alta resolução (TCAR) tem alta sensibilidade para o diagnóstico de bronquiectasia e representa um grande avanço em relação às outras técnicas existentes (Figura 6).

Existem sinais radiológicos importantes para identificação das bronquiectasias, como:

- **sinal do trilho de trem:** caracterizado por linhas paralelas que representam a bronquiectasia vista no seu plano longitudinal, sendo a imagem radiográfica mais fidedigna para a presença de dilatação irreversível do brônquio (Figura 7A);
- **sinal do anel de sinete:** caracterizado por uma imagem formada por um brônquio dilatado acoplado à sua respectiva artéria, de calibre normal, em secção transversal (Figura 7B).

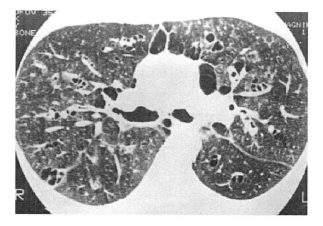

FIGURA 6 TCAR. O achado mais importante é o aumento do calibre do brônquio, onde há espessamento significativo das paredes brônquicas.
Fonte: Pereira et al., 1999.

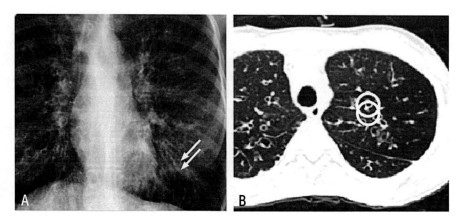

FIGURA 7 (A) Sinal do trilho do trem e (B) sinal do anel de sinete.
Fonte: Donato et al., 2013.

Sinais radiológicos das bronquiectasias:
- dilatações hiperdensas com contornos regulares na TC;
- sinal do trilho de trem;
- sinal do anel de sinete.

Bronquiectasia de tração

A dilatação dos brônquios, interpretada como fibrose pulmonar retrátil, é referida como bronquiectasia de tração (Figura 8). Os brônquios têm geralmente aparência irregular com opacidades justabrônquicas, e não estão associados com evidências radiológicas de inflamação brônquica (espessamento grosseiro da parede brônquica ou impactação mucoide). A bronquiectasia de tração é geralmente acompanhada por outros sinais de fibrose pulmonar, como faveolamento ou reticulação irregular.

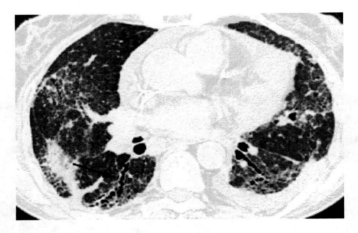

FIGURA 8 Bronquiectasia de tração em um paciente com pneumonia intersticial.
Fonte: Elicker et al., 2008.

Cardiomegalia

A cardiomegalia pode ser definida como o aumento do tamanho do coração, geralmente indicado por um índice cardiotorácico acima de 0,50, avaliado por RX de tórax em incidências posteroanterior (PA) e perfil. Esse achado é frequente na insuficiência cardíaca (IC) ou em formas graves de cardiomiopatias, como na cardiomiopatia dilatada (Figura 9) ou na cardiopatia chagásica crônica. O índice cardiotorácico (ICT) é medido pela somatória das áreas ventriculares direita e esquerda e dividido pela área torácica (Figura 10).

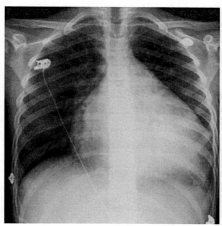

FIGURA 9 Cardiomegalia.
Fonte: Maquet, 2015.

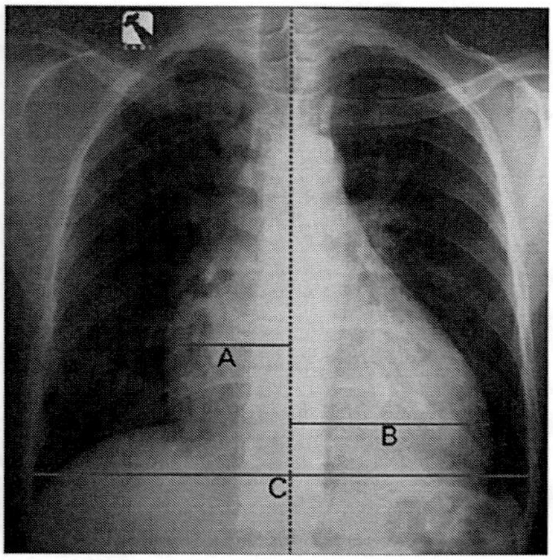

FIGURA 10 Medida do índice cardiotorácico:
ICT = A + B/C.
Fonte: Costa et al., 2014.

Derrame pleural

Em condições normais, a pleura não é visualizada no RX do tórax. Nos derrames pleurais, a distribuição do líquido é visível graças a uma imagem radiopaca (branca), a depender da posição do paciente, acumulando-se sempre em regiões inferiores em função do efeito da gravidade.

Observa-se uma opacidade homogênea, que oblitera o seio costofrênico (velamento do seio costofrênico) e distribui-se nos contornos do pulmão, desenhando uma curva de convexidade para baixo, chamada curva ou parábola de Damoiseau ou sinal do menisco (Figura 11).

A radiografia em decúbito lateral (Laurell) com raios horizontais (Figura 12) é mais sensível do que aquela em posição ortostática para o diagnóstico de derrame pleural e pode demonstrar coleção pleural de 5 mL. Atualmente, pela disponibilidade da TC, essa incidência não é utilizada na prática clínica.

Sinais radiológicos do derrame pleural:
- hipotransparência no hemitórax com derrame pleural;
- desvio do mediastino para o lado contralateral à lesão;

- velamento do seio costofrênico;
- sinal do menisco.

NOTA: em posição supina, existe a tendência de acúmulo de líquido nas regiões posteriores e, eventualmente, grandes derrames pleurais podem passar despercebidos, particularmente se forem bilaterais.

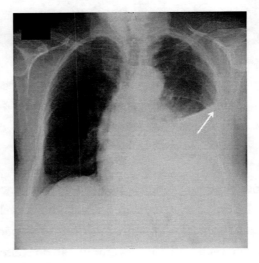

FIGURA 11 Derrame pleural.
Fonte: Brentano et al., 2014.

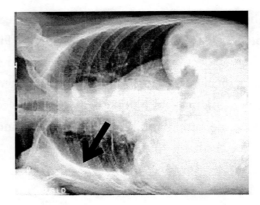

FIGURA 12 Incidência de Laurell.
Fonte: Wada et al., 2019.

DOENÇA PULMONAR OBSTRUTIVA CRÔNICA (DPOC)

A DPOC caracteriza-se por destruição do parênquima pulmonar, estreitamento das pequenas vias aéreas e limitação do fluxo aéreo. Entre as doenças que compõem a DPOC, destacam-se os achados radiológicos do enfisema pulmonar, por serem mais significativos ao exame radiológico.

Os principais sinais radiológicos do enfisema pulmonar estão relacionados à hiperinsuflação pulmonar, como: aumento dos volumes pulmonares, dos espaços intercostais e do diâmetro anteroposterior, rebaixamento do diafragma (retificado) e coração verticalizado (Figura 13).

Sinais radiológicos do enfisema pulmonar:
- hipertransparência difusa;
- retificação das cúpulas diafragmáticas;
- aumento dos espaços intercostais;
- aumento do diâmetro anteroposterior (radiografia em perfil);
- coração em gota.

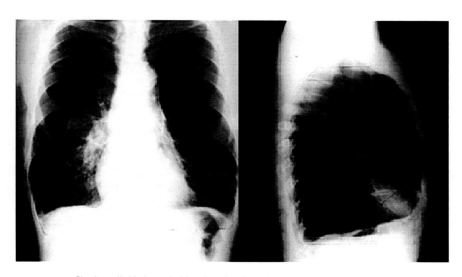

FIGURA 13 Sinais radiológicos de hiperinsuflação pulmonar.
Fonte: Chandrasekhar, 2006.

Na TC de tórax, por ser mais rica, é possível observar características tomográficas diferentes dos achados radiológicos e identificar mais facilmente os tipos de enfisema: centrolobular, panacinar, parasseptal (Figura 14).

Enfisema centrolobular

Caracterizado por sua localização preferencial nos ápices pulmonares, tem aparência de múltiplas áreas pequenas e arredondadas, não limitadas por paredes, diferentemente dos cistos.

Enfisema panacinar (ou panlobular)

Caracterizado pela ocorrência preferencial nas porções inferiores dos pulmões e pela destruição homogênea dos lóbulos secundários, gerando imagens de hipoatenuação de maneira contínua, distribuídas pelo parênquima. É típico de pacientes portadores de deficiência de alfa-1 antitripsina.

Enfisema parasseptal

Caracterizado por ocupar áreas mais periféricas do parênquima pulmonar, apresentando-se como formações bolhosas justapleurais ou ao longo de septos interlobulares. Geralmente, está associado a outros tipos de enfisema em um mesmo paciente.

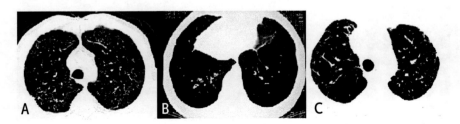

FIGURA 14 Imagens de enfisemas (A) centrolobular, (B) panlobular e (C) parasseptal.
Fonte: Capone et al., 2013.

EDEMA PULMONAR

O edema agudo de pulmão (EAP) é uma síndrome clínica caracterizada por acúmulo de fluido nos espaços alveolares e intersticiais dos pulmões, podendo ser decorrente de causas diversas. O sinal mais precoce de congestão venocapilar pulmonar é a redistribuição do fluxo sanguíneo para os ápices do pulmão (inversão ou cefalização da trama vascular). O edema alveolar surge nos casos de apresentação mais tardia, sendo mais notado na região peri-hilar, tomando a forma de asa de borboleta.

O sinal da asa de borboleta indica edema alveolar extenso, com diminuição da radiotransparência pulmonar na região peri-hilar de forma simétrica, poupando a periferia e configurando o aspecto característico (Figura 15).

Sinais radiológicos do edema pulmonar:
- opacidade difusa;
- presença de infiltrados reticulares difusos;
- edema peri-hilar;
- inversão (cefalização) da trama vascular;
- sinal da asa de borboleta.

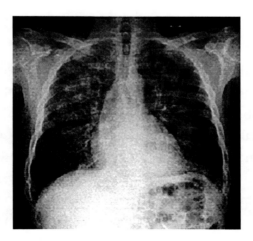

FIGURA 15 Sinal da asa de borboleta.
Fonte: Donato et al., 2013.

A TC geralmente não é necessária para o diagnóstico de edema pulmonar, mas pode ser realizada quando houver discrepância entre a história clínica e os achados em RX de tórax. O principal achado na TC é o espessamento de septos interlobulares, não sendo característica exclusiva do edema pulmonar (Figura 16).

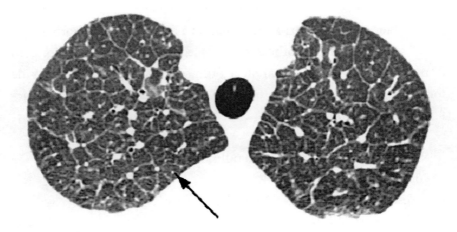

FIGURA 16 Espessamento dos septos interlobulares.
Fonte: Elicker et al., 2008.

FIBROSE PULMONAR

A fibrose pulmonar é uma doença que possui diversas etiologias e é radiologicamente caracterizada por infiltrado intersticial difuso, no qual pode ser observada a presença de opacidade reticular difusa, o que demonstra o acúmulo difuso de conteúdo (transudato ou exsudato) no interstício pulmonar (Figura 17).

O interstício é uma rede de tecido conectivo que dá suporte aos pulmões e normalmente não é visível no RX simples de tórax. Na avaliação das doenças intersticiais, é importante observar a perda da dicotomização vascular habitual por alteração da arquitetura do interstício. Várias doenças podem causar alterações intersticiais (doenças intersticiais).

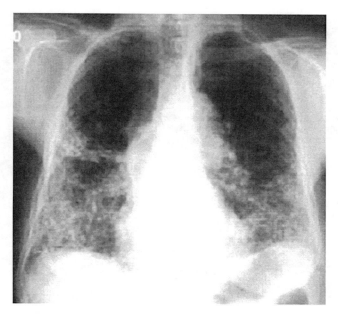

FIGURA 17 Fibrose pulmonar.
Fonte: Lopes et al., 2006.

Os padrões radiológicos são muito variados, com infiltrados intersticiais micronodulares, reticulares e reticulonodulares:

- **padrão micronodular**: caracteriza-se por múltiplos nódulos medindo de 1 a 5 mm, decorrentes da expansão do interstício de maneira quase esférica e secundária à presença de infiltrado celular, tecido fibroso ou ambos. As principais causas desse padrão são doenças como a tuberculose miliar e a pneumocistose (Figura 18);
- **padrão reticular**: caracteriza-se por inúmeras imagens lineares entrelaçadas, que lembram uma rede. Ocorre principalmente em edema pulmonar, linfangite carcinomatosa, infecções (especialmente virais), asbestose e pneumonia intersticial linfoide (Figura 19);
- **padrão reticulonodular**: caracteriza-se por uma mistura dos dois primeiros padrões. Pode ser encontrado em pneumoconioses, infecções, pneumopatias intersticiais e neoplasias. É mais frequente entre os padrões intersticiais.

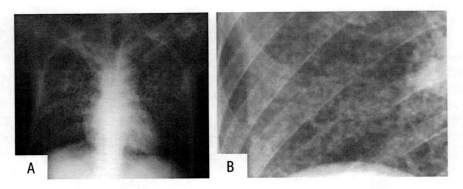

FIGURA 18 Infiltrado micronodular em tuberculose miliar.
Fonte: Lauand et al., 2008.

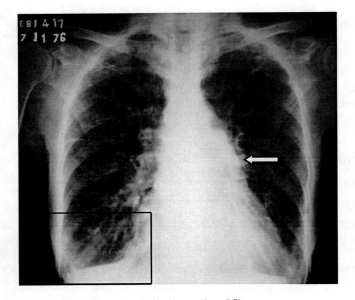

FIGURA 19 Infiltrado reticular na insuficiência cardíaca (IC).
Fonte: Lauand et al., 2008.

A TC de tórax é caracterizada pela presença de opacidades reticulares, geralmente com distribuições periférica, subpleural e bilateral, podendo estar associadas a bronquiectasias (ver Figura 7), bronquiectasias de tração (ver Figura 8) e cistos de faveolamento, predominantemente nas regiões subpleurais.

O faveolamento é caracterizado pelo remodelamento do pulmão em favo de mel e reflete o estágio terminal de inúmeras doenças que causam destruição do parênquima (Figura 20). Apresenta um padrão característico na TCAR, com cistos subpleurais com paredes espessas que compartilham paredes; quando avançado, geralmente formam empilhamentos em camadas múltiplas. O faveolamento sugere fortemente um diagnóstico patológico de pneumonia intersticial usual, embora possa ser atribuído a outras doenças, como asbestose e sarcoidose.

Sinais radiológicos da fibrose pulmonar:
- opacidades reticulares com predomínio periférico;
- presença de faveolamento;
- perda dos volumes pulmonares inferiores;
- alargamento da traqueia intratorácica.

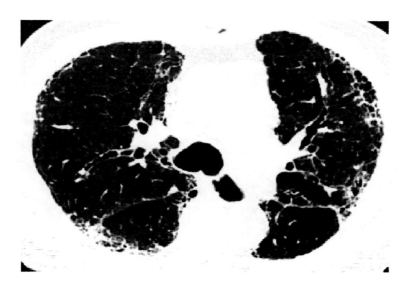

FIGURA 20 Faveolamento em um paciente com fibrose pulmonar idiopática.
Fonte: Elicker et al., 2008.

PNEUMONIA

Doença inflamatória aguda causada por agente infeccioso que acomete os pulmões. A radiografia pode apresentar consolidação parenquimatosa e infiltrado focal com aumento da radiodensidade, sendo possível, por vezes, visualizar o broncograma aéreo, o que sugere consolidação alveolar. O infiltrado difuso com padrão intersticial ou interstício-alveolar pode sugerir quadro viral. Nas fases iniciais da doença, é difícil definir a etiologia do processo, se viral ou bacteriana (Figura 21).

O achado usual da pneumonia adquirida na comunidade (PAC) coincide com a apresentação clássica da pneumonia lobar (Figura 22): consolidação do espaço aéreo de um segmento ou lobo, limitada pela superfície pleural. Uma pneumonia pode apresentar uma série de complicações, como derrame pleural, atelectasia, pneumatocele e abscesso.

Os achados tomográficos mais frequentes são: consolidações únicas ou múltiplas (Figura 23), seguidas de infiltração difusa, geralmente heterogênea e de padrão granular ou em "vidro fosco", associada ou não a consolidações, e consolidação com broncograma aéreo.

Sinais radiológicos da pneumonia:
- hipotransparência;

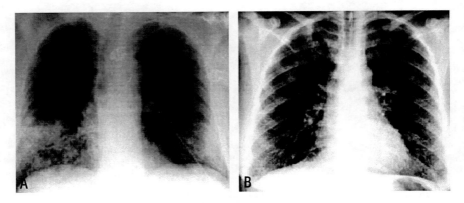

FIGURA 21 (A) Radiografia mostrando consolidação alveolar em lobos inferiores. (B) Radiografia com envolvimento intersticial difuso periférico bilateral.
Fonte: Brentano et al., 2014.

- consolidação;
- broncograma aéreo;
- infiltrados pulmonares e/ou intersticiais.

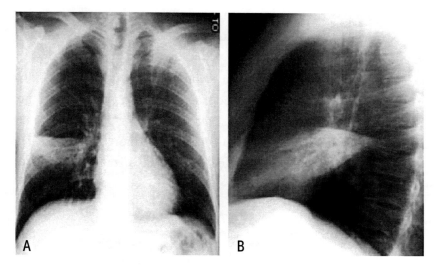

FIGURA 22 PAC: consolidação em segmento lateral do lobo médio do pulmão direito, em vista (A) posteroanterior e (B) perfil.
Fonte: Brentano et al., 2014.

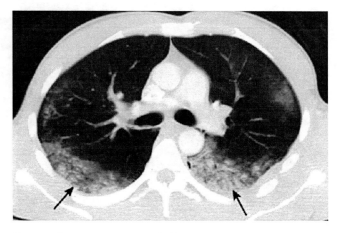

FIGURA 23 Tomografia computadorizada (TC) de tórax apresentando consolidações alveolares em bases por pneumonia aspirativa.
Fonte: Herring, 2016.

PNEUMOTÓRAX

O pneumotórax é definido como a presença de ar livre na cavidade pleural (Figura 24). É uma condição comum na prática clínica, sendo observada radiologicamente pela presença de faixa de ar entre a parede torácica e/ou o diafragma e a pleura visceral. Observa-se uma imagem escura (hipertransparente), com ausência da trama vascular no lado lesionado.

A TC de tórax pode ser útil em situações clínicas especiais, quando é necessária uma avaliação mais cuidadosa da cavidade pleural, como nos casos de enfisema de subcutâneo ou em pacientes na UTI, situação em que a radiografia realizada no leito pode não demonstrar a presença de ar na cavidade pleural por septação ou por localização em posição anterior ao pulmão.

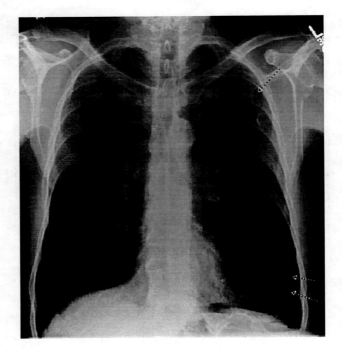

FIGURA 24 Pneumotórax à esquerda.
Fonte: Kenny; Kuschner, 2013.

Sinais radiológicos do pneumotórax:
- hipertransparência no hemitórax com pneumotórax;
- desvio do mediastino para o lado contralateral à lesão;
- ausência ou apagamento da trama vascular.

Referências

1. Andrade Filho LO, Campos JR, Haddad R. Pneumotórax. J Bras Pneumol. 2006;32(supl. 4):S212-S216.
2. Brentano VB, Schonorr A, Lima MR, Perez JA. Interpretando a radiografia de tórax na emergência. Acta Méd. 2014;35(8):1-8.
3. Capone D, Capone R, Rolim A, Bruno LP, Lopes AJ. Imagem em doença pulmonar obstrutiva crônica. Revista HUPE. 2013;12(2):54-61.
4. Chandrasekhar AJ. Chest X-ray atlas. Pulmonary Critical Care Division. 2006. Disponível em: <https://www.meddean.luc.edu/lumen/meded/medicine/pulmonar/cxr/atlas/cxratlas_f.htm>. Acesso em: 19 jun. 2023.
5. Chen MYM, Pope TL, Ott DJ. Radiologia básica. Lange. 2.ed. Porto Alegre: AMGH, 2012.
6. Costa FA, Póvoa RMS, Costa AF, Silva MAM, Rivera IR, Ferro CRC et al. Massa ventricular esquerda e índice cardiotorácico em pacientes com doença renal crônica em hemodiálise. J Bras Nephrol. 2014;36(2):171-175.
7. Donato H, Silva FP, Antunes C, Oliveira PB, Alves FC. Sinais em radiologia torácica. Serviço de Imagem Médica, Centro Hospitalar e Universitário de Coimbra, 2013. Disponível em: <https://core.ac.uk/download/pdf/61497567.pdf>. Acesso em: 19 jun. 2023.
8. Elicker B, Pereira CAC, Webb R, Leslie KO. Padrões tomográficos das doenças intersticiais pulmonares difusas com correlação clínica e patológica. J Bras Pneumol. 2008;34(9):715-744.
9. Fortuna FP, Perin C, Bortoli J, Geyer GR, Porto NS, Rubin AS. O espectro clínico e radiológico da pneumonia em organização: análise retrospectiva de 38 casos. J Pneumol. 2002;28(6).
10. Herring W. Radiologia básica: aspectos fundamentais. 3.ed. Rio de Janeiro: Elsevier, 2016.
11. Kenny JS, Kuschner WG. Pneumothorax caused by aggressive use of an incentive spirometer in a patient with emphysema. Respiratory Care. 2013;58(7):77-79.
12. Lauand LM, Junior EB, Andrade BJ, Sprovieri SRS. Contribuição da interpretação da radiografia simples de tórax na sala de emergência. Arq Méd Hosp Fac Ciênc Méd Santa Casa SP. 2008;53(2):64-76.
13. Lopes AJ, Capone D, Mogami R, Tessarollo B, Cunha DL, Capone RB et al. Tuberculose extrapulmonar. Pulmao RJ. 2006;15(4):253-261.
14. Maquet – Getinge Group. Manual do usuário – Sistema de ventilação SERVO-air. Limpeza e manutenção. Suécia: Getinge Group, 2015.

15. Martins LO. O segmento da medicina diagnóstica no Brasil. Rev Fac Ciênc Méd Sorocaba. 2014;16(3):139-145.
16. Martins NF. Uma síntese sobre os efeitos biológicos da radiação ionizante e o papel da alanina utilizada para dosagem de radiações. Rev de Biologia e Ciências da Terra. 2011;11(1).
17. Muller NL, Richard W, Naidich DP. TC de alta resolução do pulmão. 4.ed. Rio de Janeiro: Guanabara Koogan, 2010.
18. Patel TP, Karle EM, Krvavac A. Resorptive (obstructive) atelectasis. BMJ Case Reports. 2019;12(11).
19. Pereira MC, Pascoal IA, Netto JRM. High resolution CT scan in the evaluation of alterations in small airways of patients with chronic bronchial suppuration. J Bras Pneumol. 1999;25(4):189-197.
20. Silva GA. Derrames pleurais: fisiopatologia e diagnóstico. Medicina (Ribeirão Preto). 1998;31(2):208-215.
21. Silva JD, Lima CSFR, Reinaux CMA, Brandão DC, Andrade AD. Repercussões da cardiomegalia na função pulmonar de indivíduos adultos com insuficiência cardíaca crônica: uma revisão sistemática. Fisioterapia e Pesquisa. 2011;18(1):84-91.
22. Souza Jr. AS. Curso de diagnóstico por imagem do tórax. J Pneumol. 1999;25(2).
23. Souza Jr. AS, Araujo Neto C, Jasinovodolinsky D, Marchiori E, Kavakama J, Irion KL et al. Terminologia para a descrição de tomografia computadorizada do tórax. Radiol Brasil. 2002;35(2):125-128.
24. Wada DT, Rodrigues JAH, Santos MK. Sinais radiológicos no tórax. Medicina (Ribeirão Preto). 2019;52(Supl. 1):45-56.
25. Wada DT, Rodrigues JAH, Santos MK. Aspectos técnicos e roteiro de análise da radiografia de tórax. Medicina (Ribeirão Preto). 2019;52(Supl. 1):5-16.
26. Wada DT, Rodrigues JAH, Santos MK. Anatomia normal da radiografia de tórax. Medicina (Ribeirão Preto). 2019;52(supl. 1):17-29.

CAPÍTULO 24

Ultrassonografia cinesiológica

BRUNO SIQUEIRA DE MOURA

INTRODUÇÃO

A ultrassonografia ou ecografia consiste em um método diagnóstico amplamente aplicado nas diversas áreas da medicina moderna. Nesse exame, o eco é gerado através de ondas ultrassônicas de alta frequência, objetivando visualizar, de forma dinâmica, as diferentes estruturas do corpo humano.

Na ultrassonografia pulmonar (US-P) não é diferente. Considerando que todas as patologias pulmonares interferem na mobilidade, na aeração e no trofismo das estruturas que compõem o sistema ventilatório, é possível diferenciar padrões anormais dessas estruturas, precisar o diagnóstico, monitorar e traçar estratégias terapêuticas.

Nos últimos anos, a US-P tem se popularizado, tornando-se uma ferramenta importante para o fisioterapeuta. Existem muitas dúvidas quanto ao respaldo legal para sua realização por parte dos fisioterapeutas, visto que, historicamente, esse método foi criado e utilizado por radiologistas, mas ele existe.

Como ponto de partida, é importante compreender que o fisioterapeuta deve utilizar essa ferramenta como método avaliativo da função cinética de cada órgão (p. ex., avaliando a função dos pulmões por sua aeração [volume e distribuição de gases] e a pleura por meio de seu deslizamento e diafragma, mediante sua mobilidade e trofismo).

Sendo a US-P um método complementar de diagnóstico e tendo em mente o diagnóstico cinético funcional, a Resolução n. 402/2011, do Plenário do Conselho Federal de Fisioterapia e Terapia Ocupacional (Coffito), que disciplina a especialidade de fisioterapeuta intensivista e suas providências, dispõe:

> Artigo 3º – V – Solicitar, realizar e interpretar exames complementares, como espirometria e outras provas de função pulmonar, eletromiografia de superfície, entre outros; VI – Determinar diagnóstico e prognóstico fisioterapêutico.

Outro ponto importante é o referencial Nacional de Procedimentos Fisioterapêuticos, Resolução n. 482, de 1º de abril de 2017, que, em seu capítulo I, traz o item 13106918 – "Ultrassonografia cinesiológica, ratificando a responsabilidade profissional e social sobre os procedimentos realizados pelo fisioterapeuta".

ASPECTOS FÍSICOS

Na US-P, há um feixe sonoro pulsado não audível de alta frequência (aproximadamente, 1 a 15 MHz), que é emitido por meio de um transdutor móvel para estruturas do sistema ventilatório. Quando essa energia encontra alguma estrutura, dependendo de sua densidade e impedância acústica, ela pode ser refletida, espalhando-se para as demais estruturas próximas, ou regressar ao aparelho.

As principais formas de processamento de imagens na US-P são o modo B (modo brilho, no qual é criado uma imagem em função da diferença de intensidade do sinal sonoro) e o modo M (modo movimento, que acompanha determinada imagem ao longo do tempo). Isso acarreta diferentes interpretações pelo *software*, que irá entregar uma imagem 2D com distintos tons de cinza, de acordo com a amplitude do sinal recebido.

Existem três principais tipos de transdutores utilizados na US-P, cabendo ao fisioterapeuta a indicação exata para obtenção de imagens mais nítidas. Eles podem ser divididos da seguinte maneira:

- **transdutor linear:** alta frequência (6 a 15 MHz). Profundidade: 4 a 9 cm. Oferece uma excelente visualização de estruturas mais superficiais. P. ex.: pleura, espessura diafragmática e parênquima pulmonar;
- **transdutor convexo:** baixa frequência (2 a 5 MHz). Profundidade: 6 a 30 cm. Oferece boa visualização de estruturas mais profundas. P. ex.: parênquima pulmonar, presença de efusão pleural e mobilidade diafragmática;
- **transdutor setorial:** baixa frequência (1 a 5 MHz). Profundidade: 6 a 35 cm. Oferece boa visualização de estruturas mais profundas. P. ex.: base pulmonar e mobilidade diafragmática.

ANÁLISE DAS IMAGENS

Para simplificação da análise das imagens, pode-se caracterizar a interação do som entre os principais componentes do sistema ventilatório, de acordo com sua capacidade de propagar o som, ou seja, com sua ecogenicidade.

As estruturas que refletem pouco o ultrassom, logo produzem poucos ecos, são chamadas de hipoecoicas ou hipoecogênicas (ar, costelas e efusões pleurais). Na imagem, elas aparecem mais escuras. As estruturas que possuem boa capacidade de reflexão do ultrassom, ou seja, produzem muitos ecos, são chamadas de hiperecoicas ou hiperecogênicas (pleura, atelectasias, consolidações e líquidos no interstício pulmonar).

Durante a realização da US-P, a profundidade (dentro da faixa de cada transdutor) e o ganho (parâmetro que clareia ou escurece a imagem conforme desejo do examinador) são importantes para que se obtenha uma boa qualidade de imagem.

REALIZAÇÃO DO EXAME

O exame US-P é iniciado pelo posicionamento adequado do paciente, geralmente em posição supina, com cabeceira entre 30 e 45°. Existem diversos protocolos para a determinação dos pontos a serem avaliados; em função da facilidade de realização, neste capítulo, discute-se o protocolo Blue (do inglês *bedside lung ultrasound in emergency*) (Figura 1).

São avaliadas três zonas em ambos os hemotórax: torácica anterior, lateral e posterolateral, sendo essas zonas divididas em superior e inferior, perfazendo um total de 12 pontos a serem avaliados.

A realização do exame dura, aproximadamente, 15 minutos, e essa duração varia conforme a experiência do avaliador. O objeto de estudo para a elaboração do diagnóstico cinético-funcional perpassa pela avaliação de deslizamento pleural, aeração pulmonar, mobilidade diafragmática e trofismo diafragmático.

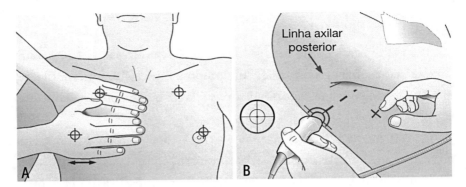

FIGURA 1 (A) Posicionamento anterior do protocolo Blue. Deve-se colocar as duas mãos paralelas sobre o tórax do paciente. Como referência horizontal, utilizar o terceiro metacarpo de cada mão; como referência vertical, utilizar a linha medial da clavícula. (B) O examinador segura o transdutor como se fosse uma caneta, sempre perpendicular ao ponto avaliado.
Fonte: adaptada de Lichtenstein, 2014.

Padrões básicos para interpretação
Deslizamento pleural

O ponto inicial da avaliação pulmonar é a pleura, visto que todos os sinais de aeração pulmonar surgem dela. Ela pode ser identificada por uma linha horizontal hiperecogênica, resultado do encontro das pleuras visceral e parietal.

O principal achado é o deslizamento pleural, que pode ser identificado no **modo B**, no qual se espera encontrar em um movimento lateral simultâneo ao ciclo ventilatório. A avaliação pleural pode ser feita também em **modo M**, no qual normalmente se observa, acima da linha pleural, um padrão linear característico da parede torácica ("água do mar"), enquanto abaixo da linha pleural há um padrão granular homogêneo ("área da praia"), produzindo uma imagem conhecida como "sinal da praia".

Na ausência ou alteração da movimentação pleural, podem ser identificadas diversas patologias que alteram a mobilidade e a aeração pulmonar, como pleurisia (muito presente na covid-19), pneumotórax, enfisema subcutâneo, broncoespasmo severo, doença pulmonar obstrutiva crônica (DPOC) e síndrome do desconforto respiratório agudo, entre outros.

Aeração pulmonar

Linhas A

Avaliando a superfície pulmonar, observa-se o primeiro sinal de reverberação pleural, chamado de linhas A, que são horizontais e equidistantes, indicam aeração pulmonar normal. São produzidas pela repetição da linha pleural no parênquima pulmonar e podem sofrer alterações em sua intensidade a depender das alterações de aeração, sofrendo realce em caso de pneumotórax, por exemplo, ou sendo suprimidas quando houver diminuição da aeração pulmonar (Figura 2).

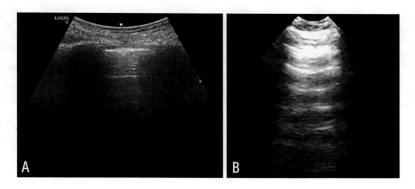

FIGURA 2 Visualização das linhas A, em frequência (A) e intensidade (B). Como se observa pelas imagens, as linhas podem se apresentar com diferentes frequência e intensidade, dependendo do indivíduo.
Fonte: acervo do autor.

Linhas B

O segundo sinal avaliado da reverberação pleural são as linhas B, que são semelhantes a um feixe de luz vertical, com origem na linha pleural e seguindo em direção à porção interna do pulmão, retratando os septos interlobulares. Esses feixes são bem definidos e deslizam, acompanhando, de maneira sincrônica, o movimento pleural durante o ciclo ventilatório.

Ressalta-se que a presença de uma ou duas linhas B por espaço intercostal é um achado fisiológico encontrado em 30% dos indivíduos sadios. Há também maior incidência em regiões pulmonares posteriores ou decúbito dependentes, em função dos efeitos gravitacionais sobre os líquidos presentes nos septos intralobulares e interlobulares. Visto que existe essa afinidade pelo líquido extrapulmonar, a presença de várias linhas B está associada à congestão pulmonar. Pode haver ainda um feixe espesso formado por diversas linhas B sobrepondo-se na imagem, achado descrito como linha B coalescente (Figura 3).

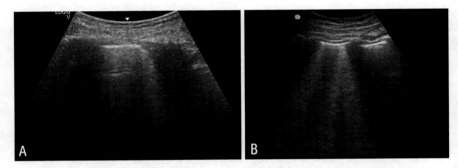

FIGURA 3 Visualização das linhas B. Em (A), observa-se somente uma linha B, o que remete a uma aeração normal. Em (B), há várias linhas B saindo da linha pleural, com seus feixes mais intensos e se sobrepondo, o que é sinal de má aeração.
Fonte: acervo do autor.

Consolidação alveolar

Geralmente de origem infecciosa, as consolidações pulmonares são facilmente identificadas pela US-P. Em função da substituição do conteúdo gasoso nos pulmões por fluidos de maior densidade, obtêm-se imagens hiperecoicas, que correspondem a consolidações translobares ou não translobares, com ambas apresentando sinais distintos e bem característicos. De maior incidência, as consolidações não translobares apresentam uma imagem mais fragmentada e com pontos hiperecogênicos. Esses, por sua vez, produzem um reforço acústico, gerando as linhas C, as quais possuem morfologia idêntica à das linhas B, porém partem dos pontos de consolidação. Já as consolidações translobares apresentam aspecto de tecido hepático (Figura 4).

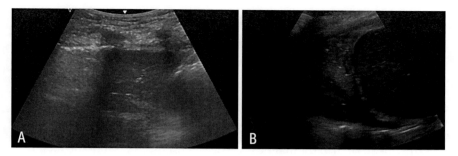

FIGURA 4 Em (A), são observados pequenos pontos hiperecogênicos próximos à periferia pulmonar, imagem sugestiva de consolidação não translobar. Em (B), vê-se um aspecto pulmonar hepatizado, caracterizando uma consolidação translobar.
Fonte: acervo do autor.

Derrame pleural

O derrame pleural é uma condição causada pelo acúmulo de líquido entre as pleuras e pode ter várias causas, como infecções, insuficiência cardíaca e tumores, entre outras. Na US-P, o derrame pleural aparece como uma área hipoecogênica, bem delimitada pelas estruturas que cercam a pleura.

Para sua adequada avaliação, deve-se utilizar uma janela de preferência posterior ao nível do diafragma. Para um diagnóstico preciso, cinco estruturas precisam estar bem visíveis na imagem gerada: fígado/baço, diafragma, líquido pleural, pulmão e parede torácica.

É possível ter uma ideia de sua natureza avaliando sua ecogenicidade. Os derrames transudativos têm padrão prevalente anecogênico, o padrão complexo não septado, enquanto os exsudativos não têm padrão definido, apesar de muitas vezes se encontrarem septados. Por fim, os hemorrágicos têm padrão ecogênico.

A quantificação do derrame tem sido proposta de diversas maneiras; para derrames de maiores proporções, eles se mostram mais acuradas. Neste capítulo, é utilizado o modelo proposto por Engin Usta em 2010, considerando a distância entre a pleura visceral do diafragma em milímetros e a pleura visceral pulmonar multiplicada por 16. O valor obtido equivale ao volume do derrame pleural em mL ($V_{(mL)} = Dist._{(mm)} \times 16$). Embora seja possível avaliar por meio do ultrassom, é prudente utilizar outro método quantitativo para a tomada de decisões clínicas.

Pneumotórax

Cada vez mais difundida no ambiente intensivo, a US-P é uma ótima ferramenta auxiliar para diagnóstico de pneumotórax, sendo de fácil realização e apresentando uma curva de aprendizado vertical.

O ponto de partida da avaliação é o posicionamento do paciente, preferencialmente em supino. Partindo das regiões anteriores do tórax, no decorrer do exame, deve-se explorar toda a superfície pulmonar até as áreas mais dependentes da ação da gravidade. O transdutor convexo (ou microconvexo, quando disponível) deve ser a primeira escolha. A visualização das imagens ocorre em modo B, sendo possível utilizar a modalidade M para auxiliar no diagnóstico.

Sendo superior à RX de tórax na identificação do pneumotórax, a US-P possui quatro achados principais para guiar com segurança o diagnóstico, listados a seguir (Figura 5).

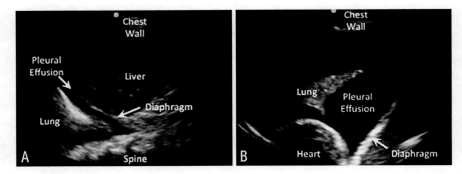

FIGURA 5 Em (A), observa-se uma efusão pleural laminar. Em (B), vê-se uma efusão pleural de maiores proporções, com a base pulmonar colapsada.

Tradução: *chest wall* = parede torácica; *diaphragm* = diafragma; *heart* = coração; *liver* = fígado; *lung* = pulmão; *pleural effusion* = efusão pleural; *spine* = espinha.

Fonte: Soni et al., 2015.

Presença de ponto(s) pulmonar(es)

O ponto pulmonar representa o local de encontro do pulmão ainda aerado com o pneumotórax. É possível observar uma imagem dividida, com o pulmão se expandindo (deslizamento pleural, linhas A e B, sinal da praia etc.) sobre a área do pneumotórax (ausência de deslizamento pleural, múltiplas linhas A e sinal da estratosfera) (Figura 6).

Ausência de deslizamento pulmonar

Em razão da invasão de ar no espaço pleural, perde-se a superfície de contato entre as pleuras. Logo, não há deslizamento horizontal pleural nem o sincronismo da expansão pulmonar com a fase inspiratória, achado comumente encontrado no exame normal.

Ausência de linhas B

Como descrito anteriormente, todos os sinais de reverberação originam-se da linha pleural. Logo, como não é possível visualizar a linha pleural, também não serão visualizadas as linhas B. A situação inversa também é informativa, pois se pode excluir a presença de pneumotórax no ponto avaliado caso haja presença dessas linhas.

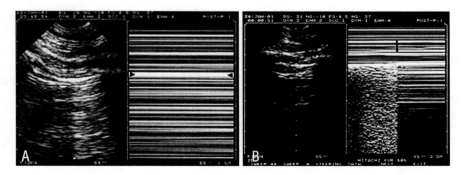

FIGURA 6 Em (A), observa-se o sinal da estratosfera. Em (B), o ponto pulmonar. Ambos os sinais são característicos de pneumotórax.
Fonte: Lichtenstein; Meziere, 2008.

Ausência de pulso pulmonar

O pulso pulmonar será o segundo sinal de reverberação pleural para a avaliação do pneumotórax. Ele é representado por um movimento vertical da linha pleural, alteração causada pela transmissão do ritmo cardíaco através do pulmão com aeração reduzida ou baixa complacência. Logo, o pulso pulmonar é inexistente no pneumotórax. Portanto, a presença de pulso pulmonar exclui a possibilidade de pneumotórax.

Mobilidade diafragmática

A disfunção diafragmática é uma condição de perda parcial ou total da força muscular, o que acarreta perda das capacidades pulmonares e redução da capacidade de resistir ao esforço físico. Diversas patologias podem ser a causa dessa disfunção, incluindo lesões traumáticas, doenças neurológicas, doenças pulmonares crônicas, obesidade, cirurgias torácicas ou abdominais e uso prolongado de sedação e bloqueador neuromuscular. A disfunção diafragmática é uma das principais causas de falha no desmame, ventilação mecânica prolongada, maior tempo de internação na unidade de terapia intensiva e, consequentemente, aumento da mortalidade.

Nas últimas décadas, a US-P tem se mostrado útil para avaliação, diagnóstico e acompanhamento do tratamento das disfunções diafragmáticas, visto que, por meio dela, é possível acompanhar tanto a mobilidade (amplitude inspiratória) quanto a espessura (fuso muscular diafragmático) do diafragma. Existem diversas técnicas para visualização da mobilidade diafragmática, sendo a subcostal anterior à janela a mais comum. Com o transdutor inclinado a 45°, visualiza-se a porção posterior da hemicúpula diafragmática (Figura 7).

A medida da mobilidade pode ser realizada em três diferentes momentos: durante a inspiração tranquila, durante a manobra chamada de *sniffing* ("fungada") e durante uma inspiração profunda. Utilizando o modo B para identificar o terço posterior do hemidiafragma, posiciona-se a linha do modo M o mais perpendicular possível para obtenção dos valores máximos. Em modo M, verifica-se a amplitude do movimento, partindo do final da expiração até o topo da incursão inspiratória (Figura 8).

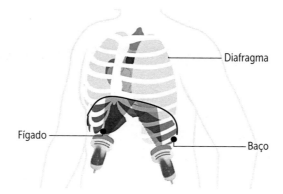

FIGURA 7 Esquema ilustrativo da visualização da mobilidade diafragmática pela técnica subcostal anterior (janela mais comum). O transdutor deve ser posicionado abaixo do rebordo costal e inclinado a 45°, permitindo a visualização dos hemidiafragmas direito e esquerdo. O fígado e o baço são utilizados como janela acústica. Observe, no esquema ilustrativo, a profundidade adequada para visualizar a porção posterior do diafragma.
Fonte: adaptada de Boussuges et al., 2009.

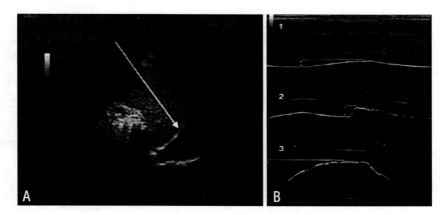

FIGURA 8 Na imagem (A), em modo B, observa-se a porção posterior do diafragma, onde foi posicionada a linha M. À esquerda, na imagem (B), em modo M, observa-se a avaliação de três momentos: inspiração tranquila, *sniffing* e inspiração profunda.
Fonte: Boussuges et al., 2009.

Em função das diferenças anatômicas e de gênero, há valores diferentes de mobilidade diafragmática direita e esquerda, como pode ser visto nas Tabelas 1 e 2.

TABELA 1 Valores de referência da mobilidade diafragmática à direita em homens e mulheres.

Tipo de incursão	Homens (cm)	Mulheres (cm)	P valor
Inspiração voluntária	1,8 ± 0,3	1,6 ± 0,3	< 0,001
Inspiração profunda – *sniffing*	2,9 ± 0,6	2,6 ± 0,5	< 0,001
Inspiração profunda	7 ± 1,1	5,7 ± 0,3	< 0,001

Fonte: adaptada de Cardenas et al., 2018.

TABELA 2 Valores de referência da mobilidade diafragmática à esquerda em homens e mulheres.

Tipo de incursão	Homens (cm)	Mulheres (cm)	P valor
Inspiração voluntária	1,8 ± 0,4	1,6 ± 0,4	0,002
Inspiração profunda – *sniffing*	3,1 ± 0,6	2,7 ± 0,5	< 0,001
Inspiração profunda	7,5 ± 0,9	6,4 ± 1	0,01

Fonte: adaptada de Cardenas et al., 2018.

Espessura diafragmática

Outra medida para auxiliar o tratamento da disfunção diafragmática é a espessura diafragmática. Por meio dela, pode-se ter uma boa ideia do trofismo muscular. Em indivíduos saudáveis, encontram-se valores de espessura diafragmática de 4,5 +/– 0,9 e expiratória de 1,7 +/– 0,2. Um diafragma disfuncional apresenta baixa ou nenhuma elevação de sua espessura durante a inspiração, e, em casos de doenças pulmonares crônicas, baixos valores de espessura diafragmática inspiratória são esperados.

Um aspecto importante a ressaltar é que maiores espessuras diafragmáticas não significam necessariamente melhor força muscular, sendo possível haver, nesses casos, uma hipertrofia muscular disfuncional ou pseudo-hipertrofia. Da mesma maneira, em pacientes com lesões diafragmáticas agudas ou subagudas, pode haver uma espessura diafragmática inspiratória elevada. Para que seja realizado um diagnóstico acurado, pode-se utilizar a fração de espessamento diafragmático, expressa pela seguinte equação:

$$FE = Tdi\text{-}insp - Tdi\text{-}exp \times 100/Tdi\text{-}exp$$

Em que: FE: fração de espessamento; Tdi-insp: espessura do diafragma inspiratória; Tdi-exp: espessura do diafragma expiratória.

Os valores entre 20 e 35% estão associados ao sucesso no desmame. Valores abaixo de 20% podem ser interpretados como um sinal de baixa estimulação diafragmática e são associados a hipotrofia, atrofia diafragmática ou falência muscular. Valores maiores de 35% surgem quando há esforço diafragmático excessivo, ou seja, insuficiência ventilatória (Figura 9).

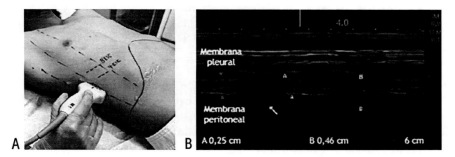

FIGURA 9 Em (A), observa-se transdutor posicionado para a realização das medidas de espessura diafragmática. Em (B), vê-se a mensuração das medidas inspiratórias e expiratórias de espessura diafragmática.
Fonte: Santana et al., 2020.

Referências

1. Boussuges A, Gole Y, Blanc P. Diaphragmatic motion studied by m-mode ultrasonography: methods, reproducibility, and normal values. Chest. 2009;135(2):391-400.
2. Cardenas LZ, Santana PV, Caruso P, Carvalho CRR, Albuquerque ALP. Diaphragmatic ultrasound correlates with inspiratory muscle strength and pulmonary function in healthy subjects. Ultrasound Med Biol. 2018;44(4):786-793.
3. Conselho Federal de Fisioterapia e Terapia Ocupacional. Resolução n. 402, de 03 de agosto de 2011. Disciplina a especialidade Profissional em Fisioterapia Intensiva e dá outras providências. Disponível em: <https://www.coffito.gov.br/nsite/?p=3165>. Acesso em: 19 jun. 2023.
4. Conselho Federal de Fisioterapia e Terapia Ocupacional. Resolução n. 482, de 01 de abril de 2017. Fixa e estabelece o Referencial Nacional de Procedimentos Terapêuticos e dá outras providências. Disponível em: <https://www.crefito13.org.br/public/legislacoesarquivos/resolucao_482_17.pdf>. Acesso em: 19 jun. 2023.
5. Frassi F, Gargani L, Gligorova S, Ciampi Q, Mottola G, Picano E. Clinical and echocardiographic determinants of ultrasound lung comets. Eur J Echocardiogr. 2007;8(6):474-479.
6. Lichtenstein DA. Lung ultrasound in the critically ill. Ann Intensive Care. 2014;4(1):1-12.
7. Lichtenstein DA, Meziere GA. Relevance of lung ultrasound in the diagnosis of acute respiratory failure: the BLUE protocol. Chest. 2008;134(1):117-125.
8. Mafort TT, Pinto BM. Papel da ultrassonografia na avaliação das doenças pleurais. Pulmão RJ. 2016;25(1):5-10.
9. Muniz RT, Mesquita ET, Souza Jr. CV, Martins WA. Ultrassom pulmonar em pacientes com insuficiência cardíaca – Revisão sistemática. Arq Bras Cardiologia. 2018;110(6):577-584.
10. Papaléo RM, de Souza DS. Ultrassonografia: princípios físicos e controle da qualidade. Rev Bras de Física Med. 2019:13(1):14-23.
11. Soni NJ, Franco R, Velez MI, Schnobrich D, Dancel R, Restrepo MI et al. Ultrasound in the diagnosis and management of pleural effusions. J Hosp Med. 2015;10(12):811-816.
12. Santana PV, Cardenas LZ, Albuquerque ALP, Carvalho CRR, Caruso P. Diaphragmatic ultrasound: a review of its methodological aspects and clinical uses. J Bras Pneumol. 2020;46(6).
13. Usta E, Mustafi M, Ziemer G. Ultrasound estimation of volume of postoperative pleural effusion in cardiac surgery patients. Interact Cardiovasc Thorac Surg. 2010;10(2):204-207.
14. Volpicelli G, Elbarbary M, Blaivas M, Lichtenstein DA, Mathis G, Kirkpatrick AW et al. International evidence-based recommendations for point-of-care lung ultrasound. Intensive Care Med. 2012;38(4):577-591.

CAPÍTULO 25

Desospitalização e transição do cuidado

VANESSA ANDRADE RODRIGUES
SAMANTHA SABINO DE OLIVEIRA

INTRODUÇÃO

A desospitalização é uma tendência mundial, utilizada como ferramenta de articulação da gestão do cuidado. Muito além da realização de uma alta hospitalar, a desospitalização é uma estratégia de negócio, visando, por exemplo, à redução do tempo de internação e à garantia do retorno do paciente à sociedade de maneira eficiente, eficaz e segura, garantindo a continuidade do seu tratamento, de maneira ambulatorial ou por atendimento pontual, *home care* ou instituição de transição do cuidado.

O sistema de saúde, privado ou público, vislumbra, com o processo de desospitalização, a otimização do giro de leitos, a redução do tempo médio de permanência hospitalar, o menor risco de ocorrências de eventos adversos, como lesão por pressão, quedas e infecções hospitalares, além da redução de custos e, principalmente, da possibilidade de o paciente continuar seu tratamento fora do hospital.

O processo de desospitalização é muito mais do que o retorno do paciente para sua casa. Para ocorrer de maneira eficiente, precisa ser iniciado no momento da admissão do indivíduo na instituição hospitalar e deve contar com a participação de toda a equipe multidisciplinar, não dependendo exclusivamente da equipe médica. O processo de alta tem como protagonista o paciente e sua rede de apoio, por isso é tão importante conhecer o indivíduo de maneira integral.

Um dos princípios que norteia o Sistema Único de Saúde (SUS) é a integralidade, que busca garantir ao paciente uma assistência à saúde que transcenda a prática curativa, contemplando o indivíduo em todos os níveis de atenção e considerando o sujeito em seus contextos social, familiar e cultural.

É partindo desse princípio que se realizam as orientações ao paciente e sua rede de apoio, bem como o planejamento da alta hospitalar no que tange às necessidades básicas e de média e alta complexidades que esse indivíduo terá para que o seu tratamento possa continuar no ambiente extra-hospitalar.

A equipe multidisciplinar, junto com a equipe médica que está assistindo o paciente, irá articular o planejamento da modalidade de atendimento à qual o indivíduo é elegível. A elegibilidade da modalidade é norteada por algumas ferramentas de suporte domiciliar e pela rede de apoio que esse paciente apresenta no cenário da alta hospitalar. As ferramentas utilizadas de modo norteador para a elaboração do programa de atendimento domiciliar são o Questionário de Katz e a Tabela de Avaliação de Complexidade Assistencial.

Modalidades de desospitalização

Atendimento pontual. O paciente é elegível a essa modalidade quando a sua necessidade para desospitalização é pautada em uma reabilitação motora, respiratória e fonoterápica de baixa complexidade e a curto prazo (p. ex., evolução na marcha, evolução de consistência de dieta, acompanhamento dos estomas e visita médica mensal).

Atendimento ambulatorial

A modalidade ambulatorial é muito utilizada por pacientes que necessitam de clínica-satélite para hemodiálise e por aqueles com necessidade de completar esquema de antibiótico ou troca de curativo, desde que apresentem autonomia na realização das atividades de vida diária.

Atendimento de *home care*

A modalidade *home care*, também conhecida como internação domiciliar, contempla o paciente que necessita de cuidados específicos de complexidades média e alta. Nos casos de média complexidade, os atendimentos são pontuais, porém há necessidade de insumos e materiais, além da visita frequente do profissional especializado para dar continuidade ao tratamento. Nos casos de alta complexidade, são necessários os cuidados ofertados no ambiente hospitalar, incluindo equipe técnica e equipamentos médicos, de acordo com a gravidade de cada caso (p. ex., administração de antibióticos, curativo de média a alta complexidades).

Instituição de transição do cuidado

Segundo a American Geriatrics Society (AGS), os cuidados de transição são um conjunto de ações destinadas a assegurar a coordenação e a continuidade dos cuidados de saúde enquanto os pacientes são transferidos entre diferentes níveis de atenção, que podem ocorrer dentro ou não do mesmo local. Essa modalidade de atendimento tem como objetivo atender aos pacientes que passaram da fase aguda (7 a 15 dias de internação) e necessitam de atendimento extensivo de reabilitação, cuidados continuados ou cuidados paliativos, caso se encontrem em processo de finitude de vida, com acolhimento diferenciado à rede de apoio desses pacientes.

O PAPEL DO FISIOTERAPEUTA NA DESOSPITALIZAÇÃO

No contexto atual, o planejamento da alta hospitalar deve ser pensado desde o início da internação para todos os pacientes, independentemente do quadro inicial. O foco na continuidade do cuidado é o principal objetivo, a fim de alcançar o restabelecimento da saúde e maior qualidade de vida.

O fisioterapeuta, como profissional integrante da equipe multiprofissional do hospital, possui papel fundamental no planejamento das ações referentes à mobilidade, à acessibilidade e às realizações de atividades de autocuidado. Também cabe a esse profissional educar e treinar os familiares, visando à segurança do paciente, à promoção da saúde e à reabilitação funcional.

A avaliação físico-funcional é realizada pela equipe de fisioterapia na admissão do paciente. A partir desse resultado, são definidas as metas individuais para o tratamento durante a internação e os recursos que serão utilizados para atingi-las. As escalas empregadas traduzem o grau de força muscular periférica e a assistência de que o paciente necessita para executar cada atividade.

A avaliação cardiopulmonar é realizada com o intuito de nortear a prescrição de oxigenoterapia durante a internação e na indicação de uso domiciliar. Também é realizada para orientar a utilização de dispositivos com pressão positiva nas vias aéreas, visando à expansão pulmonar, como CPAP, BIPAP e *cough assist*, cujos parâmetros devem ser ajustados pelo fisioterapeuta, que também deve educar os cuidadores e familiares a respeito do uso desses dispositivos.

A reavaliação pré-alta é necessária para a atualização do quadro clínico-funcional do paciente e para melhor orientação durante o processo de desospitalização, que deve ser centrado nas necessidades do paciente (Figura 1). A capacidade funcional é um dado importante para que a equipe multidisciplinar possa definir o melhor desfecho pós-alta, sendo ele em domicílio ou em instituição de transição de cuidado. A continuidade dos exercícios respiratórios e motores realizados durante a internação hospitalar deve ser reforçada de maneira verbal e demonstrativa, se necessário, como mencionado no Capítulo 6, informando o paciente e sua rede de apoio sobre a necessidade de supervisão de um profissional quando houver estado funcional reduzido. A orientação de familiares e cuidadores é muito importante para a adesão ao tratamento pelo paciente e deve ser realizada na iminência da alta (Figura 2).

| AVALIAÇÃO FÍSICO-FUNCIONAL E CARDIOPULMONAR | METAS E TRATAMENTO DURANTE A INTERNAÇÃO | REAVALIAÇÃO E ORIENTAÇÃO PRÉ-ALTA |

FIGURA 1 Processo da equipe de fisioterapia para a desospitalização.

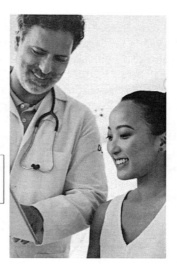

FIGURA 2 *Folder* institucional para orientações gerais pela equipe de fisioterapia.
Fonte: acervo do Hospital São Lucas Copacabana/DASA.

Referências

1. Brasil. Ministério da Saúde. Superintendência Estadual do Ministério da Saúde no Rio de Janeiro. Desospitalização: reflexões para o cuidado em saúde e atuação multiprofissional. Brasília, 2020.
2. Brasil. Ministério da Saúde. Secretaria de Saúde. Avaliação da complexidade assistencial. Brasília, 2015. Disponível em: <https://www.saude.df.gov.br/documents/37101/1129379/ANEXO_III_TABELA_DE_AVALIACAO_DE_COMPEXIDADE_ASSISTENCIAL_ABEMID_SAD_AC_12_03_2015.pdf>. Acesso em: 15 jan. 2023.
3. Eficiência Hospitalista. Desospitalização: muito além da alta hospitalar. 2023. Disponível em: <https://eficienciahospitalar.com.br/desospitalizacao-muito-alem-da-alta-hospitalar>. Acesso em: 15 jan. 2023.

Índice Remissivo

Aeração pulmonar 383
Ajustes iniciais dos parâmetros ventilatórios 128
Alarmes do ventilador 132
Algoritmo de SBV adulto simplificado 325
Alterações
 metabólicas 268
 musculoesqueléticas 269
 pleuropulmonares 358
 respiratórias no paciente candidato a transplante 268
Análise das imagens 381
Angina 252
Apneia 134
Artrodese vertebral 233
Artroplastia 230
Asma 112
Aspectos físicos 380
Atelectasia 358
Atendimento
 ambulatorial 396
 de *home care* 396
ATJ (fase intra-hospitalar) 231
ATQ (fase intra-hospitalar) 232
Atuação da fisioterapia hospitalar nos distúrbios oncológicos 296
Ausência
 de deslizamento pulmonar 387
 de linhas B 387
 de pulso pulmonar 388
Avaliação
 após aprovação no TRE 183
 da condição funcional 198
 da constante de tempo 141
 da força muscular 197
 de consciência 323
 de pulso central 324
 do estado cognitivo 196
 dos sinais vitais 196
 pré-mobilização 194
 respiratória 324
Balão intra-aórtico 260
Barreiras à mobilização 193
Bioquímica do sangue 340
Broncograma aéreo 359
Bronquiectasia de tração 362
Bronquiectasias 360
CABD 326
Cálcio 342
Câmaras cardíacas 16
Cânula nasal (cateter tipo óculos) (Figura 1) 91
Cardiomegalia 362
Cateter nasal de alto fluxo (CNAF) 96
Choque cardiogênico 252
Ciclagem 123
 a fluxo 124
 à pressão 123
 a tempo 123
 a volume 123
Ciclo elétrico do coração 22
Cicloergômetro de leito 206
Circulação
 coronariana 17
 extracorpórea (CEC) 255
 pulmonar 9
 sistêmica e pulmonar 27
Cirurgia
 aberta – Revascularização 254
 percutânea – Angioplastia 253
Cloro 342
Complacência 5

 dinâmica 140
 estática 139
Complicações 115
 cirúrgicas no pós-cirúrgico 244
 clínicas no pós-cirúrgico 243
 no pós-operatório 243, 260
 de transplante renal 277
 no transplante hepático 272
 urológicas 279
 vasculares 278
Consolidação alveolar 384
Contração ventricular 20
Contratilidade miocárdica 25
Controle neural da respiração 10
Creatinina sérica 341
Creatinoquinase (CK) 344
Cuff leak test 184
Cuidados
 no pós-operatório 235, 242, 254
 paliativos hospitalares 308
 pós-PCR 332
Débito cardíaco 28
Derrame pleural 363, 385
Deslizamento pleural 382
Desmame
 prolongado 186
 ventilatório 174
Desospitalização 394
Diagnóstico de PCR 323
Diferença entre cuidados paliativos e cuidados de fim de vida 311
Difusão
 nos tecidos 6
 pulmonar 6
Disfunção primária do enxerto 274
Disparo 120
 a fluxo 122
 a pressão 121
 a tempo 120
Dispneia e oxigenoterapia 318
Dispositivo para transferência 205
Distúrbio ácido-básico 346
Doença pulmonar obstrutiva crônica (DPOC) 111, 365
Dor e o conceito de dor total 316
Driving pressure transpulmonar dinâmica 146
Edema
 agudo pulmonar (EAP) 112
 pulmonar 367
Efeitos
 cardiovasculares 105
 da quimioterapia 292
 da radioterapia 295
 do exercício físico 217, 220
 fisiológicos da VNI 104
 sobre o sistema respiratório 104
 terapêuticos da terapia de expansão pulmonar 52
Eletrofisiologia do coração 21
Eletrólitos 341
Emergências oncológicas 296
Enfisema
 centrolobular 366
 panacinar (ou panlobular) 366
 parasseptal 366
Enzimas cardíacas 343
Eritrograma 337
Esforço inspiratório contra a via aérea ocluída (ΔPocc) 144
Espirometria de incentivo 51
Estenose da artéria renal 278

Estratégias no desmame ventilatório prolongado 187
Estruturas e funções do sistema cardiovascular 15
Exame clínico 196
Exercícios diafragmáticos 49
Fadiga oncológica 293
Fase
 de adaptação 168
 de extubação 169
 de manutenção 169
 de observação 168
 de proteção máxima 236
 de proteção mínima 237
 de proteção moderada 236
 expiratória 124
 inspiratória 122
 pós-operatória 231
 pós-transplante 282
 pré-operatória 230
 pré-transplante 281
 do ciclo respiratório 119
Fatores
 de risco para falência respiratória pós-extubação 186
 potencializadores de risco para estridor laríngeo 184
Fibrose pulmonar 368
Fisiologia
 cardiovascular 14
 neurológica aplicada à fisioterapia 32
 respiratória 2
Fisioterapia
 aplicada à oncologia 290
 e cuidados paliativos 312
 nas cirurgias cardíacas 250
 neurológica no ambiente hospitalar 43
 no câncer abdominal 305
 no câncer de cabeça e pescoço 298
 no câncer de mama 303
 no câncer de próstata 302
 no câncer de pulmão 301
 no câncer hematológico 300
 no pós-operatório de cirurgias cardíacas 261
 no pós-operatório de cirurgias ortopédicas 228
 no pós-operatório de grandes cirurgias 240
 no pós-operatório traumato-ortopédico 237
 nos tumores do sistema nervoso central 305
 no transplante 266, 279
Fístula 274, 279
Flow index 149
Fluxo inspiratório 131
Força muscular periférica 185
Fração inspirada de oxigênio (FiO$_2$) 131
Frequência respiratória 130
Gasometria arterial 345
Glicose sérica 340
Gradiente de pressão transmural 5
Hemácias 338
Hematócrito 338
Hematoma em loja renal 279
Hemoglobina (Hb) 337
Hemograma 337
Hiperinsuflação pulmonar 54, 55, 63

401

Incentivador respiratório a volume no pós-operatório 248
Indicações
  para a terapia de expansão pulmonar 51
  terapêuticas 110
Indicadores de falha no TRE 179
Índice
  de respiração rápida e superficial (IRRS) 180
  integrativo de CROP 181
  integrativo de desmame (IWI) 181
  preditivos de desmame 180
Infarto do miocárdio 252
Infecções 272
Inspiração
  em tempos, com ou sem pausa inspiratória 51
  profunda 50
Instituição de transição do cuidado 397
Insuficiência respiratória
  hipercápnica ou tipo II 110
  hipoxêmica ou tipo I 110
  mista 110
Intensidade do exercício – Fase I 222
Lei de Frank-Starling 26
Leucograma 338
Linhas A 383
Linhas B 383
Macronebulização (tenda facial) 93
Manobra
  em modo PCV 56
  em modo VCV 55
  PEEP-ZEEP 70
Máscara
  de Venturi 95
  facial simples 92
  facial total 109
  nasal 109
  oronasal 108
  ou tenda de traqueostomia 94
  com reservatório 93
  tipo pronga 109
Mecânica pulmonar 5
Mecanismos de regulação da pressão arterial 29, 30
Mechanical power (MP) 149
Mensuração
  da constante de tempo 142
  da Pmus 146
  do ΔPocc 145
Método ATC 178
Mioglobina 344
Mobilidade diafragmática 388
Mobilização 65
  em paciente com drogas vasoativas 203
  em ventilação mecânica 201
  no paciente neurocrítico 202
  precoce 187, 199, 283
    em condições especiais 201
    no paciente crítico 190
Modalidades
  de desospitalização 396
  de PCR 325
  de ventilação não invasiva 105
  ventilatórias 124
Modo
  NAVA 162
  automode 169
  de realização do TRE 177
  de ventilação não invasiva 106
  SmartCare/PS 165
  ventilatórios convencionais 125
  ventilação com liberação da pressão nas vias aéreas (APRV) 165
  ventilação com pressão controlada e volume controlado (PRVC) 155
  ventilação proporcional assistida plus (PAV+) 160
  ventilatório 129

volume assegurado com pressão de suporte (VAPS) 158
volume de suporte (VS) 157
Monitoração ventilatória 136
Nervos espinais 38
Neuropatia periférica 293
Normoxia 97
O ciclo cardíaco 19
O músculo cardíaco 16
O neurônio 33
Orientação pré-operatória do paciente 229
Orientações na pré-alta 83
Osteossíntese 234
Oxigenação por membrana extracorpórea – ECMO 257
Oxigenoterapia 88
Paciente
  clínico (IC) 216
  oncológico (UTI) 296
  cirúrgicos – Pós-operatório de cirurgia cardíaca 218
Pares cranianos 37
Peça T 177
Pico de fluxo de tosse (PFT) 183
Plaquetometria 340
Pneumonia 372
Pneumotórax 374, 386
Pós-extubação 113
Pós-operatório 112
Possíveis causas de PCR 324
Potássio 341
Potencial de ação 21
Prancha ortostática 206
Prescrição de exercícios 74, 75, 80
Presença de ponto(s) pulmonar(es) 387
Pressão
  BiPAP 54, 106
  CPAP 54, 70, 106
  de distensão 139
  de oclusão das vias aéreas nos primeiros 100 ms (P0,1) 143, 182
  de pico 137
  EPAP 54, 69
  inspiratória 131, 182
  muscular (Pmus) 145
  nas vias aéreas 132
  PEEP 130
  platô 138
  transpulmonar 4
  PSV e PEEP 178
Radiografia de tórax 353, 354
Reabilitação
  cardíaca 214, 216
  e cuidados paliativos 312
Recursos tecnológicos na UTI 204
Rejeição(ões) 277
  aguda 277
  celular aguda 272
  crônica 277
  hiperaguda 277
Relação
  P0,1/PImáx 183
  ventilação-perfusão (V/Q) 7
Relaxamento ventricular 20
Resistência 6
  das vias aéreas 141
Respiração com pressão positiva intermitente (RPPI) 53
Ressuscitação cardiopulmonar 328
Sensibilidade (*trigger*) 121
Síndrome(s)
  cerebelar 42
  cortical 41
  da resposta inflamatória sistêmica ou síndrome pós-perfusão 256
  do neurônio motor (SNM) 39
  extrapiramidal 41
  periférica 42
  coronarianas 252
  sensitiva 42

neurológicas 39
Sistemas
  com reservatório 91
  de alto fluxo 95
  de baixo fluxo 95
  de oxigenoterapia 90
Sódio 341
Stress index (SI) 147
Suporte
  avançado de vida 331
  básico e avançado de vida 322
Técnica(s) 355
  de expiração forçada (TEF) 68
  de oscilação oral de alta-frequência (OOAF) 68
  que promovem aumento da capacidade residual funcional (CRF) 69
  que promovem aumento do volume expiratório 65
  que promovem aumento do volume inspiratório 61
  reexpansivas na unidade de internação 56
  reexpansivas pulmonares 49
Tempo inspiratório 131
Terapia
  da desobstrução brônquica 60
  de expansão pulmonar 48
Teste de respiração espontânea (TRE) 177
Tipos de
  ciclagem 123
  de disparo 120
  de interface para VNI 108
  de neurônios 34
Tomografia computadorizada 357
Tosse 65
  dirigida 66
  manualmente assistida (TMA) 66
  mecanicamente assistida (insuflação-exsuflação mecânica) 66
Transplante
  hepático 271
  renal 275
Transporte dos gases 10
Treinamento muscular inspiratório (TMI) 82, 187
Trombose
  de artéria hepática 275
  de artéria renal 278
  de veia renal 278
Troponina I 344
Ultrassonografia cinesiológica 378
Ureia sérica 341
Válvulas cardíacas 17
Ventilação
  assisto-controlada à pressão – modo PCV 126
  assisto-controlada a volume – modo VCV 125
  com pressão de suporte – modo PSV 127
  mecânica avançada 154
  mecânica básica 118
  mecânica invasiva (VMI) no pós-operatório 248
  mecânica não invasiva (VMNI) no pós-operatório 248
  mecânica no paciente em ECMO 262
  não invasiva 102
  pulmonar 3
Vias metabólicas 78
VNI
  em covid-19 113
  em imunossuprimidos 114
  na síndrome da angústia respiratória aguda (SARA) 113
  no setor de internação 114
Volume corrente 129, 133
Volume minuto 130, 133, 134